名贵道地中药材研究与应用系列丛书

沉香的
研究与应用

梅全喜◎主编

中国中医药出版社
·北　京·

图书在版编目（CIP）数据

沉香的研究与应用/梅全喜主编．—北京：中国中医药
出版社，2020.6（2025.5 重印）

（名贵道地中药材研究与应用系列丛书）

ISBN 978-7-5132-6090-9

Ⅰ．①沉… Ⅱ．①梅… Ⅲ．①沉香-研究 Ⅳ．①R282.71

中国版本图书馆 CIP 数据核字（2020）第 006333 号

中国中医药出版社出版

北京经济技术开发区科创十三街 31 号院二区 8 号楼
邮政编码 100176
传真 010-64405721
廊坊市佳艺印务有限公司印刷
各地新华书店经销

开本 710×1000 1/16 印张 18.25 字数 309 千字
2020 年 6 月第 1 版 2025 年 5 月第 3 次印刷
书号 ISBN 978-7-5132-6090-9

定价 71.00 元
网址 www.cptcm.com

服 务 热 线 010-64405510
购 书 热 线 010-89535836
维 权 打 假 010-64405753

微信服务号 zgzyycbs
微商城网址 https://kdt.im/LIdUGr
官 方 微 博 http://e.weibo.com/cptcm
天猫旗舰店网址 https://zgzyycbs.tmall.com

如有印装质量问题请与本社出版部联系（010-64405510）

为"名贵道地中药材研究
与应用系列丛书"而题

名贵道地中药材是我国中
医药的宝贵资源，应当认
真开展研究，积极推广
应用！　　己亥年秋月
　　　　金世元

《名贵道地中药材研究与应用系列丛书》

编委会

名誉主任委员　金世元

主任委员　梅全喜

副主任委员　（按姓氏笔画排序）

杨光义　杨得坡　李文佳　张锦超
曾聪彦

委　员　（按姓氏笔画排序）

尹丰田	田素英	李　华	李文庆
李红念	李明慧	吴惠妃	汪科元
张雄汉	陈小露	陈柏忠	陈琴华
昌水平	郑国栋	钱正明	高玉桥
黄　冉	董鹏鹏	管　静	戴卫波

黄　序

　　我国地域辽阔，自然地理环境复杂多样，孕育了丰富的中草药资源。从最早的本草著作《神农本草经》载药 365 种起，至李时珍的《本草纲目》已发展至 1892 种，再到 1999 年出版的《中华本草》则猛增至 8980 种，而根据最近刚刚完成的国家第四次全国性中药资源普查统计，我国现有中药资源种类达 13000 多种。从古至今，中药资源不断发现与应用的过程为历代人民防病治病、中华民族繁衍昌盛作出了不可磨灭的贡献，也极大推动了中医药学的发展。

　　名贵道地中药在中医药临床防病治病过程中一直占据重要的位置，特别是在治疗某些疑难病、急性病及危重病方面，疗效显著，深受历代医家、患者的重视，在国内、国际医药市场享有较高声誉。名贵道地中药特指一些质量优良、药效独特、疗效显著、道地性强、资源稀缺的品种，主要有东北人参、鹿茸、冬虫夏草、蕲艾、新会陈皮、化橘红、广藿香、沉香、川附子、文三七、岷当归等，它们有的可单独用于疾病治疗与养生保健，如由单味人参组成的独参汤能治疗元气欲脱、诸虚垂危之证；冬虫夏草对多种疾病有很好的治疗和保健作用，制作各种药膳和直接鲜用均备受欢迎；由蕲艾叶制作的艾灸用品成为养生保健的新宠，全国火热；沉香、新会陈皮、化橘红等既是广东知名的地产药材，也是临床常用的道地药材，深受欢迎。有的又可配伍组方成汤剂或中成药使用，如著名的参附汤，可治疗元气大亏、阳气暴脱的厥脱证。还有补血止血、调经安胎作用的胶艾汤，以及主治痰湿咳嗽的二陈汤等。这些应用名贵道地药材配伍的方药应用得当，则能效如桴鼓，救患者于垂危。此外，一些著名中成药配方中也有名贵道地中药，这些中成药不仅畅销国内，还远销海外，为挽救世人生命作出了重要贡献。

　　深入挖掘、研究与应用名贵道地中药材对确保中药质量、提高中药疗效及中医治疗水平等都具有重要意义。为此，全国各地中医药学者都十分重视开展名贵道地中药材的研究与应用工作，梅全喜教授就是其中一位代表。他早年就开展了蕲艾的研究与应用，持续几十年深入研究，取得骄人成果。近年来他又带领团队先后开展了鲜冬虫夏草、新会陈皮、沉香、鲜龙葵果等名贵道地中药的研究与应用，取得显著成绩。为进一步收集、整理全国名贵道地中药材的研究与应用，梅全喜教授在前期工作的基础上，带领团队编写了这套《名贵道地中药材研究与应用》系列丛书。

这套丛书共计 50 种，选用药物均为我国名贵道地中药材，目前已完成蕲艾、冬虫夏草、沉香、新会陈皮、鲜龙葵果和重楼等 6 种，每种药材独立成书。每本书全面系统介绍了该名贵道地药材的相关研究与应用成果，包括它们的药用历史、本草学概述、生药学研究、炮制与制剂研究、化学成分、药理作用、临床应用以及产业发展现状等内容，其中不少内容是作者团队研究的成果，具有较强的参考价值。相信本套丛书的出版，对名贵道地中药材的深入研究和推广应用以及推动中医药产业的发展都将起到积极的作用。

有鉴于此，乐为之序。

中国工程院院士
中国中医科学院院长
2020 年元旦

前 言

中医药学是我国劳动人民几千年来同疾病做斗争的经验总结，是中华文明的瑰宝，也是打开中华文明宝库的钥匙。中药是中医药学的重要组成部分，是我国历代人民在漫长的岁月里与疾病做斗争的重要武器。我国地域辽阔，拥有丰富的中药资源，据全国第四次中药资源普查结果表明，我国现有中药资源品种达到13000 多种，其中在中医临床上常用的有 600 多种，而能称之为名贵道地中药的有 200 种左右。

一般常见常用的中药价格都不是很贵，但也有些非常珍贵的中药材品种，这些药材疗效显著，但资源极少，难以种植（养殖），物以稀为贵，因此它们的价格是十分昂贵的，有些珍品的价格甚至超过黄金的价格，这一类药材称为名贵中药。1990 年上海中医药大学出版社（现上海浦江教育出版社）出版的《中国名贵药材》收载常用名贵中药材 50 种。我国目前常用的名贵中药材有人参、西洋参、冬虫夏草、灵芝、雪莲、三七、番红花、沉香、石斛、天麻、重楼、蛤蚧、鹿茸、阿胶、海马、燕窝、哈士蟆、血竭、麝香、羚羊角、牛黄、珍珠等，其中许多的名贵药材都是道地药材。道地药材，又称地道药材，是一个约定俗成的中药标准化的概念，是指一定的中药品种在特定生态条件（如环境、气候）、独特的栽培和炮制技术等因素的综合作用下，所形成的产地适宜、品种优良、产量较高、炮制考究、疗效突出、带有地域性特点的药材。1989 年黑龙江科技出版社出版的由胡世林教授主编的《中国道地药材》一书收载常用道地药材 159 种。我国常见常用的道地药材有"四大怀药"（怀地黄、怀菊花、怀牛膝、怀山药）、"浙八味"（杭麦冬、杭菊花、浙玄参、延胡索、白术、温郁金、杭白芍、浙贝母）、"粤八味"（化橘红、广陈皮、阳春砂、广藿香、巴戟天、沉香、广佛手、何首乌）及甘肃岷县的岷当归、山西长治的潞党参、江西清江的江枳壳、宁夏中宁的枸杞、山东东阿的阿胶、湖北蕲春的蕲艾等，这些都是闻名遐迩的道地药材。这些名贵道地中药一直是中医药防病治病的中坚力量，它们在治疗某些疑难杂症及危急重症方面疗效显著，深受古今医家、患者的欢迎，在中医临床上享有较高声誉。

为积极推动这些名贵道地药材的研究、应用与产业发展，进一步挖掘整理其古今研究与应用的历史与经验，继承、发扬和推动名贵道地药材在防治疾病、养生保健等方面的应用，笔者团队与相关单位及团队合作，决定在自己研究成果的基础上全面收集名贵道地中药材古今应用及现代研究资料，编写这套反映其本草记载、研究与应用历史及现代研究与应用情况的学术丛书《名贵道地中药材研究与应用系列丛书》。本套丛书初定50种，选择的都是国内外著名的名贵道地药材品种，每种药材独立成书，全面系统地介绍该名贵道地药材的相关研究与应用成果，包括它们的药用历史、本草学概述、生药学研究、化学成分、药理作用、炮制与制剂、临床应用及产业发展现状等内容，其中不少内容是笔者团队的研究成果。这是国内第一套专门介绍全国名贵道地药材的丛书，相信本套丛书的出版对于指导医药人员和普通老百姓深入研究及合理应用名贵道地药材，推动中医药在全民健康事业上发挥重要作用，以及推动相关产业发展都具有重要的意义。同时也期待全国各地有更多的单位、团队与笔者合作开展当地名贵道地药材的研究与资料整理工作，将其纳入这套丛书中出版，为推动各地名贵道地中药的研究与应用、推动中药产业的发展做出积极贡献。

本套丛书在编写出版过程中得到了诸多单位和个人的帮助和支持，深圳市宝安纯中医治疗医院独家支持本套丛书的出版，国医大师金世元教授应邀担任本套丛书的编委会名誉主任委员，并为丛书出版题词。在此一并致谢！

本套丛书出版工作量大、出版周期较长，书中若有考虑不周及遗漏之处，敬请广大读者批评指正，以便再版时修订提高。

梅全喜

2020年元旦

编写说明

    沉香应用历史十分悠久,在古代沉香最早是作为香料使用的。有史料记载,早在 2000 多年前的西汉时期人们就使用博山炉熏烧沉香了。沉香作为药物记载最早见于梁代陶弘景辑《名医别录》,并将其列为上品,载其"疗风水毒肿,去恶气"。其后,历代本草医籍对沉香均有记载。沉香不仅是一味中医常用药物,也是香道的重要原料,更是古今中外收藏者趋之若鹜、争相收藏的藏品。近年来,沉香产业在国内外得到蓬勃发展,不仅仅在药用方面应用广泛,而且在保健养生、日用化妆、香料、饰品以及收藏、香道等方面都有广阔的市场,市价早已贵过黄金。

    历史上沉香药材的来源主要是瑞香科植物沉香和白木香含树脂的木材,前者称之为进口沉香,后者称之为国产沉香,这种应用一直延续到 1977 年,自 1977 年版《中国药典》开始,沉香的来源只收载白木香一种,故现在的药材沉香就只是来源于白木香一种。国产沉香以海南的黎洞香和广东的莞香品质最好,历史上莞香主产于东莞下属的香山镇。古代的香山远离大陆,汉代是属番禺辖地,唐代始设兵镇守,为香山镇,地属东莞县,至南宋绍兴二十二年(1152 年)设置香山县,香山始从东莞分出,延至 1925 年为纪念孙中山而改名为中山县,1985 年又升格为中山市。有资料介绍,香山是因此地多产香木(沉香)而得名的。隋唐以前,以香山为中心的沿海地带就是沉香的著名产地,每年有大批沉香进贡朝廷。可见,早在 1000 多年前东莞、中山所产的沉香就是"道地药材"了,这一点可以从宋代寇宗奭所著《本草衍义》对沉香的记载中得到佐证,其曰:"沉香木,岭南诸郡悉有之,旁海诸州尤多,交干连枝,冈岭相接,千里不绝。"香山则是位于岭南旁海诸州的中心地带,可以想象到当时的东莞、香山沉香资源是多么的丰富。由于沉香名贵而被列入贡品后,官府无节制采伐、盗贼猖狂盗采,致使白木香树遭到毁灭性破坏,到明清时代沉香已近绝产。斗转星移,在广东沿海地区曾经辉煌千年的沉香,今天又迎来了一个新的盛世。近年来,随着国内外沉香热潮的兴起,广东在沉香资源保护、种植、结香、沉香药用研究、产品开发及综合利用等方面做了大量工作,沉香事业发展取得了突飞猛进的进展。

    我是 1993 年 10 月应邀南下广东的,第一站在惠州博罗的先锋药业(现已更名为新锋制药)担任药物研究所所长,在那里的三年多时间里主要负责新药申报工作，业余时间开展了葛洪《肘后备急方》的研究。1997 年 4 月来到伟人的故里中山市中医院工作，为自己选定了广东地产药材作为研究方向，当时主要是选择一些不知名的地产药材如三角草、广东土牛膝、蛇泡簕等开展研究。2006 年 6 月，广东君元药业的汪科元总经理专程邀请我到茂名电白沉香山考察他种植的万亩沉香园，因被汪总热衷于恢复沉香产业的决心所感动，当即建议他将沉香事业向中山发展，他接受建议在中山成立首家专门从事沉香种植、研究、开发、销售及推广应用的中山健康基地——沉香科技发展有限公司，邀请我和中山民俗专家李汉超先生（中山人都亲切称其为"超哥"）担任公司顾问，并建议我们开展沉香研究、宣传及产业推动工作。随后我和"超哥"联名在《中山日报》（2006 年 12 月 14 日）上发表了"搜寻香山之'香'恢复传统南药——关于建设沉香种植基地的构想"一文，可以说该文是推动中山沉香热潮的一篇重要文章，是中山沉香产业发展的冲锋号。此后，中山沉香热潮逐步兴起，沉香的种植由当初的几万株到今天的 400 万株，专门从事沉香种植、结香、加工、研发、应用推广、销售、贸易及收藏的专业公司由当初的一家发展到今天的数十家。期间我牵头开展了中山沉香的药用历史、产地考证及资源普查工作，并先后发表《南药中山沉香的产地考证与发展构想》（《时珍国医国药》杂志 2007 年第 8 期）、《中山沉香资源调查与开发利用建议》（《今日药学》杂志 2011 年第 8 期）等多篇文章，这些文章为中山成功申报"中国沉香之乡"提供了翔实资料。同时，我带领我的研究团队与汪科元总经理领导的沉香团队合作申报广东省中医药局科技基金资助项目和中山市科技计划资助项目"沉香叶的药理作用与综合开发利用研究"，先后发表了与沉香相关的学术论文 20 多篇，研究成果达国内先进水平，并获得中山市科技进步一等奖。我也被多次邀请在沉香论坛上做有关沉香药用历史及医药应用的讲座，为广大的沉香爱好者普及沉香医药知识。2014 年 9 月 13 日，我应邀到广州进出口商品交易会展馆（琶洲馆）参加由中华中医药学会和广州中医药大学联合主办、广州沉香协会承办的"广州国际沉香保健产业博览会"，做"沉香的药用历史与现代研究进展"学术报告，在此次论坛上，我和广州中医药大学的另两位教授一起被授予"沉香药用研发专家奖"。2015 年 9 月 6~8 日，我应中国检验检疫科学研究院的邀请，并受国家质量监督检验检疫总局通关司生态原产地产品保护办公室的委托担任评审专家，与另外三位专家一起对东莞市尚正堂莞香发展有限公司的莞香产品进行生态原产地产品保护现场评审，这次评审让我了解到莞香从种植到结香的传统工艺确实有其独到之处。此后，还多次应邀到东莞、梅州、海南等地的沉香博览会、研讨会上做"沉香的药用历史与现代研究进展"的学术报告，受到沉香爱好者的欢迎。在这一系列的活动中，我接触到越来越多的沉香种植者、爱好者、收藏者，他们迫切需要了解沉香的医药知识，而现有的出版物中正缺少一本全面系统介绍沉香医药知识的专著，为此，我们于2016年组织编写出版了《香药——沉香》一书，现又组织有关专业人员在《香药——沉香》的基础上修改、增补内容，编写出这本《沉香的研究与应用》。

本书共分八章，即沉香的药用历史及历代医籍本草对沉香的记载、沉香的本草学概述和生药学研究、沉香的制剂与炮制、沉香的化学成分、沉香的药理作用、沉香的临床应用、沉香的研究及产业发展现状、沉香的品牌建设及综合利用研究。本书全面系统地挖掘和整理了古代医药学家和本草医籍在沉香研究和应用上所取得的宝贵经验，回顾和总结了现代医药工作者对沉香进行研究和应用所取得的最新进展，同时也融入了我及团队多年来对沉香研究的成果，是国内外第一本全面系统阐述总结沉香的专著。相信本书的出版对于沉香的种植、结香、加工、研究、开发、应用、收藏与鉴赏等都将起到积极的推动作用。

本书在编写和出版过程中得到了有关单位和专家的大力支持，广东君元药业有限公司、广东香城集团有限公司、东莞市沉香协会、中山市元一沉香产业投资有限公司、中山市博雅沉香科技发展有限公司、中山市养生文化促进会、中山市沉香协会，以及广东省沉香科学研究所张雄汉所长等给予了大量的帮助和支持，在编写中还参考引用了部分医药专著和医药杂志公开发表的文献资料，在此一并表示衷心感谢！

由于编者的学识和专业水平所限，书中若存在遗漏、错误，恳请广大读者提出宝贵意见，以便再版时修订提高。

编者

2025 年 5 月

目 录

第一章　沉香的药用历史及历代医籍本草对沉香的记载

　　沉香在古代最早是作为香料使用的，中国用香历史悠久，可上溯自上古时期，至今仍盛行不衰。早在 2000 多年前的西汉时期，人们就已经使用博山炉熏烧沉香。古人认为，香既是沟通人与神、敬奉先祖的媒介，又有怡情养性、启迪才思之妙用；后来认识到香能祛秽致洁、美化居室、养生疗疾、祛疫辟瘟，因而逐步成为药物使用。沉香作为药物使用，最早出现在《名医别录》中，秦汉时期的一些医集，如汉代的《华佗神方》、魏晋南北朝时期的《雷公炮炙论》等也有沉香作为药物应用的记载。之后历代医籍本草都有记载，直至今天，沉香已成为一味临床常用中药。

第一节　沉香的药用历史

　　汉代谯县华佗元化撰，唐代华原孙思邈编集的《华佗神方》中记载了以沉香为组成的一些经方验方，如卷四所载"华佗内科神方——四二五五·华佗治老人虚秘神方用肉苁蓉（酒渍焙）二两，沉香末一两"，卷五载"华佗外科神方——五〇三四·华佗治气瘤神方用沉香一两，木香二两，白芍四两，白术八两，人参二两，黄连八两，枳壳一两，槟榔一两，茯苓四两，香附二两，附子五钱，天花粉四两"。可见在秦汉时期沉香就已经作为药用，用于治疗疮痈肿毒、气淋、妇科疾病以及五官科疾病等。

　　南北朝刘宋雷敩所著的《雷公炮炙论》也记载了沉香，曰："沉香凡使，须要不枯者，如觜角硬重、沉于水下为上也；半沉者，次也。夫入丸散中用，须候众药出，即入，拌和用之。"

　　《名医别录》（以下简称《别录》）是秦汉医家在《神农本草经》一书所记载的药物基础上，又补充记载了 365 种新药物，分别记载其性味、功效主治、有毒无毒、七情忌宜、产地等。由于该书为历代医家陆续汇集，故称为《名医别录》。梁代医家陶弘景对其进行辑注，因此有人认为该书辑者为陶氏，其实该书成书年代应早于梁代医家陶弘景 200 多年。沉香作为药物记载，最早见于《别录》，其将沉香列为上品，曰："沉香、薰陆香、鸡舌香、藿香、詹糖香、枫香并微温。悉治风水毒肿，去恶气。"其后在《本草经集注》中补充云："此六种香皆合香家要用，不正复入药，唯治恶核毒肿，道方颇有用处。"记载了沉香的名称、性味以及功效。唐代陈藏器所撰的《本草拾遗》载："蜜香，味辛，温，无毒。主臭，除鬼气。"主要记载沉香的芳香辟秽、治疗恶核肿毒的作用。

晋代嵇含所著的《南方草木状》记载："蜜香、沉香、鸡骨香、黄熟香、栈香、青桂香、马蹄香、鸡舌香。案此八物，同出于一树也。交趾有蜜香树，干似柜柳。其花白而繁，其叶如橘。欲取香，伐之经年。其根、干、枝、节各有别色也。木心与节坚黑，沉水者，为沉香；与水面平者，为鸡骨香；其根，为黄熟香；其干，为栈香；细枝紧实未烂者，为青桂香；其根节轻而大者，为马蹄香；其花不香，成实乃香，为鸡舌香。珍异之木也。"记载其名称不同是由于药用部位不同，对其药用价值无详细描述。

唐代《新修本草》记载："沉香、青桂、鸡骨、马蹄、栈香等，同是一树，叶似橘叶，花白，子似槟榔，大如桑椹，紫色而味辛。树皮青色，木似榉柳。"并指出鸡舌香、薰陆香、詹糖香与沉香的区别，云："薰陆香，形似白胶，出天竺、单于国。鸡舌香，树叶及皮并似栗，花如梅花，子似枣核，此雌树也，不入香用。其雄树虽花不实，采花酿之，以成香，出昆仑及交、爱以南。詹糖树似橘，煎枝叶为香，似沙糖而黑，出交、广以南。又有丁香根，味辛，温，主风毒诸肿，不入心腹之用，非鸡舌也。詹糖香，疗恶疮，去恶气，生晋安。"随后同时代的陈藏器在《本草拾遗》木部第四卷载有"蜜香，味辛，温，无毒。主臭，除鬼气"。又在第八卷收载"沉香"，云"其枝节不朽，最紧实者为沉香；浮者为煎香；以次形如鸡骨者为鸡骨香；如马蹄者为马蹄香；细枝未烂紧实者为青桂香"，并针对苏敬《新修本草》的记载做了补充，"（沉香）枝叶并似椿，苏云如橘，恐未是也"。其实二人所说的均无误，因为沉香的来源有沉香和白木香两种，二者的叶是有所不同的。苏敬所说的是沉香树，主产于交州（今越南）；陈藏器所指的是白木香，主产于广州（包括中山、东莞在内的今珠三角地区）。由此可见，早在唐代的药用沉香就已经包括今天的进口沉香和国产沉香两个不同品种。

《岭表录异》云："广管罗州多栈香，如柜柳，其花白而繁，皮堪作纸，名为香皮纸，灰白色，有纹如鱼子，笺其理慢而弱，沾水即烂，不及楮纸，亦无香气。又云与沉香、鸡骨、黄熟虽同是一木，而根、干、枝、节各有分别者是也。然此香之奇异，最多品。故相丁谓在海南作《天香传》言之尽矣。云四香凡四名十二状，皆出于一本。木体如白杨，叶如冬青而小。又叙所出之地，云窦、化、高、雷，中国出香之地也。比海南者优劣不侔甚矣。既所禀不同，复售者多，而取者速，是以黄熟不待其稍成，栈沉不待似是，盖趋利戕贼之深也。非同琼管黎人，非时不妄蓟伐，故木无夭札之患，得必异香，皆其事也。"

早期的本草学著作对沉香的药用记载比较朴素简单。然而，到了五代时期，关于沉香的性味功效以及临床应用就比较全面了。五代时期李珣所著《海药本草》曰："沉香，味苦，温，无毒。主心腹痛，霍乱，中恶邪鬼疰，清人神，并宜酒煮服之。诸疮肿，宜入膏用。当以水试乃知子细，没者为沉香，浮者为檀，似鸡骨者为鸡骨香，似马蹄者为马蹄香，似牛头者为牛头香，枝条细实者为青桂，粗重者为笺香。以上七件，并同一树。梵云波律亦此香也。"书中记载了沉香治疗腹痛、霍乱、疮痈肿毒、醒神安神的作用，并且提出药用方法，宜煮酒用，也可入膏剂。

同为五代时期的另一本本草著作，吴越所著的《日华子本草》对沉香的功效进行了比较全面的总结："沉香，味辛，热，无毒。调中，补五脏，益精，壮阳，暖腰膝，去邪气，止转筋吐泻冷气，破癥癖，冷风麻痹，骨节不任，风湿皮肤痒，心腹痛气痢。"书中全面详细记载了沉香的功效应用。沉香益精壮阳，配补骨脂、附子、阳起石，治男子精冷、阳痿、早泄。沉香能温肾，由肾寒所致腰膝冷、手足不温、腹痛等，配附子、肉桂、干姜合用。沉香能温中止呕，配丁香、柿蒂、白豆蔻、紫苏合用，治吐泻冷气。沉香能温肾，暖脾胃，行气止痛，止吐，止呃逆，止虚喘。沉香配木香、乌药、槟榔，治脘腹冷痛；配丁香、柿蒂，止呕吐呃逆；配人参、蛤蚧、五味子、补骨脂、熟地黄，治肾不纳气虚喘；配当归、肉苁蓉、枳壳，治肠虚气滞便秘。另外，《南方草木状》记载有枫香："树似白杨，叶圆而歧分，有脂而香。其子大如鸭卵。"可知，枫香与沉香并不是同一物。且该书将沉香与檀香列入条目。由此可见，此时对沉香的药用功效已经有了比较全面的认识。

宋代以后，沉香的药用价值得到了更充分的利用。《开宝本草》曰："沉香、薰陆香、鸡舌香、藿香、詹糖香、枫香并微温，悉疗风水毒肿，去恶气。薰陆、詹糖去伏尸，鸡舌、藿香治霍乱、心痛。枫香治风瘾疹痒毒。"苏颂所著《本草图经》对沉香进行了详细的记载："沉香、青桂香、鸡骨香、马蹄香、栈香，同是一本，旧不着所出州土，今惟海南诸国及交、广、崖州有之。其木类椿、榉，多节，叶似橘，花白，子似槟榔，大如桑椹，紫色而味辛，交州人谓之蜜香。欲取之，先断其积年老木根，经年其外皮干俱朽烂，其木心与枝节不坏者，即香也；细枝紧实未烂者，为青桂；坚黑而沉水为沉香；半浮半沉与水面平者，为鸡骨；最粗者为栈香；又云栈香中形如鸡骨者为鸡骨香。形如马蹄者为马蹄香。然今人有得沉香奇好者，往往亦作鸡骨形，不必独是栈香也；其又粗不堪药用者，为生结黄熟香；其实一种，有精粗之异耳。并采无时。"

《本草图经》亦记载了与沉香易混淆的薰陆香、鸡舌香、苏合香、檀香、詹糖香、乳香、蜜香等，且列在沉香条下。曰："又薰陆香形似白胶，出天竺、单于二国。《南方草木状》如薰陆出大秦国，其木生于海边沙上，盛夏木胶出沙上，夷人取得卖与贾客。乳香亦其类也。《广志》云：南波斯国松木脂，有紫赤如樱桃者，名乳香，盖薰陆之类也。今人无复别薰陆者，通谓乳香为薰陆耳。治肾气，补腰膝，霍乱吐下，冲恶中邪气，五痊。治血，止痛等药及膏煎多用之。然至粘，难研。用时以缯袋挂于窗隙间良久，取研之，乃不粘。又鸡舌香，出昆仑及交爱以南，枝叶及皮并似栗，花如梅花，子似枣核，此雌者也；雄者著花不实，采花酿之，以成香。按诸书传或云是沉香木花，或云草花，蔓生，实熟贯之。其说无定。今医家又一说云：按《三省故事》，尚书郎口含鸡舌香，以其奏事答对，欲使气芬芳也。而方家用鸡舌香，疗口臭者，亦缘此义耳。今人皆于乳香中时时得木实似枣核者，以为鸡舌香，坚顽枯燥，绝无气味，烧亦无香，不知缘何得香名，无复有芬芳也。又葛稚川《百一方》，有治暴气刺心切痛者，研鸡舌香酒服，当瘥。或取以疗气及口臭，则甚乖疏，又何谓也。其言有采花酿成香者，今不复见。果有此香，海商亦当见之，不应都绝，京下老医或有谓鸡舌香，与丁香同种，花实丛生。其中心最大者为鸡舌香，击破有解理如鸡舌，此乃是母丁香，疗口臭最良，治气亦效，盖出陈氏拾遗，亦未知的否？《千金》疗痈疽，连翘五香汤方，用丁香，一方用鸡舌香，以此似近之。《抱朴子》云：以鸡舌、黄连、乳汁煎注之，诸有百疹之在目，愈而更加精明倍常。又有詹糖香，出交广以南，木似橘，煎枝叶以为香，往往以其皮空虫屑和之，难得淳好者，唐方多用，今亦稀见。又下苏合香条云：生中台川谷。苏恭云：此香从西域及昆仑来，紫色，与真紫檀相似，而坚实，极芬香；其香如石，烧之灰白者好，今不复见此等，广南虽有此，而类苏木，无香气，药中但用如膏油者，极芬烈耳。陶隐居以为是师子矢，亦是指此膏油者言之耳。然师子矢，今内帑亦有之，其臭极甚，烧之可以辟邪恶，固知非此也。《梁书》云：天竺出苏合香，是诸香汁煎之，非自然一物也。又云：大秦国采得苏合香，先煎其汁，以为香膏，乃卖其滓与诸人，是以辗转来达中国者，不大香也。然则广南货者，其经煎炼之余乎？今用膏油，乃其合治成者耳？或云师子矢，亦是西国草木皮汁所为，胡人欲贵重之，故饰其名耳。又有檀香，木如檀，生南海，消风热肿毒，主心腹痛，霍乱，中恶鬼气，杀虫。有数种，黄、白、紫之异，今人盛用之。真紫檀，旧在下品，亦主风毒。苏恭云：出昆仑盘盘国，虽不生中华，人间遍有之。檀木生江淮及河朔山中，其木作斧柯者，亦檀香类，但不香耳。至夏有不生者，忽然叶开，当有大水。农人候之，以测水旱，号为水檀。又有一种，叶亦相类，高五、六尺，生高原地；四月开花，正紫，亦名檀；根如葛，主疮疥，杀虫，有小毒也。"可以看出，薰陆香、鸡舌香、詹糖香、蜜香与沉香为同类，但并不是同一物，并对它们进行了品种辨析，即薰陆香为乳香，鸡舌香为丁香，詹糖香为苏合香。后来的本草记载中对沉香、薰陆香（乳香）、鸡舌香（丁香）、藿香、詹糖香（苏合香）、枫香、檀香都各分条目。故不能将以上几种名字作为沉香的别名用，以免在临床使用时出错。

宋代寇宗奭所著的《本草衍义》记载："然《经》中止言疗风水毒肿，去恶气，余更无治疗。今医家用以保和胃气，为上品药，须极细为佳。今人故多与乌药磨服，走散滞气，独行则势弱，与他药相佐，当缓取效，有益无损。"又曰："沉香，岭南诸郡悉有之，旁海诸州尤多，交干连枝，冈岭相接，千里不绝。"可见古代沉香的产地是以岭南（广东、广西及海南等）地区（主要为白木香）及越南等东南亚国家所产（主要为进口沉香）为主。

宋代《经史证类备急本草》（简称《证类本草》）载："沉香，微温。疗风水毒肿，去恶气。陶隐居云：此香合香家要用，不正入药。惟疗恶核毒肿，道方颇有用处。《唐本草》注云：沉香、青桂、鸡骨、马蹄、煎香等，同是一树，叶似橘叶，花白。子似槟榔，大如桑椹，紫色而味辛。树皮青色，木似榉柳。臣禹锡等谨按陈藏器云：沉香，枝、叶并似椿。苏云如橘，恐未是也。其枝节不朽，最紧实者为沉香，浮者为煎香。细枝未烂紧实者为青桂香。其马蹄、鸡骨只是煎香，苏乃重云，深觉烦长，并堪熏衣去臭，余无别功。又杜衡叶一名为马蹄香，即非此者，与前香别也。南越志云：交州有蜜香树，欲取先断其根，经年后，外皮朽烂，木心与节紧黑沉水者为沉香。浮水面平者为鸡骨。最粗者为栈香。日华子云：沉香，味辛，热，无毒。调中，补五脏，益精壮阳，暖腰膝，去邪气，止转筋，吐泻，冷气，破癥癖，冷风麻痹，骨节不任，风湿皮肤痒，心腹痛，气痢。"

北宋时期沈括所著的《梦溪笔谈》载："段成式《酉阳杂俎》记事多诞，其间叙草木异物，尤多谬妄，率记异国所出欲无根柢。如云'一木五香：根，旃檀；节，沉香；花，鸡舌；叶，藿香，胶，薰陆'。此尤谬。旃檀与沉香，两木元异。鸡舌，即今丁香耳，今药品中所用者亦非。藿香自是草叶，南方至多。薰陆小木而大叶，海南亦有，薰陆乃其胶也，今谓之乳头香。五物迥殊，元非同类。"将《名医别录》中的几种名称记载进行了更正。

明代陈嘉谟所著《本草蒙筌》卷四收载沉香，曰："沉香，味辛，气微温。阳也。无毒。出南海诸国，及交广崖州。木类椿榉节多，择老者砍仆。渍以雨水，岁久。木得水方结香，使皮木朽残，心节独存。坚黑沉水，燔极清烈，故名沉香。但种犹有精粗，凡买须当选择。黄沉结鹧鸪斑者方是，角沉似牛角黑者为然。二种虽精，尚未尽善。倘资主治，亦可取功。若咀韧，音软柔，或削自卷，此又名黄蜡沉也。品极精美，得者罕稀。应病如神，入药甚捷。堪为丸作散，忌日曝火烘。补相火抑阴助阳，养诸气通天彻地。转筋吐泻能止，噤口痢痛可驱。又浮而不沉水者，名栈香，此品最粗；半浮半沉与水面平者，名煎香，此品略次。煎香中形如鸡骨者，名鸡骨香。凡入药剂惟沉而不空心者为上。若虽沉水而有空心，则是鸡骨，谓中空而有朽路，若鸡骨中血眼而软嫩也。形如马蹄者，名马蹄香；形如牛头者，名牛头香。并与沉香种同，亦皆品之粗者。难咀入剂，惟热熏衣。按《衍义》云：沉香保和卫气，为上品药。今人故多与乌药磨服，走散滞气，独行则势弱，与他药相佐，当缓取效，有益无损。余药不可方也。"

明代药学巨著《本草纲目》木部第三十四卷记载了沉香，对其品种、主治和附方做了全面的总结。李时珍指出："沉香品类，诸说颇详，今考……诸书，撮其未尽者补之云。"书中释名曰："沉香，木之心节置水则沉，故名沉水，亦曰水沉。半沉者为栈香，不沉者为黄熟香。南越志言交州人称为蜜香，谓其气如蜜脾也。梵书名阿伽嚧香。"并记载其功效应用曰："别录云：味辛，微温，无毒。主治风水毒肿，去恶气。李珣云：主心腹痛，霍乱中恶，邪鬼疰气，清人神，并宜酒煮服之。诸疮肿，宜入膏中。大明云：调中，补五脏，益精壮阳，暖腰膝，止转筋吐泻冷气，破癥癖，冷风麻痹，骨节不任，风湿皮肤瘙痒，气痢。元素云：补右肾命门。李杲云：补脾胃，及痰涎、血出于脾。刘完素云：益气和神。时珍云：治上热下寒，气逆喘急，大肠虚闭，小便气淋，男子精冷。"并附方曰："诸虚寒热，冷痰虚热用冷香汤：用沉香、附子（炮）等分，水一盏，煎七分，露一夜，空心温服。治胃冷久呃，用沉香、紫苏、白豆蔻仁各一钱，为末。心神不足，心火不降，水不升，健忘惊悸，用朱雀丸：用沉香五钱，茯神二两，为末，炼蜜和，丸小豆大。每食后人参汤服三十丸，日二服。肾虚目黑，暖水脏，用沉香一两，蜀椒去目，炒出汗，四两，为末，酒糊丸梧子大。每服三十丸，空心盐汤下。治胞转不通，用沉香、木香各二钱，为末，白汤空腹服之，以通为度。大肠虚闭，因汗多，津液耗涸者，沉香一两，肉苁蓉酒浸焙二两，各研末，以麻仁研汁作糊，丸梧子大。每服一百丸，蜜汤下。治痘疮黑陷，用沉香、檀香、乳香等分，蒸于盆内。抱儿于上熏之，即起。"

明代陈继儒《偃曝谈馀》，云："占城奇南，出在一山。酋长禁民不得采取，犯者断其手。彼亦自贵重。《星槎胜览》作棋楠。潘赐使外国回，其王馈之，载在志，则作奇蓝。"同时期卢之颐著《本草乘雅半偈》，在沉香条目下云："而奇南一香，原鉴同类，因树分牝牡，则阴阳形质，臭味情性，各各差别。"且载："奇南一品，本草失载，后人仅施房术。"

清代在沉香功效应用上多有见解，张璐所著的《本经逢原》载："沉香专于化气，诸气郁结不伸者宜之。温而不燥，行而不泄，扶脾达肾，摄火归原。主大肠虚秘，小便气淋，及痰涎血出于脾者，为之要药。"并说明了用药禁忌"气虚下陷人，不可多服"。

吴仪洛所著的《本草从新》曰："沉香，宣，调气；重，暖胃。辛、苦，性温。诸木皆浮而沉香独沉，故能下气而坠痰涎。怒则气上，能平肝下气。能降亦能升，故能理诸气而调中……治心腹疼痛，噤口毒痢，癥癖邪恶，冷风麻痹，气痢气淋，肌肤水肿，大肠虚闭。气虚下陷，阴亏火旺者，切勿沾唇。"表明沉香性温质重，长于理气、行气；并指出了沉香的使用宜忌。沉香由于质地品种不同而性味不同，"色黑沉水、油熟者良。香甜者性平，辛辣者性热。鹧鸪斑者名黄沉，如牛角黑者名角沉，咀之软、削之卷者名黄蜡沉，甚难得。半沉者为煎香、栈香，勿用；鸡骨香虽沉而心空，并不堪用；不沉者为黄熟香"。其用法为"入汤剂，磨汁冲服。入丸散，纸裹置杯中，待燥碾之。忌火"。

清代医家赵学敏所著《本草纲目拾遗》记载飞沉香："按《查浦辑闻》：海南人采香，夜宿香林下，望某树有光，即以斧斫之，记其处，晓乃伐取，必得美香。又见光从某树飞交某树，乃雌雄相感，亦斧痕记取之，得飞沉香，功用更大。此香能和阴阳二气，可升可降，外达皮毛，内入骨髓。益血明目，活络舒筋。《方舆志》：生黎居五指山，山在琼州山中，所产有沉香、青桂香、鸡骨香、马蹄栈香，同是一本，其木颇类椿及榉柳，叶似橘，花白，子若槟榔，大如桑椹，交州人谓之蜜香。欲取者先断其积年老根，经岁皮干朽烂，而木心与枝节不坏者，即香也。坚黑沉水者为沉香，细枝坚实不烂者为青桂，半沉半浮者为鸡骨，形如马蹄者为马蹄，粗者为栈香。"《本草纲目拾遗》记载了伽南香，又云："伽南杂出海上诸山……然以洋伽南为上，产占城者，剖之香甚轻微，然久而不减；产琼者名土伽南，状如油速，剖之香特酷烈。"

《本草求原》曰："沉香，禀受南方纯阳之气以生，兼得雨露之阴液。酝酿于朽木以结，故辛甘而苦，微温而不燥，行而不泄，体重沉木，故能降真气坠痰涎，怒则气上，能平肝气。气香扶脾故理诸气，调中气，开郁气，大肠虚秘、气痢、气淋、冷气、恶气皆治。用为使最相宜，上至天下至泉。色黑达肾，故摄火归命门，益精壮阳，凡心腹卒痛，上热下寒，气逆喘急，并酒磨服，除癥癖噤口毒痢。"文中详细记载了沉香的药用价值。

《本草求真》记载："沉香专入命门，兼入脾。辛苦性温，体重色黑，落水不浮，故书载能下气坠痰；气香能散，故书载能入脾调中；色黑体阳，故书载能补火、暖精、壮阳。是以心腹疼痛，噤口毒痢，癥癖邪恶，冷风麻痹，气痢气淋，冷字气字且审。审其病因属虚属寒，俱可用此调治。盖此温而不燥，行而不泄，同藿香、香附，则治诸虚寒热，并妇女强忍入房，或过忍尿以致胞转不通；同丁香、肉桂，则治胃虚呃逆；同紫苏、白豆蔻，则治胃冷呕吐；同茯苓、人参，则治心神不足；同川椒、肉桂，则治命门火衰；同肉苁蓉、麻仁，则治大肠虚秘。古方四磨饮、沉香化气丸、滚痰丸用之，取其降泄也。沉香降气散用之，取其散结导气也。黑锡丸用之，取其纳气归元也。但降多升少，气虚下陷者，切忌。"该书全面总结了清代以前的本草学著作对沉香在药用功效方面的记载。

清代《琼山县志》曰："沉香杂木也，儋崖海道居民桥梁皆如梅桂橘。"《崖州志》载："引《粤东笔记》云，出北海者，生于交趾，聚于钦，谓之钦香……若渤泥、暹罗、真腊、占城、日本所，试水俱沉，而色黄味酸……伽南，杂出于海上诸山。"

民国时期的《东莞县志》云："女儿香者其取意有二，一缘香纹秀嫩，如执女手之拳然，故以命名。二则香农以香为业，凡所开凿，其女儿先择其尤者藏之，亦以此得名。"又曰："彭志云，按莞香至明代始重于世，诸书皆不究香树何名……古蜜香树，唐名栈香树即莞之香树也，本出交趾，移植广管而于莞土尤宜。郝《通志》云，粤南老香诸山，并香林香州盛产异香，自东莞人种植而香山香林皆废……据张铁桥所说，越莞而如橘与枳……惟观诸书记述当时莞人亦讲求艺香之法。"亦载："……闻前令时承旨购异香，大索不获至杖杀里役数人，一时艺香家尽髡其树以去，是尤物为祸亦不细矣。然则莞香至雍正初，盖一跌不复振也……改良种植固在居民其赖良有司，护惜哉。"可知，由于官府的收购，购不到乃至杀人，至雍正初期莞香又大量减少，唯有部分居民对沉香进行改良种植。

归纳以上本草记载可以得出，在早期，沉香多作香用，而关于其所具有的药用价值则随着人们对沉香的认识加深才得到发挥。沉香的功效主要有理气调中、壮阳除痹、行气止痛、纳气平喘等。

第二节　历代医籍对沉香的记载

沉香在历代本草及地方中药志中均有记载，其名称、名称来源以及药用价值记载随着人们对其考究的不断深入而有所改变。

一、汉代

汉代华佗《华佗神方》卷四　华佗内科神方　四〇九六·华佗治痧神方：苏木、延胡索、五灵脂、天仙子、萝卜子各一两，三棱、莪术、姜黄、陈皮、槟榔、枳实、厚朴各七钱，乌药五钱，香附四钱，沉香、降香各三钱，阿魏二钱。

汉代华佗《华佗神方》卷四　华佗内科神方　四二五五·华佗治老人虚秘神方：肉苁蓉（酒渍焙）二两，沉香末一两。

汉代华佗《华佗神方》卷四　华佗内科神方　四二七七·华佗治气淋神方：沉香、石韦（去毛）、滑石、王不留行、当归各五钱，冬葵子、白芍各七钱五分，橘皮、甘草各二钱五分。

汉代华佗《华佗神方》卷四　华佗内科神方　四二七八·华佗治膏淋神方：上为末，蜜丸梧子大，每服三十丸，温酒下不拘时。如脐下妨闷，加沉香一钱，以行滞气。

汉代华佗《华佗神方》卷五　华佗外科神方　五〇三四·华佗治气瘤神方：沉香一两，木香二两，白芍四两，白术八两，人参二两，黄连八两，枳壳一两，槟榔一两，茯苓四两，香附二两，附子五钱，天花粉四两。

汉代华佗《华佗神方》卷五　华佗外科神方　五一○五·华佗治一切风毒神方：沉香、丁香、木香各五分，乳香六分，麝香一分。

汉代华佗《华佗神方》卷六　华佗妇科神方　六○○五·华佗治月经逆行神方：犀角、白芍、牡丹皮、枳实各一钱，黄芩、橘皮、百草霜、桔梗各八分，生地黄一钱，甘草三分。水二升，煎取八合，空腹服下，数剂自愈。又或以茅草根捣汁，浓磨沉香服五钱，并用酽醋贮瓶内，火上炙，热气冲两鼻孔，血自能下降。

汉代华佗《华佗神方》卷十　华佗耳科神方　一○○一八·华佗治耳中出血神方：生地黄一两，麦冬一两。水二碗，煎取一碗，食后顿服。外用：麝香一分，沉香三分，白矾一钱，糯米五十粒。共为末，糊丸梧子大，薄绵裹之，如左耳出血塞右鼻，右耳出血塞左鼻，两耳出血塞两鼻。

二、魏晋南北朝时期

南北朝刘宋雷敩《雷公炮炙论》：沉香凡使，须要不枯者，如觜角硬重、沉于水下为上也；半沉者，次也。夫入丸散中用，须候众药出，即入，拌和用之。

魏晋朝陶弘景《名医别录》：沉香，薰陆香、鸡舌香、藿香、詹糖香、枫香，并微温。悉治风水毒肿，去恶气。薰陆、詹糖去伏尸。鸡舌、藿香治霍乱、心痛。枫香治风瘾疹痒毒。

魏晋朝陶弘景《本草经集注》：草木上品　沉香、薰陆香、鸡舌香、藿香、詹糖香、枫香，此六种香皆合香家要用，不正复入药，唯治恶核毒肿，道方颇有用处。

晋朝嵇含《南方草木状》　蜜香、沉香、鸡骨香、黄熟香、栈香、青桂香、马蹄香、鸡舌香，案此八物，同出于一树也。交趾有蜜香树，干似柜柳，其花白而繁，其叶如橘。欲取香，伐之经年，其根、干、枝、节，各有别色也。木心与节坚黑，沉水者为沉香；与水面平者为鸡骨香；其根为黄熟香；其干为栈香；细枝紧实未烂者，为青桂香；其根节轻而大者为马蹄香；其花不香，成实乃香，为鸡舌香。珍异之木也。

三、唐代

唐代苏敬等《新修本草》：玉石、草、木卷　卷第十二　（谨案）沉香、青桂、鸡骨、马蹄、笺香等，同是一树，叶似橘叶，花白，子似槟榔，大如桑椹，紫色而味辛。树皮青色，木似榉柳。

　　唐代陈藏器《本草拾遗》：木部第四卷，沉香　蜜香，味辛，温，无毒。主臭，除鬼气。第八卷解纷，沉香：枝叶并似椿，苏云如橘，恐未是也。其枝节不朽，最紧实者为沉香；浮者为煎香；以次形如鸡骨者为鸡骨香；如马蹄者为马蹄香；细枝未烂紧实者为青桂香。

　　唐代陈藏器《本草拾遗》：木部第六卷，飞沉香　《方舆志》：生黎居五指山，山在琼州山中，所产有沉香、青桂香、鸡骨香、马蹄栈香，同是一本，其本颇类椿及榉柳，叶似桔，花白，子若槟榔，大如桑椹，交州人谓之蜜香。欲取者先断其积年老根，经岁皮干朽烂，而木心与枝节不坏者，即香也。坚黑沉水者为沉香，细枝坚实不烂者为青桂，半沉半浮者为鸡骨，形如马蹄者为马蹄，粗者为栈香。

　　唐代孙思邈《备急千金要方》：卷五　下少小婴孺方下（凡四类）　痈疽瘰第八，青木香、薰陆香、鸡舌香、沉香、麻黄、黄芩（各六铢），大黄（二两），麝香（三铢），连翘、海藻、射干、升麻、枳实（各半两），竹沥（三合）。

　　唐代孙思邈《备急千金要方》：卷五　下少小婴孺方下（凡四类）　痈疽瘰第八，大黄、甘草、当归、川芎、白芷、独活、黄芩、芍药、升麻、沉香、青木香、木兰皮（各一两），芒硝（三两）。

　　唐代孙思邈《备急千金要方》：卷五　下少小婴孺方下（凡四类）　痈疽瘰第八，青木香（九铢），麝香（六铢），鸡舌香、薰陆香、沉香、防风、秦艽、漏芦（各半两），升麻、黄芩、白蔹、麻黄（各一两），枳实（一两半），大黄（一两十八铢）。

　　唐代孙思邈《备急千金要方》：卷六　上七窍病上　口病第三，沉香（五两），藁本（三两），白瓜瓣（半升），丁香（五合），甘草、当归、川芎、麝香（各二两）。

　　唐代孙思邈《备急千金要方》：卷六　上七窍病上　口病第三，又方：沉香、煎香（各五两），雀头香、藿香、丁子香（各一两）。

　　唐代孙思邈《备急千金要方》：卷六　上七窍病上　口病第三，沉香（二斤七两九铢），甘松、檀香、雀头香、甲香、丁香、零陵香、鸡骨煎香（各三两九铢），麝香（二两九铢），薰陆香（三两六铢）。

　　唐代孙思邈《备急千金要方》：卷六　上七窍病上　口病第三，又方：沉香

（三两），零陵香、煎香、麝香（各一两半），甲香（三铢），薰陆香、甘松香（各六铢），檀香（三铢），藿香、丁子香（各半两）。

唐代孙思邈《备急千金要方》：卷六　上七窍病上　口病第三，又方：藿香（四两），丁香（七枚），甘松香、麝香、沉香、煎香上六味粗筛，和为干香以衣，大佳。

唐代孙思邈《备急千金要方》：卷六　上七窍病上　唇病第五，沉香、甲香、丁香、麝香、檀香、苏合香、薰陆香、零陵香、白胶香、藿香、甘松香、泽兰上十二味各六两，胡麻油五升，先煎油令熟，乃下白胶、藿香、甘松、泽兰，少时下火，绵滤纳瓷瓶中，余八种香捣作末，以蜜和，勿过湿，纳着一小瓷瓶中令满，以绵幕口，竹十字络之。以小瓶覆大瓶上，两口相合，密泥泥之。乃掘地埋油瓶，令口与地平，乃聚干牛粪烧之，七日七夜不须急，满十二日烧之弥佳，待冷出之即成。其瓶并须熟泥匀浓一寸，曝干，乃可用，一方用糠火烧之。

唐代孙思邈《备急千金要方》：卷六　上七窍病上　面药第九，丁香、零陵香、桃仁、土瓜根、白蔹、防风、沉香、辛夷、栀子花、当归、麝香、藁本、商陆、川芎（各三两），葳蕤（一本作白芨），藿香（一本无），白芷、甘松香（各二两半），菟丝子（三两），白僵蚕、木兰皮（各二两半），蜀水花、青木香（各二两），冬瓜仁（四两），茯苓（三两）。

唐代孙思邈《备急千金要方》：卷六　上七窍病上　面药第九，沉香、牛黄、薰陆香、雌黄、鹰屎、丁香、玉屑（各十二铢），水银（十铢）。

唐代孙思邈《备急千金要方》：卷九　伤寒方上（凡九类）　发汗汤第五，麝香（半两），薰陆香、鸡舌香（各一两），沉香、青木香、麻黄、防风、独活、秦艽、葳蕤、甘草（各二两），白薇、枳实（各二两）。

唐代孙思邈《备急千金要方》：卷二十二　痈肿毒方（凡六类）　痈疽第二，青木香、沉香、丁香、薰陆香、麝香、连翘、射干、升麻、独活、寄生、通草（各二两），大黄（三两）。

唐代孙思邈《备急千金要方》：卷二十二　痈肿毒方（凡六类）　痈疽第二，青木香、藿香、薰陆香、沉香、丁香（各二两）。

唐代孙思邈《备急千金要方》：卷二十四　解毒杂治方（凡八类）　胡臭漏腋第五，锻石（一升），枫香（一作沉香），丁香、薰陆香、青木香（各二两），矾石（四两），橘皮、阳起石（各三两）。

唐代孙思邈《备急千金要方》：卷二十五　备急方（凡四类）　蛇虫等毒第

二，甲香、犀角、鳖甲、升麻、薰陆香、丁香、沉香、乌头、青木香、川黄连、黄芩、羚羊角、甘草、牡蛎（各四分），吴茱萸（三分），黄柏（六分）。

唐代王焘《外台秘要》卷第十三 鬼魅精魅方八首：吃力迦（即白术），光明砂（研），麝香（当门子），诃黎勒皮，香附子（中白），沉香（重者），青木香、龙脑香（各半）上八味。捣筛极细。白蜜煎。去沫。和为丸。每朝取井华水。服如梧子四丸。于净器中研破服。老小每碎一丸服之。仍取一丸如弹丸。蜡纸裹绯袋盛。当心带之。一切邪鬼不敢近。千金不传。冷水暖水。临时斟量。忌生血肉腊月合之有神。藏于密器中。勿令泄气出。

唐代王焘《外台秘要》卷第十三 鬼神交通方四首：白虎方五首近效论：白虎病者。大都是风寒暑湿之毒。因虚所致。将摄失理。受此风邪。经脉结滞。血其犀角（屑）、当归、芍药（各六分），牛膝、沉香、青木香、虎头骨（炙，各八分），麝香（一分研）、槲叶脉（一握炙）。

唐代王焘《外台秘要》卷第十八 服汤药色目方一十九首：百病黄金（百两），寒水石（三斤），石膏（三斤），磁石（三斤），滑石（三斤），玄参（一斤），羚羊角（五两屑），犀角（五两屑），升麻（一斤），沉香（五两），丁子香（一两），青木香（五两），甘草（八两炙）。

唐代王焘《外台秘要》卷第十八 脚气冲心烦闷方二十二首：犀角（屑）、青木香、羚羊角（屑）、人参、竹茹、沉香、射干（各二两），麦门冬（去心）、茯苓（各三两），麝香、鸡舌香（各二两），石膏（八两碎绵裹）。

唐代王焘《外台秘要》卷第二十二 牙齿疼风虫俱疗方五首：独活、防风（各四两），川芎、细辛、当归（各五两），沉香（八分），鸡舌香、零陵香（各五两），黄芩（十分），升麻（八分），甘草（六分炙）。

唐代王焘《外台秘要》卷第二十二 疳虫食齿方一十首：升麻（半两），白芷、藁本、细辛、沉香（各三分），寒水石（六分研）。

唐代王焘《外台秘要》卷第二十三 咽喉肿方五首：沉香（二两），薰陆香（一两），麝香（二分研汤成下），青木香（二两），鸡舌香（二两）。

唐代王焘《外台秘要》卷第二十三 寒热瘰方一十一首：鹳骨、狸骨（并炙）、射干、玄参、升麻（炙）、青木香、沉香、犀角（屑）、丁香、羚羊角（屑）、丹参、甘草（炙，各四分），人参、沙参（各三两），獭肝（六分），连翘（六分），光明砂（二分研）。

唐代王焘《外台秘要》卷第二十三 恶核瘰方四首：青木香、沉香、鸡舌香（各二两），麝香（半两），薰陆香（一两），射干、紫葛、升麻、桑寄生、独活、通草、连翘（各二两），大黄（三两），淡竹沥（二升）。

唐代王焘《外台秘要》卷第二十三　毒肿瘰方四首：青木香、鸡舌香、沉香、升麻（各五分），藿香、犀角（屑）、吴茱萸、桂心、麻黄、甘草（炙，各三分），薰陆香（四分），细辛（二分）。

唐代王焘《外台秘要》卷第二十三　七孔臭气方二首：沉香（五两），甘草（二两炙），白瓜瓣（半升），川芎（二两），丁香（五两），藁本（二两）。

唐代王焘《外台秘要》卷第二十四　痈疽发背杂疗方二十六首：连翘、射干、升麻、独活（各二两），桑寄生（二两），通草（二两），大黄（三两），丁香（一两），青木香（二两），沉香（二两），薰陆香（二两），麝香（三两）。

唐代王焘《外台秘要》卷第二十四　痈疽发背杂疗方二十六首：沉香、青木香、丁香（各一两），薰陆香（一两），麝香（半两）。

唐代王焘《外台秘要》卷第二十四　痈疽发背杂疗方二十六首：连翘（三两），蜀升麻（二两），薰陆香（二两），淡竹沥（一升），麝香（一分研），青木香（二两），丁香（一两），独活（二两），寄生（三两），射干（二两），甘草（二两），沉香（一两），大黄（四两水一升别渍），朴硝（二两熬干别内）。

唐代王焘《外台秘要》卷第三十　恶肿一切毒疮肿方一十八首：薰陆香、青木香、鸡舌香、藿香、犀角（各二分屑），沉香（二分），升麻（七分）。

唐代刘恂《岭表录异》：广、管、罗州多栈香，如柜柳，其花白而繁，皮堪作纸，名为香皮纸，灰白色，有纹如鱼子，笺其理慢而弱，沾水即烂，不及楮纸，亦无香气。又云与沉香、鸡骨、黄熟虽同是一木，而根、干、枝、节各有分别者是也。然此香之奇异，最多品。故相丁谓在海南作《天香传》言之尽矣。云四香凡四名十二状，皆出于一本。木体如白杨，叶如冬青而小。又叙所出之地，云窦、化、高、雷，中国出香之地也。比海南者优劣不侔甚矣。既所禀不同，复售者多，而取者速，是以黄熟不待其稍成，栈沉不待似是，盖趋利戕贼之深也。非同琼管黎人，非时不妄剪伐，故木无夭札之患，得必异香，皆其事也。

四、五代时期

五代李珣《海药本草》卷第三　木部　沉香，按《正经》生南海山谷。味苦，温，无毒。主心腹痛，霍乱，中恶邪鬼疰，清人神，并宜酒煮服之。诸疮肿，宜入膏用。当以水试乃知子细，没者为沉香，浮者为檀，似鸡骨者为鸡骨香，似马蹄者为马蹄香，似牛头者为牛头香，枝条细实者为青桂，粗重者为笺香。

五代李珣《海药本草》卷第三　木部　蜜香，谨按《内典》云：状若槐树。《异物志》云：其叶如椿。《交州记》云：树似沉香无异。主辟恶，去邪鬼尸注心气。生南海诸山中。种之五六年便有香也。

五代吴越《日华子本草》：沉香，味辛，热，无毒。调中，补五脏，益精，壮阳，暖腰膝，去邪气，止转筋吐泻冷气，破癥癖，冷风麻痹，骨节不任，湿风皮肤痒，心腹痛气痢。沉香益精壮阳，配补骨脂、附子、阳起石，治男子精冷、阳痿、早泄。其能暖腰膝：沉香能温肾，由肾寒所致腰膝冷、手足不温、腹痛等，配附子、肉桂、干姜合用。止转筋吐泻冷气：沉香能温中止呕，配丁香、柿蒂、白豆蔻、紫苏合用，治吐泻冷气。按沉香能温肾，暖脾胃，行气止痛，止吐，止呃逆，止虚喘。沉香配木香、乌药、槟榔，治脘腹冷痛；配丁香、柿蒂，止呕吐呃逆；配人参、蛤蚧、五味子、补骨脂、熟地，治肾不纳气虚喘；配当归、肉苁蓉、枳壳，治肠虚气滞便秘。

五、宋元时期

宋代刘翰等《开宝本草》：沉香、薰陆香、鸡舌香、藿香、詹糖香、枫香并微温，悉疗风水毒肿，去恶气。薰陆，詹糖去伏尸，鸡舌、藿香治霍乱、心痛。枫香治风瘾疹痒毒。

宋代苏颂《本草图经》：沉香、青桂香、鸡骨香、马蹄香、栈香，同是一本，旧不著所出州土，今惟海南诸国及交、广、崖州有之。其木类椿、榉，多节，叶似橘，花白，子似槟榔，大如桑椹，紫色而味辛，交州人谓之蜜香。欲取之，先断其积年老木根，经年其外皮干俱朽烂，其木心与枝节不坏者，即香也；细枝紧实未烂者，为青桂；坚黑而沉水为沉香；半浮半沉与水面平者，为鸡骨；最粗者为栈香；又云栈香中形如鸡骨者为鸡骨香。形如马蹄者为马蹄香。然今人有得沉香奇好者，往往亦作鸡骨行，不必独是栈香也；其又粗不堪药用者，为生结黄熟香；其实一种，有精粗之异耳。并采无时。

宋代寇宗奭《本草衍义》：然《经》中止言疗风水毒肿，去恶气，余更无治疗。今医家用以保和卫气，为上品药，须极细为佳。今人故多与乌药磨服，走散滞气，独行则势弱，与他药相佐，当缓取效，有益无损。

宋代寇宗奭《本草衍义》：沉香，岭南诸郡悉有之，旁海诸州尤多，交干连枝，冈岭相接，千里不绝。

宋代唐慎微《证类本草》卷第十二　沉香，陶隐居云：此香合香家要用，不正入药。唯疗恶核毒肿，道方颇有用处。唐本注云：沉香、青桂、鸡骨、马蹄、煎香等，同是一树，叶似橘叶，花白。子似槟榔，大如桑椹，紫色而味辛。树皮青色，木似榉柳。臣禹锡等谨按陈藏器云：沉香，枝、叶并似椿。苏云如桔，恐未是也。其枝节不朽，最紧实者为沉香，浮者为煎香。以次形如鸡骨者为鸡骨香。如马蹄者为马蹄香。细枝未烂紧实者为青桂香。其马蹄、鸡骨只是煎香，苏乃重云，深觉烦长，并堪熏衣去臭，余无别功。又杜蘅叶一名马蹄香，即非此者，与前香别也。南越志云：交州有蜜香树，欲取先断其根，经年后，外皮朽烂，木心与节紧黑沉水者为沉香。浮水面平者为鸡骨。最粗者为栈香。《日华子》云：沉香，味辛，热，无毒。调中，补五脏，益精壮阳，暖腰膝。《图经》曰：沉香、青桂香、鸡骨香、马蹄香、栈香同是一本。旧不着所出州土，今唯海南诸国及交、广、崖州有之。其木类椿、榉，多节，叶似桔，花白。子似槟榔，大如桑椹，紫色而味辛。交州人谓之蜜香。欲取之，先断其积年老木根，经年其外皮干俱朽烂，其木心与枝节不坏者即香也。细枝紧实未烂者，为青桂。坚黑而沉水，为沉香。半浮半沉与水面平者，为鸡骨。最粗者，为栈香。又云：栈香中形如鸡骨者，为鸡骨香。形如马蹄者，为马蹄香。

宋代唐慎微《证类本草》卷第十二　沉香，然今人有得沉香奇好者，往往亦作鸡骨形，不必独是栈香也。其又粗不堪药用者为生结黄熟香。其实一种，有精粗之异耳。并采无时。《岭表录异》云：广、管、罗州多栈香，如柜柳，其花白而繁，皮堪作纸，名为香皮纸，灰白色，有纹如鱼子，笺其理慢而弱，沾水即烂，不及楮纸，亦无香气。又云与沉香、鸡骨、黄熟虽同是一木，而根、干、枝、节，各有分别者是也。然此香之奇异，最多品。故相丁谓在海南作《天香传》言之尽矣。云四香凡四名十二状，皆出于一本。木体如白杨，叶如冬青而小。又叙所出之地，云窦、化、高、雷，中国出香之地也。比海南者优劣不侔甚矣。既所禀不同，复售者多，而取者速，是以黄熟不待其稍成，栈沉不待似是，盖趋利戕贼之深也。非同琼管黎人，非时不妄翦伐，故木无夭札之患，得必异香，皆其事也。又薰陆香形似白胶，出天竺、单于二国。《南方草木状》如薰陆出大秦国，其木生于海边沙上，盛夏木胶出沙上，夷人取得，卖与贾客，乳香亦其类也。《广志》云：南波斯国松木脂，有紫赤如樱桃者，名乳香，盖薰陆之类也。今人无复别薰陆者，通谓乳香为薰陆耳。治肾气，补腰膝，霍乱吐下，冲恶中邪气，五痓，治血，止痛等药及膏煎多用之。然至黏难研，用时以缯袋挂于窗隙间良久，取研之乃不黏。又鸡舌香，出昆仑及交爱以南。枝、叶及皮并似栗，花如梅花，子似枣核，此雌者也。雄者着花不实，采花酿之以成香。按诸书传或云是沉香木花，或云草花，蔓生，实熟贯之，其说无定。今医家又一说云：按《三省故事》，尚书郎口含鸡舌香，以其奏事答对，欲使气芬芳也。而方家用鸡舌香疗口臭者，亦缘此义耳。今人皆于乳香中，时时得木实似枣核者，以为鸡舌香，坚顽枯燥，绝无气味，烧亦无香，不知缘何得香名，无复有芬芳也。又葛稚川《百一方》有治暴气刺心切痛者，研鸡舌香酒服，当瘥。今治气药借鸡舌香名方者至多，亦以鸡舌香善疗气也。或取以疗气及口臭，则甚乖疏又何谓也。其言有采花酿成香者，今不复见，果有此香，海商亦当见之，不应都绝。京下老医或有谓鸡舌香与丁香同种，花实丛生，其中心最大者为鸡舌香，击破有解理如鸡舌，此乃是母丁香，疗口臭最良，治气亦效。盖出陈氏《拾遗》，亦未知的否？《千金》疗疮痈，连翘五香汤方，用丁香，一方用鸡舌香，以此似近之。《抱朴子》云：以鸡舌、黄连、乳汁煎注之，诸有百疹之在目，愈而更加精明倍常。又有詹糖香，出交广以南，木似橘。煎枝叶以为香，往往以其皮及蠹屑和之，难得淳好者，唐方多用，今亦稀见。又下苏合香条云：生中台川谷。苏恭云：此香从西域及昆仑来，紫色，与真紫檀相似，而坚实，极芬香。其香如石，烧之灰白者好，今不复见此等，广南虽有此，而类苏木，无香气，药中但用如膏油者，极芬烈耳。陶隐居以为是师子矢，亦是指此膏油者言之耳。然师子矢，今内帑亦有之，其臭极甚，烧之可以辟邪恶，固知非此也。《梁书》云：天竺出苏合香，是诸香汁煎之，非自然一物也。又云：大秦国采得苏合香，先煎其汁，以为香膏，乃卖其滓与诸人，是以辗转来达中国者，不大香也。然则广南货者，其经煎炼之余乎？今用膏油，乃其合治成者耳？

宋代唐慎微《证类本草》卷第十二　沉香，或云师子矢，亦是西国草木皮汁所为，胡人欲贵重之，故饰其名耳。又有檀香，木如檀，生南海。消风热肿毒，主心腹痛，霍乱，中恶鬼气，杀虫。有数种，黄、白、紫之异。今人盛用之。真紫檀，旧在下品。亦主风毒。苏恭云：出昆仑盘盘国，虽不生中华，人间遍有之。檀木生江、淮及河朔山中。其木作斧柯者，亦檀香类，但不香耳。至夏有不生者，忽然叶开，当有大水，农人候之，以测水旱，号为水檀。又有一种，叶亦相类，高五、六尺，生高原地。四月开花正紫，亦名檀根。如葛，极主疮疥，杀虫，有小毒也。海药沉香，按正经生南海山谷。味苦，温，无毒。主心腹痛，霍乱，中恶邪鬼痓，清人神，并宜酒煮服之。诸疮肿宜入膏用，当以水试乃知。子细没者为沉香，浮者为檀，似鸡骨者为鸡骨香，似马蹄者为马蹄香，似牛头者为牛头香，枝条细实者为青桂，粗重者为笺香。

宋代唐慎微《证类本草》卷第十二　沉香，以上七件并同一树。梵云波律，亦此香也。雷公云：沉香，凡使须要不枯者，如觜角硬重沉于水下为上也，半沉者次也。夫入丸散中用，须候众药出即入拌和用之。通典．海南林邑国秦象郡林邑县出沉香、沉木，土人断之，积以岁年朽烂，而心节独在，置水中则沉，故名曰沉香。次不沉者曰栈香。海南北嵩国出好栈香、藿香及硫黄。其藿香树，生千岁，根本甚大，伐之四、五年，木皆朽散，唯中节坚贞芬香独存，取以为香。杨文公谈苑：岭南雷州及海外琼崖山中多香树，山中夷民斫采卖与人。其一树出香三等，曰沉香、栈香、黄熟香。沉、栈皆二品。曰熟结、生结。熟结者，树自枯烂而得之。生结者，伐仆之久烂脱而剔取。黄熟，其破者为黄散香，夷民以香树为槽，以饲鸡狗。别说云：谨按沉香种类极多，除掌氏补神注及《图经》所载多件外，又有如龙鳞、麻叶、竹叶之类，不啻一、二十品。要之可入药者唯沉，而其中无空心者可用。若虽沉水而有空心，则是鸡骨也。谓中空而有朽路，若鸡骨中血眼而软嫩也。

宋代唐慎微《证类本草》卷第十二　沉香，衍义曰：沉香木，岭南诸郡悉有之，傍海诸州尤多。交干连枝，岗岭相接，千里不绝。

宋代沈括《梦溪笔谈》：段成式《酉阳杂俎》记事多诞，其间叙草木异物，尤多谬妄，率记异国所出欲无根柢。如云"一木五香：根，旃檀；节，沉香；花，鸡舌；叶，藿香；胶，薰陆"。此尤谬。旃檀与沉香，两木元异。鸡舌即今丁香耳，今药品中所用者亦非。藿香自是草叶，南方至多。薰陆小木而大叶，海南亦有薰陆，乃其胶也，今谓之乳头香。五物迥殊，元非同类。

宋代王衮《博济方》卷一　劳证，沉香鳖甲煮散，沉香、木香、人参、黄柏、紫巴戟（去心）、牛膝（去苗）、秦艽（去芦）、柴胡（去芦）、茯苓、川当归、荆芥（各半两）、半夏（生姜汁浸二宿，炒令黄色，半两），羌活（三分），肉豆蔻（四枚，去壳），附鳖甲（一两，醋炙令黄），干地黄（三分），干蝎（一分，生）。

宋代王衮《博济方》卷一　劳证，沉香散，沉香、槟榔、大附子（炮，去皮尖）、人参、茯苓（去皮）、当归（去芦）、官桂（去皮）、前胡、黄柏、枳壳（麸炒）、干姜（炮，各半两），柴胡（去苗，一两），诃子（炮，去核）、甘草、五味子（各一两），草豆蔻（三分，炮，去皮）。

宋代王衮《博济方》卷二　中焦证，沉香散，沉香、降香、青橘（去白）、郁李仁（汤浸去皮，另研）、陈橘（去白）、人参（各用一两），豆蔻、槟榔、肉桂（去皮）、甘草（炙）、干姜（炮制，各半两）。

宋代王衮《博济方》卷二　三焦总治，神妙沉香丸，丁香（一分），沉香（一分），乳香（一钱半），阿魏（少许），肉桂（半两，去粗皮）。

宋代王衮《博济方》卷二　诸气，丁沉香丸，甘草（炙）、官桂（去皮）、沉香、丁香、木香、槟榔、诃子（炮，去核，各半两），人参（一两半），青皮（去瓤，半两）。

宋代王衮《博济方》卷二　诸气，沉香荜澄茄散，治一切冷气不和，及膀胱小肠气疾，常服即大妙，能补护，四十岁以上。荜澄茄、沉香、胡芦巴（微炒）、舶上茴香（微炒）、破故纸（微炒）、官桂（去皮）、川苦楝子（炮，槌皮尖用，二两），川乌头（半两，炮，去皮脐），黑附子（炮制，去皮脐用，四两）。

宋代王衮《博济方》卷四　经气杂证，沉香鳖甲散，木香（一两），沉香（三分），鳖甲（九肋者一枚，净去裙，醋炙令黄香用，一两半），常山（一两），当归（一两），半夏（一两，汤洗七遍，去滑止），官桂（去粗皮，一两），柴胡（一两，去芦），人参（一两），白茯苓（一两），槟榔（三分），甘草（炙），青皮（一两），陈皮（一两），生地黄（一两）。

宋代洪遵《集验方》卷七　治恶气肿痛诸方：沉香、青木香、薰陆香、鸡舌香（各一两），麝香（半两）。

宋代洪遵《集验方》卷七　治恶脉、恶核、恶肉诸病方：木香、沉香、鸡舌香（各二两），麝香（半两），薰陆香（一两），夜干、紫葛、升麻、独活、寄生、甘草（炙）、连翘（各二两），大黄（三两），淡竹沥（三升）。

六、明代

明代刘文泰等《本草品汇精要》卷之十七　木部上品之下　木之木：无毒，植生，沉香疗风水毒肿去恶气（名医所录）【苗】（图经曰）其木类椿榉但多节而青，花白，子似槟榔，大如桑椹，紫色。夷人采时先断老根，俟其雨水渍久，其不朽烂者择而取之，必得坚黑沉水中心不空者最佳，乃沉香之上品，宜入药用。其次细枝紧实者，为青桂香。半沉半浮者，为鸡骨香。粗者为栈香，树自枯烂者为生结香，伐仆烂脱者为黄熟香，淡黄者为散黄香，又有麻叶、竹叶、马蹄、牛头等香，不啻二十余品。其实一种，但有精粗之异耳，俱不堪入药用。（衍义曰）岭南旁海诸州所产最多，山民或以构屋架桥，而有香者百无一二。盖木得水则香方结，所以多在折枝枯干中，或有自枯而死者，为水盘香。又谓之角沉、黄沉，俱堪药用。及有南恩、高、窦等州，山民见香木，必以刀斫成坎，经久得雨水所渍，遂结香为斑点，故名鹧鸪，斑熁之极清烈。又琼崖等州有依木皮而结者，谓之青桂，气尤清馥在土中岁久不待剔而成者，谓之龙鳞。亦有削之，自卷咀之，柔韧谓之黄蜡，沉尤难得也，如窦、化、高、雷、中国出香之地也，比诸海南优劣不侔何也。盖所禀既殊，复售者多，而取者速，是以黄熟不待其稍成，栈沉不待似是，盖趋利戕贼之深也，非若琼管黎人，非时不妄剪伐。故木无夭札之患，而香亦得以全其用也。【地】（图经曰）出海南诸国及岭南交广诸郡有之（道地），琼崖等州。【时】（生）无时，（采）无时。【用】坚实沉水者良。【色】黑黄。【味】辛。【性】微温散。【气】气之浓者阳也。【臭】香。【主】升降诸气。【制】（雷公云）凡使须要不枯者，如觜角硬沉重于水下，为上若丸散中。用须候众药出，即入拌和之，不宜见火。【治】（疗）（陶隐居云）消恶核肿毒。（日华子云）调中，去邪气，止转筋吐泻，冷气破癥癖，冷风麻痹，骨节不任，湿风皮肤痒，心腹痛气痢。（补）（日华子云）补五藏益精壮阳暖腰膝。（衍义曰）保和卫气，为上品药。（东垣云）能养诸气上而至天，下而至泉，用为使最相宜。（汤液本草云）补右肾命门。【合治】合酒煮服，主心腹痛、霍乱中恶、邪鬼疰，清人神。合乌药磨服，走散滞气。

明代李时珍《本草纲目》木部第三十四卷　木之一　沉香【集解】恭曰：沉香、青桂、鸡骨、马蹄、煎香，同是一树，出天竺诸国。木似榉柳，树皮青色。叶似橘叶，经冬不凋。夏生花，白而圆。秋结实似槟榔，大如桑椹，紫而味辛。

明代李时珍《本草纲目》木部第三十四卷　木之一　沉香，藏器曰：沉香枝、叶并似椿。云似橘者，恐未是也。其枝节不朽，沉水者为沉香；其肌理有黑脉，浮者为煎香。鸡骨、马蹄皆是煎香，并无别功，止可熏衣去臭。

明代李时珍《本草纲目》木部第三十四卷　木之一　沉香，颂曰：沉香、青桂等香，出海南诸国及交、广、崖州。沈怀远《南越志》云：交趾蜜香树，彼人取之，先断其积年老木根，经年其外皮干俱朽烂，木心与枝节不坏，坚黑沉水者，即沉香也。半浮半沉与水面平者，为鸡骨香。细枝紧实未烂者，为青桂香。其干为栈香。其根为黄熟香。其根节轻而大者，为马蹄香。此六物同出一树，有精粗之异尔，并采无时。刘恂《岭表录异》云：广、管、罗州多栈香树，身似柜柳，其花白而繁，其叶如橘。其皮堪作纸，名香皮纸，灰白色，有纹如鱼子，沾水即烂，不及楮纸，亦无香气。沉香、鸡骨、黄熟、栈香虽是一树，而根、干、枝、节，各有分别也。又丁谓《天香传》云：此香奇品最多。四香凡四名十二状，出于一本。木体如白杨，叶如冬青而小。海北窦、化、高、雷皆出香之地，比海南者优劣不侔。既所禀不同，复售者多而取者速，其香不待稍成，乃趋利戕贼之深也。

明代李时珍《本草纲目》木部第三十四卷　木之一　沉香，非同琼管黎人，非时不妄剪伐，故木无夭札之患，得必异香焉。宗奭曰：岭南诸郡悉有，傍海处尤多。交干连枝，冈岭相接，千里不绝。叶如冬青、大者数抱，木性虚柔。山民以构茅庐，或为桥梁，为饭甑，为狗槽，有香者百无一二。盖木得水方结、多在折枝枯干中，或为沉，或为煎，或为黄熟。自枯死者，谓之水盘香。南恩、高、窦等州，惟产生结香。盖山民入山，以刀斫曲干斜枝成坎，经年得雨水浸渍，遂结成香。乃锯取之，刮去白木，其香结为斑点，名鹧鸪斑，燔之极清烈。香之良者，惟在琼、崖等州，俗谓之角沉、黄沉，乃枯木得者，宜入药用。依木皮而结者，谓之青桂，气尤清。在土中岁久，不待刋剔而成薄片者，谓之龙鳞。削之自卷，咀之柔韧者，谓之黄蜡沉，尤难得也。承曰：诸品之外，又有龙鳞、麻叶、竹叶之类，不止一二十品。要之入药惟取中实沉水者。或沉水而有中心空者，则是鸡骨。谓中有朽路，如鸡骨中血眼也。时珍曰：沉香品类，诸说颇详。今考杨亿《谈苑》、蔡绦《丛谈》、范成大《桂海志》、张师正《倦游录》、洪驹父《香谱》、叶廷珪《香录》诸书，撮其未尽者补之云。香之等凡三：曰沉，曰栈，曰黄熟是也。沉香入水即沉，其品凡四：曰熟结，乃膏脉凝结自朽出者；曰生结，乃刀斧伐仆，膏脉结聚者；曰脱落，乃因水朽而结者；曰虫漏，乃因蠹隙而结者。生结为上，熟脱次之。坚黑为上，黄色次之。角沉黑润，黄沉黄润，蜡沉柔韧，革沉纹横，皆上品也。海岛所出，有如石杵，如肘如拳，如凤雀龟蛇，云气人物。及海南马蹄、牛头、燕口、茧栗、竹叶、芝菌、梭子、附子等香，皆因形命名尔。其栈香入水半浮半沉，即沉香之半结连木者，或作煎香，番名婆木香，亦曰弄水香。其类有猬刺香、鸡骨香、叶子香，皆因形而名。有大如笠者，为蓬莱香。有如山石枯槎者，为光香。

明代李时珍《本草纲目》木部第三十四卷　木之一　沉香，入药皆次于沉香。其黄熟香，即香之轻虚者，俗讹为速香是矣。有生速，斫伐而取者。有熟速，腐朽而取者。其大而可雕刻者，谓之水盘头。并不堪入药，但可焚爇。叶廷珪云：出渤泥、占城、真腊者，谓之番沉，亦曰舶沉，曰药沉，医家多用之，以真腊为上。蔡绦云：占城不若真腊，真腊不若海南黎峒。黎峒又以万安黎母山东峒者，冠绝天下，谓之海南沉，一片万钱。海北高、化诸州者，皆栈香尔。范成大云：黎峒出者名土沉香，或曰崖香。虽薄如纸者，入水亦沉。万安在岛东，钟朝阳之气，故香尤酝藉，土人亦自难得。舶沉香多腥烈，尾烟必焦。交趾海北之香，聚于钦州，谓之钦香，气尤酷烈。南人不甚重之，惟以入药。

明代李时珍《本草纲目》木部第三十四卷　木之一　沉香，【正误】时珍曰：按李珣《海药本草》谓沉者为沉香，浮者为檀香。梁元帝《金楼子》谓一木五香：根为檀，节为沉，花为鸡舌，胶为薰陆，叶为藿香。并误也。五香各是一种。所谓五香一本者，即前苏恭所言，沉、栈、青桂、马蹄、鸡骨者是矣。

明代李时珍《本草纲目》木部第三十四卷　木之一　沉香，【修治】敩曰：凡使沉香，须要不枯，如觜角硬重沉于水下者为上，半沉者次之。不可见火。时珍曰：欲入丸散，以纸裹置杯中，待燥研之。或入乳钵以水磨粉，晒干亦可。若入煎剂，惟磨汁临时入之。【气味】辛，微温，无毒。珣曰：苦，温。大明曰：辛，热。元素曰：阳也。有升有降。

明代李时珍《本草纲目》木部第三十四卷　木之一　沉香，诸虚寒热，冷痰虚热。冷香汤：用沉香、附子（炮）等分，水一盏，煎七分，露一夜，空心温服。（王好古《医垒元戎》）

明代李时珍《本草纲目》木部第三十四卷　木之一　胃冷久呃，沉香、紫苏、白豆蔻仁各一钱，为末。每柿蒂汤服五七分。（吴球《活人心统》）

明代李时珍《本草纲目》木部第三十四卷　木之一　沉香，心神不足，火不降，水不升，健忘惊悸。朱雀丸：用沉香五钱，茯神二两，为末，炼蜜和，丸小豆大。每食后人参汤服三十丸，日二服。（王璆《百一选方》）

明代李时珍《本草纲目》木部第三十四卷　木之一　沉香，肾虚目黑，暖水脏。用沉香一两，蜀椒去目，炒出汗，四两，为末，酒糊丸梧子大。

明代李时珍《本草纲目》木部第三十四卷　木之一　胞转不通，非小肠、膀胱、厥阴受病，乃强忍房事，或过忍小便所致，当治其气则愈，非利药可通也。沉香、木香各二钱，为末。白汤空腹服之，以通为度。（《医垒元戎》）

明代李时珍《本草纲目》木部第三十四卷　木之一　沉香，大肠虚闭，因汗多，津液耗涸者。沉香一两，肉苁蓉（酒浸焙）二两，各研末，以麻仁研汁作糊，丸梧子大。每服一百丸，蜜汤下。（严子礼《济生方》）

明代陈继儒《偃曝谈馀》：占城奇南，出在一山。酋长禁民不得采取，犯者断其手。彼亦自贵重。《星槎胜览》作棋楠。潘赐使外国回，其王馈之，载在志，则作奇蓝。

明代卢之颐《本草乘雅半偈》：而奇南一香，原鬖同类，因树分牝牡，则阴阳形质，臭味情性，各各差别。奇南一品，本草失载，后人仅施房术。

明代陈嘉谟《本草蒙筌》木部，卷之四　沉香：味辛，气微温。阳也。无毒。出南海诸国，及交广崖州。大类椿榉节多，择老者砍仆。渍以雨水，岁久。木得水方结香，使皮木朽残，心节独存。坚黑沉水，燔极清烈，故名沉香。

明代陈嘉谟《本草蒙筌》木部，卷之四　沉香：又浮而不沉水者，名栈香，此品最粗；半浮半沉与水面平者，名煎香，此品略次。煎香中形如鸡骨者，名鸡骨香。凡入药剂惟沉而不空心者为上。若虽沉水而有空心，则是鸡骨，谓中空而有朽路，若鸡骨中血眼而软嫩也。形如马蹄者，名马蹄香；形如牛头者，名牛头香。并与沉香种同，亦皆品之粗者。难咀入剂，惟热熏衣。按《衍义》云：沉香保和卫气，为上品药。今人故多与乌药磨服，走散滞气。独行则势弱，与他药相佐，当缓取效，有益无损。余药不可方也。

明代李士材《雷公炮制药性解》卷五　木部，按：沉香属阳而性沉，多功于下部，命肾之所由入也。然香剂多燥，未免伤血，必下焦虚寒者宜之。若水脏衰微，相火盛炎者误用，则水益枯而火益烈，祸无极矣。今多以为平和之剂，无损于人，辄用以化气，其不祸人者几希。

明代李士材《雷公炮制药性解》卷五　木部，雷公云：沉香，凡使须要不枯者，如觜角硬，重沉于水下为上也。半沉者次也，大凡入丸散中用，俟众药出，即入拌和用也。

七、清代

清代汪昂《本草备要》木部　沉香，辛苦性温。诸木皆浮，而沉香独沉，故能下气而坠痰涎。怒则气上，能平则下气。能降亦能升，气香入脾，故能理诸气而调中。东垣曰：上至天，下至泉，用为使，最相宜。

清代张秉成《本草便读》木部　沉香，畅达和中。脾胃喜芳香之味。辛温入肾。下焦建补火之勋。肾虚气逆痰升，赖其降纳；脾困寒凝湿滞，用以宣行。沉香出南越等处，以色黑质坚沉水者佳。辛温香烈。入肺脾肾三脏。上至天而下至泉，三经气分药也。主脾肺气逆、中恶腹痛，以及一切寒滞胸膈而为呕吐等证。宣导气分，则痰行水消；其沉降之性，故能壮肾阳、助命火。凡下焦虚寒，以致气不归元、上逆而为喘急者，皆宜用耳。

清代吴仪洛《本草从新》卷七木部　香木类　沉香，辛苦性温。诸木皆浮，而沉香独沉，故能下气而坠痰涎。怒则气上，能平肝下气。能降亦能升。故能理诸气而调中。东垣曰：上至天，下至泉，用与使，最相宜。其色黑体阳。故入右肾命门，暖精助阳，行气温中。治心腹疼痛，噤口毒痢，癥癖邪恶，冷风麻痹，气痢气淋，肌肤水肿，大肠虚闭。

清代吴仪洛《本草从新》卷七木部　香木类　沉香，气虚下陷、阴亏火旺者，切勿沾唇。色黑沉水、油熟者良，香甜者性平，辛辣者性热。鹧鸪斑者，名黄沉；如牛角黑者，名角沉；咀之软、削之卷者，名黄蜡沉，甚难得。半沉者，为煎香、栈香，勿用；鸡骨香虽沉而心空，并不堪用；不沉者为黄熟香。入汤剂。磨汁冲服。入丸散。纸裹置怀中，待燥碾之，忌火。（吴球《活人心统》：治胃冷久呃，沉香、紫苏、白豆蔻仁各一钱，为末，每用柿蒂汤服五七分，效。）

清代赵学敏《本草纲目拾遗》卷六　木部　飞沉香，按《查浦辑闻》：海南人采香，夜宿香林下，望某树有光，即以斧斫之，记其处，晓乃伐取，必得美香。又见光从某树飞交某树，乃雌雄相感，亦斧痕记取之，得飞沉香，功用更大。

清代叶桂《本草经解》卷三　木部　沉香：气微温。味辛。无毒。疗风水毒肿，去恶气。沉香气微温，禀天初春之木气，入足少阳胆经、足厥阴肝经。味辛无毒。得地西方之金味，入手太阴肺经。气味俱升，阳也。沉香辛温而香燥，入肝散风，入肺行水，所以疗风水毒肿也。风水毒肿，即风毒水肿也。肺主气，味辛入肺。而气温芳香，所以去恶气也。

清代叶桂《本草经解》卷三　木部　沉香：沉香同人参、菖蒲、远志、茯神、枣仁、生地、麦冬，治思虑伤心。同木香、藿香、砂仁，治中恶腹痛，辟恶气。同苏子、橘红、枇杷叶、白蔻、人参、麦冬，治胸中气逆。

清代黄宫绣《本草求真》上编　卷一·补剂　补火：沉香专入命门，兼入脾。辛苦性温，体重色黑，落水不浮，故书载能下气坠痰；气香能散，故书载能入脾调中；色黑体阳，故书载能补火、暖精壮阳。是以心腹疼痛，噤口毒痢，癥癖邪恶，冷风麻痹，气痢气淋，冷字气字宜审。审其病因属虚属寒，俱可用此调治。盖此温而不燥，行而不泄，同藿香、香附，则治诸虚寒热，并妇人强忍入房，或过忍尿以致胞转不通；同丁香、肉桂，则治胃虚呃逆；同紫苏、白豆蔻，则治胃冷呕吐；同茯苓、人参，则治心神不足；同川椒、肉桂，则治命门火衰；同肉苁蓉、麻仁，则治大肠虚秘。古方四磨饮、沉香化气丸、滚痰丸用之，取其降泄也。沉香降气散用之，取其散结导气也。黑锡丸用之，取其纳气归元也。但降多升少，气虚下陷者，切忌。色黑中实沉水者良。曰：沉于水下者为上，半沉者次之。不可见火。香甜者性平，辛辣者热。入汤剂磨汁用；入丸散纸裹置杯中，待燥碾之。忌火。

清代赵其光《本草求原》卷七　沉香，禀受南方纯阳之气以生，兼得雨露之阴液。酝酿于朽木以结，故辛甘而苦，微温而不燥，行而不泄，体重沉木，故能降真气坠痰涎，怒则气上，能平肝气。气香扶脾故理诸气，调中气，开郁气，大肠虚秘、气痢、气淋、冷气、恶气皆治。用为使最相宜，上至天下至泉。色黑达肾，故摄火归命门，益精壮阳，凡心腹卒痛，上热下寒，气逆喘急，并酒磨服，除癥癖噤口毒痢。

清代杨时泰《本草述钩元》卷二十二　香木部　沉香：沉香一两，肉苁蓉酒浸二两，各研末，以麻仁研汁糊丸。沉香木得水方结，多在折枝枯干中。或枝干因水朽而又得朝阳之久照，而膏脉凝聚。大抵禀于地之阳，而酿于天之阴。且故他香疏导滞气，而沉之宜于气郁气结者不同。木香升降滞气，而沉香祛寒开胃。而沉之调中止冷、保和卫气者不同。檀香升发清阳，而沉不同。虽云独行则势弱，然其为阴阳气化所结。究非禀草木之专气者中气虚者，忌之。心经有实邪者，忌之。非命门真火衰者，不宜入下焦药用。

清代周岩《本草思辨录》卷四　沉香：肾中阳虚之人，水上泛而为痰涎，火上升而为喘逆。沉香质坚色黑而沉，故能举在上之水与火，悉摄而返之于肾。其气香性温，则能温肾以理气，即小便气淋，大肠虚闭，亦得以通之，而要非以宣泄为通也。

清代周岩《本草思辨录》卷四　沉香：沉香之用以气，虽功在降摄，而凡气分中之病，仍能运转于中而不留滞。若滚痰丸以沉香佐礞石、大黄、黄芩，治实热老痰，则其知沉香也深矣。

清代陈士铎《本草新编》卷之四（征集）　沉香，味辛，气微温，阳也，无毒。入命门。补相火，抑阴助阳，养诸气，通天彻地，治吐泻，引龙雷之火下藏肾宫，安呕逆之气，上通于心脏，乃心肾交接之妙品。又温而不热，可常用以益阳者也。

清代陈士铎《本草新编》卷之四（征集）　沉香，温肾而又通心。用黄连、肉桂以交心肾者，不若用沉香更为省事，一药两用之也。

清代蒋介繁《本草择要纲目》热性药品　沉香，木之心节，置水则沉，故名沉水，亦曰水沉。半沉者为栈香，不沉者为黄熟香。凡使沉香，须要不枯。如觜角硬重沉于水下为上，半沉者次之。不可见火。欲入丸散，以纸裹置杯中待燥研之，或入乳钵以水磨粉晒干亦可。若入煎剂，惟磨汁临时入之。

清代张璐《本经逢原》卷三　香木部　沉香，辛甘苦微温，无毒。咀嚼香甜者性平，辛辣者性热。修制忌火。香药皆然，不独沉香也。产海南者色黄，锯处色黑，俗谓铜筋铁骨者良。产人宜白棕纹者次之。近有新山产者，色黑而坚，质不松，味不甘苦，入药无效。番舶来者，气味带酸，此为下品。其浮水者曰速香，不入药。

清代张璐《本经逢原》卷三　香木部　沉香，发明　沉水香性温，秉南方纯阳之性，专于化气，诸气郁结不伸者宜之。温而不燥，行而不泄，扶脾达肾，摄火归原。主大肠虚秘，小便气淋，及痰涎血出于脾者，为之要药。凡心腹卒痛、霍乱中恶、气逆喘急者，并宜酒磨服之；补命门精冷，宜入丸剂。同藿香、香附，治诸虚寒热。同丁香、肉桂，治胃虚呃逆。同紫苏、白豆蔻，治胃冷呕吐。同茯苓、人参，治心神不足。同川椒、肉桂，治命门火衰。同广木香、香附，治强忍入房，或过忍尿，以致转胞不通。同苁蓉、麻仁，治大肠虚秘。昔人四磨饮、沉香化气丸、滚痰丸用之，取其降泄也。沉香降气散用之，取其散结导气也。黑锡丹用之，取其纳气归元也。但多降少升，气虚下陷人不可多服，久服每致失气无度，面黄少食，虚证百出矣。一种曰蜜香，与沉香大抵相类，故《纲目》释名沉水香、蜜香，二者并称，但其性直者，毋论大小皆是沉水。若形如木耳者，俗名将军帽，即是蜜香，其力稍逊，仅能辟恶去邪气尸疰一切不正之气，而温脾暖胃纳气归元之力不如沉香也。

清代《药性切用》卷之三上　木部（香木类）　上沉香，辛苦性温，诸木皆浮，而沉香独沉。入右肾命门，力能堕痰下气，为宣导下行专药汁磨冲用。阴虚血燥、气陷火炎均忌。

清代《琼山县志》：沉香杂木也，儋崖海道居民桥梁皆如梅桂橘。

清代《崖州志》载：引《粤东笔记》云，出北海者，生于交趾，聚于钦，谓之钦香……若渤泥、暹罗、真腊、占城、日本所，试水俱沉，而色黄味酸……伽南，杂出于海上诸山。

八、民国时期

《东莞县志》：女儿香者其取意有二，一缘香纹秀嫩，如执女手之拳然，故以命名。美之二，则香农以香为业，凡所开凿，其女儿先择其尤者藏之，亦以此得名。又曰：彭志云，按莞香至明代始重于世，诸书皆不究香树何名……古蜜香树，唐名栈香树即莞之香树也，本出交趾，移植广管而于莞土尤宜。郝《通志》云，粤南老香诸山，并香林香州盛产异香，自东莞人种植而香山香林皆废……据张铁桥所说，越莞而如橘与枳……惟观诸书记述当时莞人一讲求艺香之法。亦载：……闻前令时承旨购异香，大索不获至杖杀里役数人，一时艺香家尽髡其树以去，是尤物为祸亦不细矣。然则莞香至雍正初，盖一跌不复振也……改良种植固在居民其赖良有司，护惜哉。

《岭南采药录》：鸡骨香，别名：土沉香、驳骨消。入药用根，其根皮黄色，香气极烈。味辛苦。性温。治咽喉肿痛，并心气冷痛。祛风，壮筋骨，以之浸酒饮，能消癥。

九、当代

《中国药典》：沉香

【拼音名】Chenxiang

【英文名】AQUILARIAE LIGNUM RESINATUM

【来源】本品为瑞香科植物白木香 *Aquilaria sinensis*（Lour.）Gilg 含有树脂的木材。全年均可采收，割取含树脂的木材，除去不含树脂的部分，阴干。

【性状】本品呈不规则块、片状或盔帽状，有的为小碎块。表面凹凸不平，有刀痕，偶有孔洞，可见黑褐色树脂与黄白色木部相间的斑纹，孔洞及凹窝表面多呈朽木状。质较坚实，断面刺状。气芳香，味苦。

【鉴别】①本品横切面：射线宽 1~2 列细胞，充满棕色树脂。导管圆多角形，直径 42~128μm，有的含棕色树脂。木纤维多角形，直径 20~45μm，壁稍厚，木化。木间韧皮部扁长椭圆状或条带状，常与射线相交，细胞壁薄，非木化，内含棕色树脂；其间散有少数纤维，有的薄壁细胞含草酸钙柱晶。

②取"浸出物"项下醇溶性浸出物，进行微量升华，得黄褐色油状物，香气浓郁；于油状物上加盐酸 1 滴与香草醛少许，再滴加乙醇 1~2 滴，渐显樱红色，放置后颜色加深。

③取本品粉末 0.5g，加乙醚 30mL，超声处理 60min，滤过，滤液蒸干，残渣加三氯甲烷 2mL 使溶解，作为供试品溶液。另取沉香对照药材 0.5g，同法制成对照药材溶液。照薄层色谱法试验，吸取上述两种溶液各 10μL，分别点于同

一硅胶 G 薄层版上，以三氯甲烷 – 乙醚（10∶1）为展开剂，展开，取出，晾干，在紫外光灯（365nm）下检视。供试品色谱中，在与对照药材色谱相应的位置上，显相同颜色的荧光斑点。

【特征图谱】 照高效液相色谱法测定，供试品特征图谱中应呈现 6 个特征峰，并应与对照药材参照物色谱峰中的 6 个特征峰相对应，其中峰 1（沉香四醇）应与对照品参照物峰保留时间相一致。

【浸出物】 照醇溶性浸出物测定法项下的热浸法测定，用乙醇作溶剂，不得少于 10.0% 。

【含量测定】 照高效液相色谱法测定，本品按干燥品计算，含沉香四醇不得少于 0.10% 。

【炮制】 除去枯废白木，劈成小块。用时捣碎或研成细粉。

【性味与归经】 辛、苦，微温。归脾、胃、肾经。

【功能与主治】 行气止痛，温中止呕，纳气平喘。用于胸腹胀闷疼痛，胃寒呕吐呃逆，肾虚气逆喘急。

【用法与用量】 1～5g，后下。

【贮藏】 密闭，置阴凉干燥处。

《中药大辞典》：沉香

【出处】《别录》。

【拼音名】 Chenxiang

【异名】 蜜香（《南方草木状》），沉水香（《桂海虞衡志》）。

【来源】 为瑞香科植物沉香或白木香的含有树脂的木材。国产沉香的采集：选择树干直径 30cm 以上的大树，在距地面 1.5～2m 处的树干上，用刀顺砍数刀，深约 3～4cm，待其分泌树脂，经数年后，即可割取沉香。割取时造成的新伤口，仍可继续生成沉香。又法：在距离地面约 1m 处的树干上，凿成深 3～6cm，直径约 3～10cm 的数个小口（俗称"开香门"），然后用泥土封好，待伤口附近的木质部分泌树脂，数年后生成沉香，即可割取。又枯死的白木香树，有时亦可觅得沉香，此香因年代较久，含脂量高，品质较好，但产量不多。采得沉香后，再用小刀剔除不含树脂的部分，晒干后即为成品。须贮藏于密闭的容器内，置阴凉干燥处，防止走油、干枯。

【原植物形态】 ①沉香：常绿乔木，高达 30m。幼枝被绢状毛。叶互生，稍带革质，椭圆披针形、披针形或倒披针形，长 5.5～9cm，先端渐尖，全缘，下面叶脉有时被亚绢状毛；具短柄，长约 3mm。伞形花序；无梗，或有短的总花梗，被绢状毛；花白色，与小花梗等长或较短；花被钟形，5 裂，裂片卵形，长 0.7 ~ 1cm，喉部密被白色绒毛的鳞片 10 枚，外被绢状毛，内密被长柔毛，花冠管与花被裂片略等长；雄蕊 10，着生于花被管上，其中有 5 枚较长；子房上位，长卵形，密被柔毛，2 室，花柱极短，柱头大，扁球形。蒴果倒卵形，木质，扁压状，长 4.6 ~ 5.2cm，密被灰白色绒毛，基部有略为木质的宿存花被。种子通常 1 枚，卵圆形，基部具有角状附属物，长约为种子的 2 倍。花期 3 ~ 4 月。果期 5 ~ 6 月。

野生或栽培于热带地区。我国台湾、广东、广西有栽培；国外分布印度、印度尼西亚、越南、马来西亚。

②白木香（《南越笔记》），又名土沉香（《桂海虞衡志》）、女儿香（《纲目拾遗》）、牙香树、莞香、六麻树。

常绿乔木。树皮灰褐色，小枝和花序被柔毛。叶互生，革质，长卵形、倒卵形或椭圆形，长 6 ~ 12cm，宽 2 ~ 4.5cm，先端渐尖而钝，基部楔形，全缘，两面被疏毛，后渐脱落，光滑而亮；叶柄长约 5mm，被柔毛。伞形花序顶生和腋生；总花梗被灰白色绒毛，小花梗长 0.5 ~ 1.2cm，被灰白色绒毛；花黄绿色，被绒毛；花被钟形，5 裂，矩圆形，长约 7mm，宽约 4mm，先端钝圆，花被管喉部有鳞片 10 枚，密被白色绒毛，长约 5mm，基部连合成一环；雄蕊 10，花丝粗壮；子房卵形，密被绒毛。蒴果倒卵形，木质，扁压状，长 2.5 ~ 3cm，密被灰白色毛，基部具稍带木质的宿存花被。种子棕黑色，卵形，长约 1cm，先端渐尖，种子基部延长为角状附属物，红棕色，长达 2cm，上部扩大。花期 3 ~ 5 月。果期 5 ~ 6 月。

生于平地、丘陵的疏林或荒山中，有少量栽培。分布广东、广西、台湾。

【药材性状】①进口沉香：为植物沉香的含有树脂的木材，多呈盔帽形、棒状或片状，外形极不规则，长 7 ~ 20cm，直径 1.5 ~ 6cm。表面褐色，常有黑色与黄色交错的纹理，平滑光润。质坚实，沉重，难折断，用刀劈开，破开面呈灰褐色。能沉于水或半沉半浮。有特殊香气，味苦。燃烧时有油渗出，香气浓烈。

主产印度、马来西亚等地。

②国产沉香：又名海南沉香。为植物白木香的含有树脂的木材，多呈不规则块状或片状，长 3 ~ 15cm，直径 3 ~ 6cm。表面凹凸不平，有加工的刀痕。可见黑褐色的含树脂部分与黄色的木部相间，形成斑纹。其孔洞及凹窝的表面呈朽木状。质较轻，折断面刺状，棕色。大多不能沉水。有特殊香气，味苦。燃烧时有油渗出，发浓烟，香气浓烈。

主产广东、海南岛。广西亦产。

沉香中油性足、体质重而性糯者，经精选加工后即为伽俪香，参见"伽俪香"条。

【化学成分】 沉香的丙酮提取物（40%～50%）经皂化后蒸馏，得挥发油13%，中含苄基丙酮、对甲氧基苄基丙酮等，残渣中有氢化桂皮酸、对甲氧基氢化桂皮酸等。霉菌感染的沉香含沉香螺醇、沉香醇、二氢沉香呋喃、4-羟基二氢沉香呋喃、3,4-二羟基二氢沉香呋喃、去甲沉香呋喃酮；未感染的含硫、芹子烷、沉香醇等。

【炮制】 刷净，劈成小块，用时捣碎或研成细粉。

【性味】 辛苦，温。

①《名医别录》："微温。"

②《海药本草》："味苦，温，无毒。"

③《日华子本草》："味辛，热，无毒。"

④《本草纲目》："咀嚼香甜者性平，辛辣者性热。"

【归经】 入肾、脾、胃经。

①《雷公炮制药性解》："肾、命门二经。"

②《本草经疏》："入足阳明、太阴、少阴，兼入手少阴、足厥阴经。"

③《药品化义》："入肺、肾二经。"

④《本草经解》："足少阳胆经、足厥阴肝经、手太阴肺经。"

【功能主治】 降气温中，暖肾纳气。治气逆喘息，呕吐呃逆，脘腹胀痛，腰膝虚冷，大肠虚秘，小便气淋，男子精冷。

①《名医别录》："疗风水毒肿，去恶气。"

② 陶弘景："疗恶核毒肿。"

③《海药本草》："主心腹痛、霍乱、中恶，清神，并宜酒煮服之；诸疮肿宜入膏用。"

④《日华子本草》："调中，补五脏，益精壮阳，暖腰膝，去邪气。止转筋、吐泻、冷气，破癥癖，（治）冷风麻痹，骨节不任，湿风皮肤痒，心腹痛，气痢。"

⑤《珍珠囊》："补肾，又能去恶气，调中。"

⑥《本草纲目》："治上热下寒，气逆喘息，大肠虚闭，小便气淋，男子精冷。"

⑦《医林纂要》："坚肾，补命门，温中、燥脾湿、泻心、降逆气，凡一切

不调之气皆能调之。并治噤口毒痢及邪恶冷风寒痹。"

⑧《本草再新》："治肝郁，降肝气，和脾胃，消湿气，利水开窍。"

【用法用量】内服：煎汤，0.5～1钱；磨汁或入丸、散。

【宜忌】阴亏火旺，气虚下陷者慎服。

①《本草经疏》："中气虚，气不归元者忌之；心经有实邪者忌之；非命门真火衰者，不宜入下焦药用。"

②《本草汇言》："阴虚气逆上者切忌。"

③《本经逢原》："气虚下陷人，不可多服。"

④《本草从新》："阴亏火旺者，切勿沾唇。"

【选方】①治胸膈痞塞，心腹胀满，喘促短气，干哕烦满，脚气上冲：香附（炒，去毛）四百两，沉香十八两半，缩砂仁四十八两，甘草（熁）一百二十两。上为细末。每服一钱，入盐少许，沸汤点服，空心食。（《太平惠民和剂局方》沉香降气丸）

②治阴虚肾气不归原：沉香磨汁数分，以麦门冬、怀熟地各三钱，茯苓、山药、山茱萸肉各二钱，牡丹皮、泽泻、广陈皮各一钱。水煎，和沉香汁服。（《本草汇言》）

③治脾肾久虚，水饮停积，上乘肺经，咳嗽短气，腹胁胀，小便不利：沉香一钱，乌药三钱，茯苓、陈皮、泽泻、香附子各半两，麝香半钱。上为细末，炼蜜和丸如梧子大。每服二、三十丸，熟水下。（《鸡峰普济方》沉香丸）

④治七情伤感，上气喘息，烦闷不食：人参、槟榔、沉香、天台乌药，上各浓磨，水和作七分盏，煎三、五沸，放温服。或下养正丹尤佳。（《济生方》四磨汤）

⑤治胸中痰热，积年痰火，无血者：半夏曲八两（用姜汁一小杯、竹沥一大盏制），黄连二两（姜汁炒），木香一两，沉香二两。为细末，甘草汤泛为丸。空心淡姜汤下二钱。（《张氏医通》沉香化痰丸）

⑥治伤寒虚痞，气逆呕吐：沉香（锉）一两，青橘皮、陈橘皮（并汤浸去白，焙）、胡椒、蘹香子（炒）、楝实（锉，炒）、荜澄茄（炒）各半两。上七味，粗捣筛。每服二钱匕，水半盏，酒半盏，入葱白一握，煎至半盏，去滓热服。（《圣济总录》沉香丸）

⑦治胃冷久呃：沉香、紫苏、白豆蔻各一钱。为末。每服五、七分，柿蒂汤下。（《活人心统》）

⑧治大肠气滞，虚闭不行：沉香磨汁八分，以当归、枳壳、杏仁泥、肉苁蓉

各三钱，紫菀一两，水煎，和沉香汁服。(《方脉正宗》)

⑨治胞转不通，或过忍小便所致，当治其气则愈，非利药可通也：沉香、木香各二钱。为末。白汤空腹服之，以通为度。(《医垒元戎》)

【各家论述】①《雷公炮制药性解》："沉香属阳而性沉，多功于下部，命肾之所由入也。然香剂多燥，未免伤血，必下焦虚寒者宜之。若水脏衰微，相火盛炎者，误用则水益枯而火益烈，祸无极矣。今多以为平和之剂，无损于人，辄用以化气，其不祸人者几希。"

②《药品化义》："沉香，纯阳而升，体重而沉，味辛走散，气雄横行，故有通天彻地之功，治胸背四肢诸痛及皮肤作痒。且香能温养脏腑，保和卫气。若寒湿滞于下部，以此佐舒经药，善驱逐邪气；若跌扑损伤，以此佐和血药，能散瘀定痛；若怪异诸病，以此佐攻痰药，能降气安神。总之，疏通经络，血随气行，痰随气转，凡属痛痒，无不悉愈。"

③《本草新编》："沉香，温肾而又通心，用黄连、肉桂以交心肾者，不若用沉香更为省事，一药而两用之也。但用之以交心肾，须用之一钱为妙，不必水磨，切片为末，调入于心肾补药中同服可也。"

④《本经逢原》："沉水香专于化气，诸气郁结不伸者宜之。温而不燥，行而不泄，扶脾达肾，摄火归原。主大肠虚秘，小便气淋，及痰涎血出于脾者，为之要药。凡心腹卒痛、霍乱中恶、气逆喘急者，并宜酒磨服之；补命门精冷，宜入丸剂。同藿香、香附，治诸虚寒热；同丁香、肉桂，治胃虚呃逆；同紫苏、白豆蔻，治胃冷呕吐；同茯苓、人参，治心神不足；同川椒、肉桂，治命门火衰；同广木香、香附，治强忍入房，或过忍尿，以致胞转不通；同苁蓉、麻仁，治大肠虚秘。昔人四磨饮、沉香化气丸、滚痰丸用之，取其降泄也；沉香降气散用之，取其散结导气也；黑锡丸用之，取其纳气归元也。但多降少升，久服每致矢气无度，面黄少食，虚证百出矣。"

《中华本草》：沉香

【出处】出自《名医别录》。

《南方草木状》：蜜香、沉香、鸡骨香、黄熟香、栈香、青桂香、马蹄香、鸡舌香，案此八物，同出于一树也。交趾有蜜香树，干似柜柳，其花白而繁，其叶如橘。欲取香，伐之经年，其根干枝节，各有别色也。木心与节坚黑沉水者为沉香，与水面平者为鸡骨香，其根为黄熟香，其干为栈香，细枝紧实未烂者为青桂香，其根节轻而大者为马蹄香；其花不香，成实乃香，为鸡舌香。珍异之木也。

【拼音名】Chenxiang

【英文名】Chinese Eaglewood，Wood of Chinese Eaglewood

【异名】蜜香、栈香、沉水香。

【来源】药材基源：为瑞香科植物沉香、白木香含树脂的木材。

拉丁植物动物矿物名：沉香 *Aquilaria agallocha*（Lour.）Roxb.；白木香 *Aquilaria sinensis*（Lour.）Gilg［*Ophispermum sinense* Lour.；*A. grandiflora* Benth.］。

【采收和储藏】全年均可采收，种植 10 年以上，树高 10m、胸径 15cm 以上者取香质量较好。结香的方法有：在树干上，凿一至多个宽 2cm、长 5 ~ 10cm、深 5 ~ 10cm 的长方形或圆形洞，用泥土封闭，让其结香；在树干的同一侧，从上到下每隔 40 ~ 50cm 开一宽为 1cm、长和深度均为树干径 1/2 的洞，用特别的菌种塞满小洞后，用塑料薄膜包扎封口。当上下伤口都结香而相连接时，整株砍下采香。将采下的香，用刀剔除无脂及腐烂部分，阴干。

【原形态】①沉香：常绿乔木，高达 30m。幼枝被绢状毛。叶互生，稍带革质；具短柄，长约 3mm；叶片椭圆状披针形、披针形或倒披针形，长 5.5 ~ 9cm，先端渐尖，全缘，下面叶脉有时被绢状毛。伞形花序，无梗，或有短的总花梗，被绢状毛；花白色，与小花梗等长或较短；花被钟形，5 裂，裂片卵形，长 0.7 ~ 1cm，喉部密被白色绒毛的鳞片 10 枚，外被绢状毛，内密被长柔毛，花冠管与花被裂片略等长；雄蕊 10，着生于花被管上，其中有 5 枚较长；子房上位，长卵形，密被柔毛，2 室，花柱极短，柱头扁球形。蒴果倒卵形，木质，扁压状，长 4.6 ~ 5.2cm，密被灰白色绒毛，基部有略为木质的宿存花被。种子通常 1 颗，卵圆形，基部具有角状附属物，长约为种子的 2 倍。花期 3 ~ 4 月，果期 5 ~ 6 月。

②白木香：常绿乔木，植株高达 15m。树皮灰褐色；小枝叶柄及花序均被柔毛或夹白色绒毛。叶互生；叶柄长约 5mm；叶片革质，长卵形、倒卵形或椭圆形，长 6 ~ 12cm，宽 2 ~ 4.5cm，先端渐尖，基部楔形，全缘，两面被疏毛，后渐脱落，光滑而亮。伞形花序顶生和腋生；小花梗长 0.5 ~ 1.2cm；花黄绿色，被绒毛；花被钟形，5 裂，矩圆形，长约 7mm，宽约 4mm，先端钝圆，花被管喉部有鳞片 10 枚，密被白色绒毛，长约 5mm，基部连合成一环；雄蕊 10，花丝粗壮；子房卵形，密被绒毛。蒴果倒卵形，木质，扁压状，长 2.5 ~ 3cm，密被灰白色毛，基部具稍带木质的宿存花被。种子黑棕色，卵形，长约 1cm，先端渐尖，种子基部延长为角状附属物，红棕色，长达 2cm，上部扩大。花期 3 ~ 5 月，果期 5 ~ 6 月。

【生境分布】生态环境：①野生或栽培于热带地区。

②生于平地、丘陵的疏林或荒山中，有少量栽培。

资源分布：①国外分布于印度、印度尼西亚、越南、马来西亚等国。我国热带地区有引种。

②分布于福建、台湾、广东、海南、广西。

【栽培】生物学特性　喜温暖湿润气候，耐短期霜冻，耐旱。幼龄树耐阴，成龄树喜光，对土壤的适应性较广，可在红壤或山地黄壤上生长，在富含腐殖质、土层深厚的壤土上生长较快，但结香不多。在瘠薄的土壤上生长缓慢，长势差，但利于结香。

栽培技术　用种子繁殖，育苗移栽法。在秋季果熟期，采摘果皮开裂的种子，播于苗床上，按行株距15cm×10cm下种，每1hm^{2}用种量75kg。幼苗经培育1年，苗高50~80cm，按行株距2m×1.5m挖穴移栽定植。

田间管理　幼龄树期每年除草松土4~5次，并于2~3月和10~11月各追肥1次，以追施人畜粪水和复合肥为主。成龄树施肥量适当增加。

病虫害防治　虫害有卷叶蛾，每年夏、秋间幼虫吐丝将叶片卷起，在内蛀食叶肉。卷叶前用25%杀虫脒水剂500倍液喷雾。

【性状】性状鉴别：①沉香。本品呈不规则的棒状、片状或盔帽状。表面褐色，常有黑色、黄色交错的纹理，稍具光泽。入水下沉、半沉水或浮水。质坚实，难折断，破开面灰褐色。有特殊香气，味苦。燃烧时有油渗出，香气较白木香浓烈。

②白木香。本品呈不规则块状、片状及小碎块状，有的呈盔帽状，大小不一。表面凹凸不平，淡黄白色，有黑褐色与黄色相间的斑纹，并有加工刀痕，偶见孔洞，孔洞及凹窝表面多呈朽木状。质较坚硬，不易折断，断面呈刺状，棕色，有特殊香气，味苦。燃烧时有油渗出，发浓烟，香气浓烈。以色黑、质重、油足、香气浓者为佳。

显微鉴别：白木香横切面导管近多角形，有的含棕色树脂。木纤维壁稍厚，木化。木间韧皮部常与射线相交，呈扁长椭圆形或带状，细胞壁薄，非木化，腔内充满棕色树脂，其间散有少数纤维，有的薄壁细胞含草酸钙柱晶。射线宽1~2列细胞，内含树脂。

理化鉴别：取本品10g，加乙醇回流提取，滤过，浓缩至干，进行微量升华，得黄褐色油状物，香气浓郁；于油状物上加盐酸1滴与香草醛颗粒少量，再滴加乙醇1~2滴，渐显樱红色，放置后颜色加深。（检查挥发油）

品质标志:《中华人民共和国药典》1995 年版规定:本品乙醇浸出物不得少于 15.0%。

【化学成分】①沉香含挥发油,其中倍半萜成分有:沉香螺醇(agarospirol),沉香醇(agarol),石梓呋喃(gmelofuran),α-及 β-沉香呋喃(agarofuran),二氢沉香呋喃(dihydroagarofuran),去甲沉香呋喃酮(nor-ketoagarofuran),4-羟基二氢沉香呋喃(4-hydroxydihydroagarofuran),3,4-二羟基二氢沉香呋喃(3,4-dihydroxydihydroagarofuran),α-愈创木烯(α-guaiene),α-布藜烯(α-bulnesene),枯树醇(kusunol),卡拉酮(karanone),二氢卡拉酮(dihydrokaranone),沉香螺醇醛(oxoagarospirol),1(10),11-愈创木二烯-15-醛[guaia-1(10),11-dien-15-al],3,11-芹子二烯-9-酮(seline-3,11-dien-9-one),3,11-芹子二烯-9-醇(seline-3,11-dien-9-ol),沉香雅槛蓝醇(jinkoheremol)等。还含其他挥发成分:苄基丙酮(benzylacetone),对甲氧基苄基丙酮(p-methoxybenzylacetone),氢化桂皮酸(hydrocinnamic acid)等;又含沉香木质素(aquillochin),鹅掌楸碱(liriodenine)。另含 2-(2-苯乙基)色酮类[2-(2-phenylethyl)chromone]及其二聚体、三聚体,成分:AH1、AH1a、AH2、AH2a、Ah2b、AH3、AH4、AH5、AH6、AH7、AH8、AH9、A10、AH11、AH12、AH13、AH14、AH15、AH16、AH17、AH18、AH19b、AH20、AH23。其中 AH1 又称为沉香四醇(agarotetrol),AH2 又称为异沉香四醇(isoagarotetrol)。

②白木香含挥发油,其中倍半萜成分:沉香螺醇,白木香酸(baimuxinic acid),白木香醛(baimuxinal),白木香醇(baimuxinol),去氢白木香醇(dehydrobaimuxinol),白木香呋喃醛(sinenofuranal),白木香呋喃醇(sinenofuranol),β-沉香呋喃,二氢卡拉酮,异白木香醇(isobaimuxinol)。还含其他挥发成分:苄基丙酮,对甲氧基苄基丙酮,茴香酸(anisic acid)。又含 2-(2-苯乙基)色酮类成分:6-羟基-2-(2-苯乙基)色酮[6-hydroxy-2-(2-phenylethyl)chromone]即是 AH3,6-甲氧基-2-(2-苯乙基)色酮[6-methoxy-2-(2-phenylethyl)chromone]即是 AH4,6,7-二甲氧基-2-(2-苯乙基)色酮[6,7-dimethoxy-2-(2-phenylethyl)chromone]即是 AH5,6-甲氧基-2-[2-(3'-甲氧基苯)乙基]色酮{6-methoxyl-2-[2-(3'-methoxyphenyl)ethyl]chromone}即是 AHb1,2-(2-苯乙基)色酮[2-(2-phenylethyl)chromone]即是 AH8,6-羟基-2-[2-(4'-甲氧基苯)乙基]色酮{6-hydroxy-2-[2-(4'-methoxyphenyl)ethyl]chromone},5,8-二羟

基 –2 – （2 – 对甲氧基苯乙基）色酮 {5,8 – dihydroxy – 2 – [2 – (*p* – methoxy-phenyl) ethyl] chromone}, 6,7 – 二甲氧基 –2 – （2 – 对甲氧基苯乙基）色酮 {6,7 – dimethoxy – 2 – [2 – (*p* – methoxyphenyl) ethyl] chromone}, 5,8 – 二羟基 –2 – （2 – 苯乙基）色酮 [5,8 – dihydroxy – 2 – （2 – phenylethyl） chromone].

【药理作用】①国产沉香煎剂对人体型结核杆菌有完全抑制作用；对伤寒杆菌及福氏杆菌，亦有强列的抗菌效能。

②本品挥发油成分有麻醉、止痛、肌松作用。

③尚有镇静、止喘作用：沉香的水煮液和水煮醇沉液能抑制离体豚鼠回肠的自主收缩；对抗组胺、乙酰胆碱引起的豚鼠离体回肠痉挛性收缩。小鼠腹腔注射沉香水煮醇沉液 0.2mL [2g（生药）/mL]，能使新斯的明引起的小鼠肠推进运动减慢，呈现肠平滑肌解痉作用；可使麻醉猫注射乙酰胆碱后肠管收缩幅度减少，蠕动减慢。这些作用可能是沉香对平滑肌的直接作用。

【炮制】刷净，劈成小块，用时捣碎或研成细粉。

【性味】味辛、苦，性温。

【归经】归肾、脾、胃经。

【功能主治】行气止痛，温中降逆，纳气平喘。主治脘腹冷痛，气逆喘息，胃寒呕吐呃逆，腰膝虚冷，大肠虚秘，小便气淋。

【用法用量】内服：煎汤，2~5g，后下；研末，0.5~1g；或磨汁服。

【注意】①《本草经疏》：中气虚，气不归元者忌之；心经有实邪者忌之；非命门真火衰者，不宜入下焦药用。

②《本草汇言》：阴虚气逆上者切忌。

③《本经逢原》：气虚下陷人，不可多服。

④《本草从新》：阴亏火旺者，切勿沾唇。

【各家论述】①李杲：沉香，能养诸气，用为使，最相宜。

②《雷公炮制药性解》：沉香属阳而性沉，多功于下部，命肾之所由入也。然香剂多燥，未免伤血，必下焦虚寒者宜之。若水脏衰微，相火盛炎者，误用则水益枯而火益烈，祸无极矣，今多以为平和之剂，无损于人，辄用以化气，其不祸人者几希。

③《本草经疏》：沉香，气芬芳，《本经》疗风水毒肿者，即风毒水肿也。水肿者，脾湿也，脾恶湿而喜燥，辛香入脾而燥湿，则水肿自消。凡邪恶气之中人，必从口鼻而入，口鼻为阳明之窍，阳明虚则恶气易入，得芬芳清阳之气，则

恶气除而脾胃安矣。沉香治冷气、逆气，气郁气结，殊为要药。

④《本草通玄》：沉香，温而不燥，行而不泄，扶脾而运行不倦，达肾而导火归元，有降气之功，无破气之害，洵为良品。

⑤《药品化义》：沉香，纯阳而升，体重而沉，味辛走散，气雄横行，故有通天彻地之功，治胸背四肢诸痛及皮肤作痒。且香能温养脏腑，保和卫气。若寒湿滞于下部，以此佐舒经药，善驱逐邪气；若跌扑损伤，以此佐和血药，能散瘀定痛；若怪异诸病，以此佐攻痰药，能降气安神。总之，疏通经络，血随气行，痰随气转，凡属痛痒，无不悉愈。

⑥《本草述》：按诸香如木香之专调滞气，丁香之专疗寒气，檀香之升理上焦气，皆不得如沉香之功能，言其养诸气，保和卫气，降真气也。……木香能疏导滞气，而沉之宜于气郁气结者，则有不同；木香能升降滞气，而沉之能升降真气者，则有不同；丁香能祛寒开胃，而沉之调中止冷者，则有不同；檀香能升发清阳，而沉之升降水火者，则有不同。

⑦《本草新编》：沉香，温肾而又通心，用黄连、肉桂以交心肾者，不若用沉香更为省事，一药而两用之也。但用之以交心肾，须用之一钱为妙，不必水磨，切片为末，调入于心肾补药中同服可也。

⑧《本经逢原》：沉水香专于化气，诸气郁结不伸者宜之。温而不燥，行而不泄，扶脾达肾，摄火归原。主大肠虚秘，小便气淋，及痰涎血出于脾者，为之要药。凡心腹卒痛、霍乱中恶、气逆喘急者，并宜酒磨服之；补命门精冷，宜入丸剂。同藿香、香附，治诸虚寒热；同丁香、肉桂，治胃虚呃逆；同紫苏、白豆蔻，治胃冷呕吐；同茯苓、人参，治心神不足；同川椒、肉桂，治命门火衰；同广木香、香附，治强忍入房，或过忍尿，以致胞转不通；同苁蓉、麻仁，治大肠虚秘。昔人四磨饮、沉香化气丸、滚痰丸用之，取其降泄也；沉香降气散用之，取其散结导气也；黑锡丸用之，取其纳气归元也。但多降少升，久服每致矢气无度，面黄少食，虚证百出矣。

>>> **参考文献**

[1] 王兴法辑校. 雷公炮炙论 [M]. 辑佚本. 上海：上海中医学院出版社. 1987：36

[2] 陶弘景. 名医别录 [M]. 辑校本. 尚志钧辑校. 北京：人民卫生出版社，

1986：64

［3］陶弘景．本草经集注［M］．辑校本．尚志钧辑校．北京：人民卫生出版
社，1994：256

［4］梅全喜，李汉超，汪科元，等．南药沉香的药用历史与产地考证［J］．今
日药学，2011，21（1）：3－5

［5］梅全喜，李汉超，汪科元，等．南药中山沉香的产地考证与发展构想［J］．
时珍国医国药，2007，18（8）：2049－2051

［6］梅全喜．沉香的药用价值［J］．香界，2012，（创刊号）：26

［7］林焕泽，李红念，梅全喜，等．沉香叶的研究进展［J］．今日药学，2011，
21（9）：547－549

［8］嵇含．南方草木状［M］．影印本．广州：广东科技出版社，2009：29－30

［9］苏敬．新修本草［M］．辑复本（2版）尚志钧辑校．合肥：安徽科学技术
出版社，2004：179

［10］汉·华佗撰，唐·孙思邈编集．华佗神方［M］．北京：中医古籍出版
社，2002

［11］孙思邈撰．高文柱，沈澍农校注．中医必读百部名著·备急千金要方［M］．
北京：华夏出版社，2008

［12］王焘．钦定四库全书·外台秘要［M］．上海：上海人民出版社，2005

［13］王衮．钦定四库全书·博济方［M］．上海：上海人民出版社，2005

［14］陈藏器．本草拾遗［M］．尚志钧辑释．合肥：皖南医学院科研科印，
1983：74，147－148

［15］李珣．海药本草［M］．辑校本．尚志钧辑释．北京：人民卫生出版社，
1997：40

［16］吴越．日华子本草［M］．合肥：安徽科学技术出版社，2005：118

［17］苏颂．本草图经［M］．尚志钧辑校．合肥：安徽科学技术出版社，1994：342

［18］卢多逊，等撰．开宝本草（辑复本）［M］．尚志钧辑校．合肥：安徽科学
技术出版社，1998：226

［19］沈括．梦溪笔谈［M］．堵军编校．北京：中央民族大学出版社，
2002：388

［20］寇宗奭．本草衍义［M］．北京：人民卫生出版社，1990：81－82

［21］唐慎微．证类本草［M］．北京：华夏出版社，1993：363－365

［22］王好古撰．明太医刘文泰注释．本草品汇精要［M］．北京：华夏出版
　　　社，2004

［23］李时珍．本草纲目：下册［M］．点校本．北京：人民卫生出版社，1982：
　　　1936－1940

［24］陈嘉谟．本草蒙筌［M］．北京：人民卫生出版社，1988：257－258

［25］李中梓撰．张家玮，赵文慧校注．雷公炮制药性解［M］．北京：人民军
　　　医出版社，2013

［26］汪昂撰，郑金生整理．中医临床必读丛书·本草备要［M］．北京：人民
　　　卫生出版社，2005

［27］卢之颐．本草乘雅半偈［M］．北京：人民卫生出版社，1986：450

［28］谷应泰．博物要览［M］．李调元辑．北京：中华书局，1985：85－87

［29］陈继儒．偃曝谈馀［M］．北京：中华书局，1985：18

［30］吴仪洛．本草从新［M］．天津：天津科学技术出版社，2003：89

［31］黄宫绣．本草求真［M］．北京：人民卫生出版社，1987：27

［32］张璐．本经逢原［M］．北京：中国中医药出版社，2007：169

［33］张秉承．中医古籍校注释译丛书·本草便读［M］．北京：学苑出版社，
　　　2010：62

［34］赵学敏．本草纲目拾遗［M］．闫冰校注．北京：中国中医药出版社，
　　　1998：205－208

［35］赵其光．本草求原［M］．影印本．广州：广东科技出版社，2009：541

［36］杨时泰．本草述钩元［M］．太原：山西科学技术出版社，2009

［37］叶桂．本草经解［M］．北京：学苑出版社，2011

［38］周岩．本草思辨录［M］．北京：人民卫生出版社，1982：128

［39］阮葵生．茶馀客话［M］．北京：中华书局，1985：581

［40］陈士铎．本草新编［M］．北京：中国中医药出版社，2008：115

［41］叶廷芳．电白县志［M］．成文出版社影印，道光五年刊本：293

［42］刑定纶．崖州志［M］．郭沫若点校．光柱：广东人民出版社，2011：74－74

［43］彭元藻修．儋县志［M］．铅印本．成文出版社影印，1921：226－229

［44］叶觉迈修．东莞县志［M］．陈伯陶纂修．铅印本．成文出版社影印，
　　　1921：398－402

［45］朱晓光．岭南本草古籍三种［M］．北京：中国医药科技出版社，1999：11

［46］国家药典委员会．中国药典［S］．一部．北京：中国医药科技出版社，
　　　2015：185

［47］中华本草编委会．中华本草［M］．上海：上海科学技术出版社，1999：396

［48］汪科元．中药瑰宝——沉香［M］．广州：南方日报出版社，2005：1－17

［49］赵艳艳，房志坚．沉香本草考证［J］．广东药学院学报，2012，28（2）：
　　　222－226

［50］吕浩然，陈代贤，郭月秋．沉香真伪质量的考查［J］．中国实用医药，
　　　2007，2：127－128

［51］梁幼雅，徐雪，赖小平．沉香本草流源与考证概览［J］．新中医，2013，
　　　45（5）：148－150

［52］肖苏萍，周应群，赵润怀，等．珍稀濒危药材白木香产地适宜性分析［J］．
　　　中国现代中药，2012，14（7）：28－30

［53］曾宏才．沉香高效栽培技术［J］．福建热作科技，2008，33（3）：29－31

［54］田耀华，原慧芳，倪书邦，等．沉香属植物研究进展［J］．热带亚热带植
　　　物学报，2009，17（1）：98－104

［55］刘军民．沉香（白木香）药材规范化种植（GAP）研究［D］．广州：广
　　　州中医药大学，2005

［56］林芳花，江顺，叶海宇，等．我国沉香相关专利的现状分析［J］．广州化
　　　工，2009，37（9）：36－38

［57］刘军民，徐鸿华．国产沉香研究进展［J］．中药材，2005，28（7）：
　　　627－632

［58］胡雄健．"香中之王"沉香的前生今世：浅谈沉香的形成、种类产地及香
　　　文化［J］．东方收藏，2012（9）：30－32

［59］陈澧撰，田明曜修．香山县志［M］．刻本，光绪十二年

［60］江苏新医学院．中药大辞典［M］．上册．上海：上海科学技术出版社，
　　　2001：1170

［61］国家中医药管理局《中华本草》编委会．中华本草［M］．上海：上海科
　　　学技术出版社，1998

［62］李红念，梅全喜，陈宗良．沉香本草考证［J］．亚太传统医药，2013，9
　　　（5）：30－32

第二章 沉香的本草学概述和生药学研究

沉香的药用历史悠久，作为药物最早记载于梁代的本草学著作《名医别录》中，其后历代本草著作均有描述和记载。但因时代的变迁，地理位置的差异，历代对沉香产地的记载、品种的使用、质量的要求、生长的描述、采收的规定以及沉香的药物性味、功能主治等方面均有不同，其本草学内容丰富多彩。现代则对沉香的生药学，如资源、品种、鉴定、质量等方面进行了很多调查与实验研究，也取得了一定的成果。

第一节 沉香的本草学概述

沉香来源于瑞香科植物白木香含树脂的木材，既是一种药材，辛、苦，微温，可行气止痛、温中止呕、纳气平喘，用于胸腹胀闷疼痛、胃寒呕吐呃逆、肾虚气逆喘急；也是一种香道文化的重要品鉴对象，同时因其稀缺性也成为收藏文化的重要标的。本节主要就沉香在古今本草中的记载进行归纳概述，主要包括品种、产地、种植、采收、药性、功能主治、修治等。

一、沉香的品种

沉香作为药物最早记载于梁代陶弘景的《名医别录》中，且列为上品，曰："沉香、熏陆香、鸡舌香、藿香、詹糖香、枫香并微温。悉治风水毒肿，去恶气。"并在《本草经集注》中补充云："此六种香皆合香家要用，不正入药，唯疗恶核毒肿，道方颇有用处。"

梁代元帝写的《金楼子》谓："一木五香，根为檀，节为沉，花为鸡舌，胶为熏陆，叶为藿香。"这里"一木五香"有误，"檀"此指檀香，不是根，而是木材；"沉"是指沉香，以心材入药，不只为节；"鸡舌"是丁香的果实；沈括云"熏陆"是乳香，但《医学入门》中"熏陆：制同乳香"的记载显示，"熏陆香"是另一种树脂类中药,《本草纲目》称之为"天泽香、摩勒香、多伽罗香、浴香";"藿香"是唇形科植物藿香。

西晋时期嵇含在其《南方草木状》中云"蜜香、沉香、鸡骨香、黄熟香、栈香、青桂香、马蹄香、鸡舌香,案此八物,同出于一树也",也将沉香混淆不清。"蜜香、沉香、鸡骨香、黄熟香、栈香、青桂香、马蹄香"是沉香不同规格,而"鸡舌香"却不是沉香。可见早期对干沉香的品种记载处丁混乱状态。

北宋沈括在其《梦溪笔谈》中对此混乱现象进行了纠正:"段成式《酉阳杂俎》记事多诞,其间叙草木异物,尤多谬妄,率记异国所出欲无根柢。如云'一木五香:根,旃檀;节,沉香;花,鸡舌;叶,藿香;胶,薰陆'。此尤谬。旃檀与沉香,两木元异。鸡舌,即今丁香耳,今药品中所用者亦非。藿香自是草叶,南方至多。薰陆小木而大叶,海南亦有,薰陆乃其胶也,今谓之乳头香。五物迥殊,元非同类。"

古代对沉香原植物的描述开始与现代描述相近。《南方草木状》中说"蜜香树,干似柜柳,其花白而繁,其叶如橘"。《新修本草》中记载:"沉香……叶似橘叶,花白,子似槟榔,大如桑椹,紫色而味辛。树皮青色,木似榉柳。"并指出鸡舌香、薰陆香、詹糖香与沉香的区别,云:"薰陆香,形似白胶。鸡舌香,树叶及皮并似栗,花如梅花,子似枣核,此雌树也,不入香用。其雄树虽花不实,采花酿之,以成香,出昆仑及交、爱以南。詹糖树似橘,煎枝叶为香,似沙糖而黑。"此处把产鸡舌香的丁香树描述成雌雄异株,虽说有误,但已经把乳香、丁香和詹糖香(大叶钓樟的树皮或叶煎熬物)与沉香区分开来了。稍后的唐代开元年间,陈藏器在《本草拾遗》中对沉香的来源提出了质疑,云:"沉香,枝叶并似椿,苏云如橘,恐未是也。"此处陈氏所言不妥,因椿叶表面无光泽,而橘叶却有,沉香叶的不同品种、不同时期光泽度不同,苏敬等言沉香叶似橘叶,不是不对,而是观察时间不同。苏颂《本草图经》云"沉香、青桂香、鸡骨香、马蹄香、栈香,同是一本……其木类椿、榉,多节,叶似橘,花白,子似槟榔,大如桑椹,紫色而味辛,交州人谓之蜜香",并收载有"崖州沉香"和"广州沉香"植物图(图2-1)。《本草纲目》中称其为"沉水香,木之心节置水则沉,故名沉水,亦曰水沉。半沉者为栈香,不沉者为黄熟香",其中的植物图与沉香相似(图2-2)。可知早期本草中记载的沉香已包括今天的进口沉香和国产白木香两个品种,即瑞香科植物沉香和白木香。

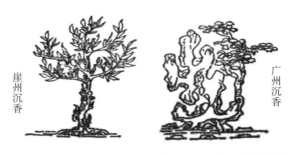

图2-1　《本草图经》中崖州沉香和广州沉香植物图

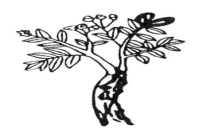

图2-2　《本草纲目》中沉香植物图

现代所收药物种类最多的一部本草专著《中华本草》中的沉香来源于瑞香科植物沉香［*Aquilaria agallocha*（Lour.）Roxb.］、白木香［*Aquilaria sinensis*（Lour.）Gilg］含树脂的木材。其中沉香的叶片椭圆状披针形、披针形或倒披针形，先端渐尖，全缘；伞形花序，无梗或短；花白色，花被钟形；蒴果倒卵形，木质，扁压状，密被灰白色绒毛，基部有略为木质的宿存花被；种子通常1颗，卵圆形，基部具有角状附属物，长约为种子的2倍（图2-3）。其与苏颂《本草图经》中产于交州的沉香同为一物。

白木香的叶呈长卵形、倒卵形或椭圆形，先端渐尖，基部楔形，全缘，初被疏毛；伞形花序，花黄绿色。陈藏器在《本草拾遗》中将沉香描述为"沉香，枝叶并似椿"，与白木香的叶形态较为相似（图2-4）。

《中药大辞典》中记载的沉香也为瑞香科植物沉香［*Aquilaria agallocha*（Lour.）Roxb.］或白木香［*Aquilaria sinensis*（Lour.）Gilg］含树脂的木材。《全国中草药汇编》记载的沉香为瑞香科植物白木香［*Aquilaria sinensis*（Lour.）Gilg］含有树脂的木材，其形态"根和茎有香气；树皮及枝灰褐色，外皮质薄而致密易剥落；叶片椭圆形或卵形；花黄绿色"，与《中华本草》《中药大辞典》中的白木香的形态特征一致。

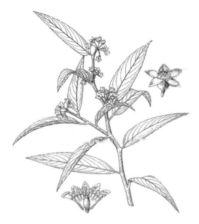 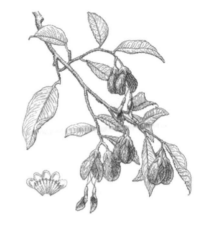

图2-3　沉香植物图(摘自《中华本草》)　　图2-4　白木香植物图(摘自《中华本草》)

我国药典对沉香的来源规定也发生了变化。在 1953、1963 年版的《中国药典》中，沉香为瑞香科植物沉香 [*Aquilaria agallocha*（Lour.）Roxb.] 或白木香 [*Aquilaria sinensis*（Lour.）Gilg] 含有树脂的木材，但从 1977 年版的《中国药典》之后，收载沉香均来源于瑞香科植物白木香 [*Auqliaria sninesis*（Lour.）Gilg] 含树脂的木材。

结合有关本草记录情况看，现在市场上的沉香品种有沉香、白木香和云南沉香三个品种。

沉香 [*Aquilaria agallocha*（Lour.）Roxb.] 为瑞香科植物。常绿乔木，幼枝被绢状毛。叶互生，稍带革质，椭圆披针形、披针形或倒披针形，长 5.5~9cm，先端渐尖，全缘，下面叶脉时被亚绢状毛；叶柄短，长约 3mm。伞形花序的梗无或短，被绢状毛；花白色；花被钟形，5 裂，裂片卵形，长 0.7~1cm，喉部密被白色绒毛的鳞片 10 枚，外被绢状毛，内密被长柔毛，花被管与裂片略等长；雄蕊 10，着生于花被管上，其中有 5 枚较长；子房上位，长卵形，密被柔毛，2室，花柱极短，柱头大，扁球形。蒴果倒卵形，木质，扁压状，长 4.6~5.2cm，密被灰白色绒毛，基部有略为木质的宿存花被。种子通常 1 枚，卵圆形，基部具有角状附属物，长约为种子的 2 倍。花期 3~4 月。果期 5~6 月。分布于热带地区，我国台湾、广东、广西有栽培；国外分布印度、印度尼西亚、越南、马来西亚。

白木香 [*Auqliaria sninesis*（Lour.）Gilg] 为瑞香科植物。常绿乔木，树皮灰褐色，幼枝被柔毛。叶互生，革质，长卵形、倒卵形或椭圆形，长 6~12cm，宽

2~4.5cm，先端渐尖而钝，基部楔形，全缘，上表面暗绿或紫绿，下表面淡绿色，两面被疏毛，后渐脱落，光滑而亮；叶柄长约5mm，被柔毛。伞形花序顶生和腋生；总花梗被灰白色绒毛，小花梗长0.5~1.2cm，被灰白色绒毛；花黄绿色，被绒毛；花被钟形，5裂，矩圆形，长约7mm，花被管喉部有鳞片10枚，密被白色绒毛，基部连合成一环；雄蕊10，花丝粗壮；子房上位，卵形，密被绒毛，2室，花柱极短或无，柱头头状。蒴果倒卵形，木质稍薄，干时不皱缩，扁压状，长2.5~3cm，密被灰白色毛，基部具稍带木质的宿存花被。种子棕黑色，卵形，长约1cm，有白色绢毛或无，种子基部延长为角状附属物，长达2cm，上部扩大（图2-5）。花期3~5月。果期5~6月。分布广东、广西、海南、台湾。

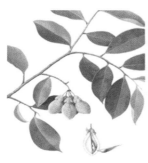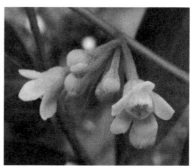

图2-5 白木香植物图

　　云南沉香（*Aquilaria yunnanensis* S. C. Huang）为瑞香科植物。小乔木，小枝暗褐色，疏被短柔毛。叶革质，椭圆状长圆形或长圆状披针形，稀为倒卵形，长7~11cm，宽2~4cm，先端尾状渐尖，尖尾长1~1.5cm，基部楔形，无毛或近无毛，主脉及侧脉在背面明显，在叶面不明显；叶柄长4~5mm，被疏柔毛。伞形花序1~2个，花梗长约6mm，细瘦；花萼钟形，淡黄色，长6~7mm，外面被短柔毛，萼内有10肋，肋上被疏短柔毛，裂片5，卵状长圆形，长约5mm，几与萼管等长，内面密被短柔毛；花瓣先端钝圆，长约1.5mm，密被柔毛；雄蕊10，长约1.5~2mm，其中5枚较另5枚稍长，间隔排列，花药线形，等于或短于花丝长度；子房近圆形，长约3mm，密被柔毛，花柱短，近无毛，柱头头状。蒴果倒卵形，长约2.5cm，宽约1.7cm，顶端钝圆具突尖头，基部渐窄，为直立的宿萼所包，干时软木质，果皮皱缩，被黄色短绒毛，室背开裂，背缝线宽约4mm，果瓣海绵质；种子卵形，密被锈色绒毛，先端钝，基部附属体长约1cm，与种子等长或稍长。花期 7~9 月，果期 10~12 月（图 2-6）。产云南（西双版纳和临沧地区），如勐腊（悠乐山）、双江；生于海拔 1200 米左右的山坡杂林中。

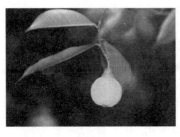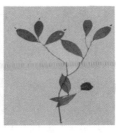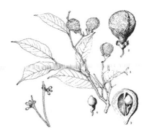

图 2-6　云南沉香植物图

二、沉香的产地

1. 越南等东南亚国家　西晋时期嵇含所著《南方草木状》对沉香的产地记载最早，说"交趾有蜜香树"，此处"交趾"是我国西汉时期所建立的郡，是现在的越南北部及广西南部的一部分。《本草纲目》在沉香条目下记载"《南越志》言交州人称为蜜香，谓其气如蜜脾也"，"叶廷珪云，出渤泥、占城、真腊者，谓之番沉，亦曰舶沉，曰药沉，医家多用之，以真腊为上"。明代《博物要览》在沉香条目下载"奇南香名出占城国及渤泥、三佛齐、真腊等国"。明代陈继儒《偃曝谈馀》中云："占城奇南，出在一山。"《证类本草》引《通典》云："海南林邑国，秦象郡林邑县出沉香、沉木。"《本草纲目拾遗》中记载："伽南杂出海上诸山……然以洋伽南为上，产占城者，剖之香甚轻微，然久而不减。"民国时期《儋县志》解释："伽南香一作奇南，一作琪南，一作奇蓝。按伽南香产越南国者谓之洋伽南，多从海舶载来售之，味辛烈。"至此可知奇南（棋楠、奇楠、奇蓝、琪南）、伽南即是沉香之佳者，且多进口。

2. 中国海南　海南沉香最享盛誉，自古以来就被文人墨客、香茗大家举为列国沉香之首。从历史记载来看，海南岛产香纪录最早可追溯至南朝梁任昉《述异记》，其云："香洲在朱崖郡，洲中出异香，往往不知名，千年松香闻十里，亦谓之十里香也。"可见，海南出产沉香的历史已达 1400~1500 年。

《本草纲目拾遗》云："产琼者名土伽南，状如油速，剖之香特酷烈。"民国时期《儋县志》云："琼郡黎山者，谓之土伽南，香气醇美，价倍黄金，今不可多得矣。"苏颂《本草图经》对当时药用沉香的产地做了较确切地描述，云"旧不著所出州土，今惟海南诸国及交、广、崖州有之"，并收载有"崖州沉香"植物图。《证类本草》引《杨文公谈苑》曰："海外琼崖山中多香树。"

3. 中国两广地区 　《本草纲目》在沉香条目下记载："《广州志》云，肇庆新兴县出多香木，俗名蜜香。辟恶气，杀鬼精。"苏颂《本草图经》收载有"广州沉香"植物图。《海药本草》载："按《正经》生南海山谷。"《证类本草》引《杨文公谈苑》曰："岭南雷州多香树。"清代《电白县志》载："唐太宗问高州首领冯盎，卿宅去沉香远近，对曰，宅左右即出香树，然生者无香，惟朽乃香耳。"说明沉香在唐代的高州（今广东省的高州）已广泛种植，且说出了沉香的形成。唐代刘恂所著《岭表录异》云："广、管、罗州多栈香，似柜柳，其花白而繁，其叶如橘。其皮堪作纸，名香皮纸，灰白色，有纹如鱼子牋（jiān，同"笺"），雷、罗州、义宁、新会县率先用之。"《本草衍义》曰："沉香，岭南诸郡悉有之，旁海诸州尤多。交干连枝，岗岭相接，千里不绝……今南恩、高、窦等州，惟产生结香。"

广东东莞所产沉香又称"莞香"，这是中国唯一以地方为名的植物。据史书记载，木香（莞香又名白木香，土沉香）在唐朝已传入广东，宋朝普遍种植，因地质适宜而更为闻名，因此有莞香之说。因为其主要集中于东莞（包括香山在内）地区，所以又名莞香。早在400多年前的明代，广东就以香市、药市、花市和珠市形成著名的四大圩市，其中以买卖土沉香的香市最为兴旺。明代，广东每年的贡品都有莞香。当时莞香不仅畅销国内，而且经加工后由人力挑到香港出售，并大量远销东南亚，据说香港因之而得名，可见"香港"之名源于沉香。赵学敏在《本草纲目拾遗》中引金立夫之言曰："现在粤中所产者，与东莞县产之女儿香相似，色淡黄，木嫩而无滋腻，质粗松者气味薄。"

粤西地区早在1000年以前就产沉香，也早在800多年前，古代香界大师范成大便将"海北"（广西部分及粤西地区）和交趾的光香与栈香列为同等品。《天香传》云："雷、化、高、窦亦中国出香之地，比海南者，优劣不侔甚矣。既所禀不同，而售者多，故取者速也。是黄熟不待其成栈，栈不待其成沉，盖取利者，戕贼之深也。"《本草纲目》载："岭南诸郡悉有，傍海处尤多。"《桂海虞衡志》云："光香与栈香同品，出海北及交趾，亦聚于钦州。"

在当时的广东省，粤东、粤西、粤南靠近沿海一带都有野生沉香的分布，如汕头、汕尾、惠州、东莞、中山、江门、阳江、茂名等地。

中山市也曾以出产沉香而著名。据考证，中山市原名香山县，香山之名亦是因此地盛产沉香而命名的。而香山县原为香山镇，于南宋绍兴二十二年（1152年）由东莞的香山镇改建而成，清代手绘香山虎门图也证明香山曾隶属东莞县。《本草衍义》中的"岭南诸郡，旁海诸州"的中心正是现在的中山市。这说明中山市出产沉香历史悠久。

寿海洋的研究表明，白木香主要分布于我国广东省的东部、中部和南部，广西壮族自治区的南部，海南全省，云南省的西南部以及香港、澳门特别行政区。在珠江三角洲的实地调查中发现，白木香在该地区呈点状广泛分布，有一定数量，但不形成群落，也不成为优势种。

《中华本草》和《中药大辞典》中均记载沉香产于我国台湾、广东、广西等地，现多有栽培；国外分布于印度、印度尼西亚、越南、马来西亚。白木香分布于广东、广西、台湾。但《中华本草》增加了福建、海南两地。

云南沉香，傣族语为外弦须。产于勐腊（悠乐山）、双江，生于海拔1200米左右的山坡杂木林中。模式标本采自勐腊。近年来，经常出现越南、缅甸的犯罪分子越境偷采云南沉香的相关新闻报道。

台湾所产沉香，古籍鲜有记载。可能是台湾的沉香用量每年居世界前列，近代才引种的缘故。

沉香品种所对应的古今地名见表2-1。

表2-1 沉香品种所对应的古今地名

沉香原植物名	古地区名	今地区名
白木香	南海	广东、广西两省大部及越南北部地区
白木香	广州	中山、东莞在内的今珠三角地区
白木香	崖州	海南省三亚市崖城镇
白木香	罗州	广东省高州市西南部
白木香	窦州	广东省信宜市
白木香	义宁	广西桂林一带
白木香	新会县	江门新会一带
白木香	南恩	广东省阳江、恩平等地市
白木香	化、高、雷州	广东省化州、高州、雷州
沉香	交趾、交州	广西与越南交界地
沉香	天竺	印度
沉香	渤泥	文莱

续表

沉香原植物名	古地区名	今地区名
沉香	暹罗	泰国
沉香	真腊	柬埔寨
沉香	占城	越南中南部
沉香	三佛齐	印尼群岛

三、沉香的种植采收

（一）白木香的种植

白木香是我国特产，在我国有悠久的种植历史。早年间的《东莞县志》就有记载称："种香之法，每地一畮［音 mǔ］种三百株，种欲其疏，疏则使其头得以盘踞开拓。凡种四五年，则伐其正干，正干者白木香也……又越三四年，乃凿香头，初凿曰开香门，凿数行如马牙。凿后用黄砂土封盖，使之复生……富者十余年始开香门，贫者七八年即开，开后年年可凿。"为了更好地种植白木香，现就其生物学特性等有关种植要素加以介绍。

1. 生物学特性 白木香多分布于海拔低于 1000m 的山地和丘陵的常绿阔叶混交林中，为弱阳性树种。幼苗和幼龄树喜半荫而不耐曝晒，但荫蔽度不能过大，一般以 40% ~ 50% 为宜；成龄树则喜光，充足的阳光能保证其正常开花结果、促进结香，且沉香质量较好。白木香喜温暖湿润环境，在 11 ~ 29℃ 的温度范围内均能良好生长，最适温度为 22℃ 左右，可耐受最低气温为 3℃，短暂低温霜冻也能适应，年平均温度 24℃ 以上，最高气温达 37℃ 以上才能生长良好；喜湿润，亦耐干旱，年降雨量在 1500 ~ 2000mm，且在比较湿润的环境下生长较快。对土壤要求不高，在酸性的沙质壤土、黄壤土和红壤土中均能生长，在贫瘠的黏土上生长缓慢、长势差，最好生长在坡度大、土壤中含石量较高的土壤中。

种植 3 年开始开花结果。开花期为 3 ~ 4 月，果熟期为 6 ~ 8 月。株高在定植 5 ~ 10 年增长较慢，10 年以后显著增快，15 ~ 30 年株高平均年增长量达 90cm，通常年增长量为 40 ~ 50cm。胸径在 5 年以内增长稍慢，以后年增长达 1cm。10 年后胸径在 15cm 以上时所取沉香质量较好，而且树龄愈长，树脂凝结时间愈久，所取的香质量愈好。

分布区主要为南亚热带到北热带季风区，向北可伸延至南亚热带北缘，稍超越北回归线，是热带、南亚热带常绿季雨林和山地雨林的常见树种。一般生于海拔 400m 以下，在海南和云南地区的海拔可上达 1000m 左右。

2. 繁殖方法

（1）种子繁殖

①采种及种子处理：采种子一般在 6 ~ 7 月，当果实由青绿转黄白、种子呈棕褐色时，连果枝一并采下，果枝放在通风处阴干，禁日晒，约 3 天左右，果壳开裂，种子自行脱出。种子在花后 78 天获得最大干重，此时萌发率接近最大值。种子不耐贮藏，易失水，失水后会影响到种子的发芽率，胚在花后 57 ~ 85 天脱水耐性逐渐增强，且花后 85 天获得最大脱水耐性。因此，最好及时播种，若不能及时播种，要采用沙藏，种子与湿沙以 1 ∶ 3 的比例混匀置于通风、低湿处贮藏，贮藏期间要保持一定的湿度，贮藏时间不可超 10 天，否则就会大大降低发芽率。

种子萌发的适宜温度范围为 25 ~ 35℃，光照对种子萌发有一定的抑制作用。新鲜白木香种子（含水量为 27.45%）在 4℃ 低温条件下贮藏 1 个月后萌发率仅为 30% 左右，而含水量为 7.38% 的干燥种子在 4℃ 低温条件下贮藏 120 天后萌发率仍有 53.33%。因此 4℃ 低温和适度脱水有利于种子短期贮藏，但干燥至含水量 7.50% 以下时种子会受到损伤。有研究表明，将含水量为 7.35% 的白木香种子置于液氮中保存，为一种安全、有效的长期保存方法。

②育苗：苗床应选择地势平缓、排水良好、土壤肥沃疏松、酸碱度适中的沙壤土和生地，土壤黏重、酸碱度偏高或带病菌较多的熟地不可。播种可采用条播或撒播，条播时将苗床整平后，在苗床上按行距 15 ~ 20cm 开浅沟播种；撒播时先将苗床整平，再将种子均匀撒在苗床上，并轻压上土，宜稀播、浅播，播后覆盖 1cm 火烧土或透气性极好的细沙，以不见种子为度。有条件的可用稻草覆盖在播好种子的苗床上并淋水保湿。播种地若无天然荫蔽则应搭荫棚遮荫，透光度以 50% ~ 60% 为佳。每亩播种量为 5 ~ 6kg，每亩可培育出 1.5 万 ~ 2 万株壮苗。

当幼苗长出 2 ~ 3 对真叶、苗高 5 ~ 8cm 时，可分床移植入袋，移苗时以选择阴天或下午为宜，用移植锹或竹签起苗，起苗时注意不要伤及根尖，随移随栽。移植时先用削尖的木棒在营养袋中引穴，再把幼苗栽在穴内，宜浅不宜深，并用竹签将苗周边的土压实，移苗后淋足水，使土壤与根系紧密接触。

苗期要注意浇水、除草、修枝、施肥、遮荫、病虫害防治。

③移栽：选择海拔在 1000m 以下、pH 值为 4.5 ~ 6.5 疏松肥沃的红壤或黄

壤的丘陵缓坡，于造林前 1 个月完成清理林地、清除杂草，采用带状或者穴状进行整地。最好在冬季垦荒，翻耕整地和开穴。造林密度 1500 株/hm²，株行距 3.0m×2.2m，穴大小 50cm×50cm×40cm，每穴施有机肥 20kg 或复合肥 0.5kg 作基肥，回土拌匀，再回细土略高于地面待种。宜 3~5 月的雨后种植。栽苗时舒展根系，分层覆土并压实，并淋足定根水，有条件的可在穴面盖上稻草或干杂草树叶等，保持穴面湿润。移栽前必须对种苗进行消毒处理，一般采用敌克松 500 倍液进行土壤消毒或高锰酸钾 500 倍水溶液进行消毒。

管理时，当年 7~9 月松土锄草 1 次，以后 3 年内，每年春秋 2 季各抚育 1 次，每株施复合肥 150~250g/次。3 年后，只需进行除草，适当地施肥、病虫害防治。

为提高生产效益可适当间作。幼龄期行间可种玉米、大豆等短期作物，既充分利用土地又有适当的荫蔽作用。成年树下可间种砂仁、益智仁、白豆蔻等耐阴的药用植物。

为使主干向上挺直生长以利结香，需把下部侧枝剪除，并将病枝、弱枝及过密枝一并剪去。

（2）组织培养：组织培养时，可以用当年生嫩枝的叶片、幼芽茎段、成熟胚的胚轴、子叶进行愈伤组织诱导、快繁。用 MS（基础培养基）+BA（苄基嘌呤）0.2mg/L 培养基比较适合芽的诱导培养；连续在 1/2MS + BA 0.1mg·L⁻¹ 培养基中培养的丛生芽，增殖率高，且玻璃芽率低；间接生根法培养的生根效果较好，其中以在 1/2MS + NAA（萘乙酸）5.0mg/L 上培养 2 天后移至 1/2MS 上培养的试管苗生根率最高；试管苗移植于椰壳基质中，成活率可达 73.2%。也可用沉香树种子苗优株枝段作为外植体，认为不定芽诱导培养基为 1/2MS + 6BA 0.2mg/ L + NAA 0.01mg/L；芽的继代增殖培养基为 2/3MS + 6BA 0.2mg/L + LH 2mg/L；生根培养基为 1/3MS + NAA 0.2mg/L；移栽基质以泥炭土：河沙（2：1）较好。

组培快繁技术将有利于这种珍稀濒危植物的保护和利用。

为扩大我国天然造香植物资源基础，云南西双版纳地区目前已引进种植越南蜜香树（*Aquilaria agallocha* Roxb.）并规模化发展，沉香树结香时间的树龄为 7~8 年。

中山市从 2004 年开始进行土沉香（白木香）的繁育试验，通过在本地自采树种、自己繁育，并经过不断攻关，终获成功。首批繁育出的 1.5 万多株土沉香已移种至全市多个山头，目前已生产出沉香油、沉香粉、沉香茶等多种产品。

3. 病虫害及防治

（1）炭疽病：危害叶片，严重时叶片脱落，在阴雨或露水大时易发生。防治方法：发病初期喷80%炭疽福美600～700倍液或75%的百菌清500～700倍液或75%甲基托布津800倍液2～3次。每次间隔7～10天，严重时间隔4～5天喷洒一次。

（2）卷叶虫：每年夏秋期间多发生。幼虫吐丝将叶卷起并蛀食叶肉。防治方法：发现卷叶时人工摘除，集中烧毁或深埋；可在虫害卷叶前或卵初孵化期用25%杀虫脒稀释500倍液或用80%敌畏乳油800～1000倍液进行喷洒，每5～7天一次，连续2～3次即可。

（3）天牛：幼虫从茎干、枝条或基部蛀入，咬食木质部，受害严重时树干枯死。防治方法：人工捕杀卵块和幼虫；发现蛀孔时用注射器注入80%敌敌畏800～1000倍液，再用黄泥封口。

（4）金龟子：常在抽梢和开花时危害幼芽、嫩梢、花朵。防治方法：人工捕杀或喷洒80%敌敌畏1000倍液进行防治。

（5）立枯病：该病害发生严重时可引起白木香幼苗叶片腐烂、脱落、整株枯死。防治方法：发病初期拔除病株并用70%敌克松1000～1200倍液或50%多菌灵800倍液淋土壤2～3次。每次间隔7～10天。

（二）沉香的种植

关于沉香［*Aquilaria agallocha*（Lour.）Roxb.］的种植，《中华本草》中记载，沉香野生或栽培于热带地区，分布于印度、印度尼西亚、越南、马来西亚等国。在我国分布于福建、台湾、广东、海南、广西，热带地区有引种。生于平地、丘陵的疏林或荒山中，有少量栽培。

喜温暖湿润气候，耐短期霜冻，耐旱。幼龄树耐阴，成龄树喜光，对土壤的适应性较广，可在红壤或山地黄壤上生长，在富含腐殖质、土层深厚的壤土上生长较快，但结香不多。在瘠薄的土壤上生长缓慢、长势差，但利于结香。

用种子繁殖，育苗移栽法。幼苗经培育1年，苗高50～80cm，按行株距2m×1.5m挖穴移栽定植。

田间管理幼龄树期每年除草松土4～5次，并于2～3月和10～11月各追肥1次，以追施人畜粪水和复合肥为主。成龄树施肥量适当增加。

病虫害防治虫害有卷叶蛾，每年夏、秋间幼虫吐丝将叶片卷起，在内蛀食叶肉。卷叶前用25%杀虫脒水剂500倍液喷雾。

（三）采收与加工

1. 采收时间　采收时间不确定，要依树干里是否结香而定。但为了便于菌种采收后继续生长，春季适合化学试剂结香或人工接菌结香的采收。沉香树经过刺激，一般3~5年即可采香；短则1~2年，久则10~20年后才采香。《海药本草》在蜜香条目下引《交州记》云："种之五六年便有香也。"《南方草木状》中记载："欲取香，伐之经年，其根干枝节各有别色也。"《中华本草》中则记载全年均可采收，种植10年以上，树高10m、胸径15cm以上者取香质量较好。

2. 结香方法

（1）人工结香法：在树干的同一边用锯和凿从上到下每隔40~50cm开一香门，香门长和深度均为树干直径的一半，宽为1cm，开好香门后，将菌种塞满香门，用塑料薄膜包扎封口，当上下伤口都结香而相连接时，整株砍下采香，将采下的香用刀剔除无脂及腐烂部分（半断干法）。这种是采用真菌寄生在白木香树上，使木材的薄壁细胞中贮存的物质产生一系列的变化，最后形成香脂。一般3年左右即可达到二级、三级品的沉香。在树干上凿一至多个宽2cm、长5~10cm、深5~10cm的长方形或圆形洞，用泥土封闭，让其结香（凿洞法）。也有活体树经人工砍伐，置地后经白蚁蛀食，所剩余部分为"蚁沉"。

《中药大辞典》中国产沉香的结香方法（砍伤法）为选择树干直径30cm以上的大树，在距地面1.5~2m处的树干上，用刀顺砍数刀，深约3~4cm，待其分泌树脂，经数年后即可割取沉香。割取时造成的新伤口，仍可继续生成沉香。

现多采用通体结香法，即采用中国医学科学院药用植物研究所海南分所提供的结香液（含特定菌种）输入到沉香靠近根部的树干中。人工结香的沉香树两年即可见香开采，与传统的自然结香相比，结香时间短，产量和效益高，品质可达药典要求。

以上为活树砍伐直接取得沉香者，为"活沉"；树龄十年以下、已稍具香气者，为"白木"，只有点燃才会散发出香味来，是作为宗教高级供香制品的最好原料，也是最珍贵的原料。

（2）自然结香：是指沉香木自然枯萎或死后因环境不同所结成的沉香。沉香木因年代及自然因素，倒伏经风吹雨淋后，剩余不朽之材，为"倒架"；沉香木倒后埋进土中，受微生物分解腐朽，剩余未朽部分，为"土沉"；倒伏后陷埋于沼泽，经生物分解，再从沼泽区捞起者，为"水沉"。这些都是死沉香，自然状态就能散发出不同的香味来。这些香因年代较久，故含脂量高、品质较好，但产量不多。

野生香的品名多按形状分。"板头"是指白木香树整棵被锯、砍掉或大风吹断，树桩经长年累月风雨的侵蚀，在断口处形成的沉香；"包头"指断口周边已被新生的树皮完全包裹住的板头。板头和包头又分"老头"和"新头"，"老头"指断口经风雨侵蚀的时间较长、断口处的木纤维已完全腐朽脱落，断口处呈黑色或褐色，而且质地坚硬的板头或包头，腐朽面质地越硬、颜色越深者质越佳。其中腐朽面质地极硬、颜色深褐或黑色俗称"铁头"。"新头"指断口经风雨侵蚀的时间较短、断口处的木纤维尚未腐朽或未完全腐朽脱落，颜色很浅或呈黄白色，质地松软的板头或包头。"吊口"指白木香树身被砍伤之后结出的沉香。"虫眼"（即"虫漏"）指白木香树因受虫蛀，分泌油脂包裹住受虫蛀的部位而结成的沉香。"壳沉"指白木香树树枝受风吹断落，断口经风雨侵蚀，分泌油脂而形成的呈耳壳状的沉香。"锯夹"指白木香树上有锯痕，而树在锯痕周边分泌出油脂而形成的沉香。"水格"是指枯死的白木香树经雨水侵蚀或浸泡，油脂沉淀而形成的沉香，一般呈均匀的淡黄色、土黄色或黄褐色，油线不明显或没有油线，闻之有较其他国产沉香更浓郁香味的沉香，木质越硬、香味越浓、颜色越鲜亮者质越佳。"地下革"（亦即"土沉"）是指枯死的白木香埋于地下所形成的沉香，多为树头树根，一般颜色较浅。"枯木沉"（俗称"死鸡仔"）是指枯死的白木香树含油脂的部分，因长时间沉积发酵，颜色变浅，呈灰色或浅灰色的沉香。"皮油"是指白木香树皮下层分泌出油脂而形成的一层沉香，多呈竹壳状。"夹生"是指沉香成品中，夹杂有新生的白色木质部分。

3. 结香成否的判断

（1）树的生长情况：可初步依据树干上是否出现腐朽斑块判断，如雷劈或断干的伤口处腐朽等；还可通过其生长情况判断，如枝叶生长不旺盛、叶子枯黄或局部枯死等现象来断定有香。《崖州志》援引前人的著述说："当夫高秋晴爽，视山木大小皆凋瘁，中必有香。"在晴好的天气里，沉香叶子变得柔软而有光，有经验的采香人在一定距离之外就能看出这种特质。若树皮光滑就还没有结香，如果有瘿瘤、坑洞等，那就往往有香。清初吴震方在《岭南杂记》中提到，"获香树，其在根在干在枝，外不能见，香仔以斧敲其根而听之，即知其结于何处，破树而取焉"。诗云："百岁深岩老树根，敲根谛听水沉存。"

（2）生长环境：《崖州志》中云："其地亦即有蚁封高二三尺。随挖之，必得油速、伽楠之类，而沉香为多。其木节久蛰土中。"埋在地下的香，它的地表、泥土会显黝黑的颜色，这样的地表一般都不生长花草，黑土下就有好香。

4. 采收方法及步骤　选取凝结成黑褐色或棕褐色，带有芳香性树脂的树干部分，分割截取，残存活株仍可以结香；树干结香后一直延伸到根部，应连根一并挖起，先把采回的树干、树根用利刀砍去和剔除白色部分和腐烂部分后，再用具有半圆形刀口的小凿和刻刀雕挖，剔除不含香脂的白色轻浮木质和腐烂木，加工成较小的块状或片状，进行阴干，即为商品。

（四）贮藏

须贮藏于密闭的容器内，置阴凉干燥处，防止走油、干枯。加工后的沉香以塑料袋密封包装，贮藏于阴凉处。

第二节　沉香的生药学研究

一、沉香的鉴别

（一）历代本草中沉香的鉴别

1. 进口沉香　西晋时期嵇含所著《南方草木状》作为岭南第一部本草书籍，云："蜜香、沉香、鸡骨香、黄熟香、栈香、青桂香、马蹄香……同出于一树也，交趾有蜜香树，干似柜柳，其花白而繁，其叶如橘。木心与节坚黑，沉水者为沉香。"《本草纲目》在沉香条目下记载"《南越志》言交州人称为蜜香，谓其气如蜜脾也"，说明其味甜。《海药本草》在蜜香条目下引《交州记》云："树似沉香无异。"《本草图经》云："（沉香）木似椿、榉，多节，叶似桔，花白，子似槟榔，大如桑椹，紫色而味辛，交州人谓之蜜香。"明代陈继儒《偃曝谈馀》云："占城奇南，出在一山。"其他本草中有棋楠、奇蓝之说，可能是方言所导致。清代赵学敏在《本草纲目拾遗》中记载："伽南本与沉香同类。"又云："伽南杂出海上诸山……然以洋伽南为上，产占城者，剖之香甚轻微，然久而不减。"清代《本草逢原》云："产海南者色黄，锯处色黑，俗谓铜筋铁骨者良。产大宜白棕纹者次之。近有新山产者，色黑而坚，质不松，味不甘苦，入药无效。番舶来者，气味带酸，此为下品。其浮水者曰速香，不入药……但其性直者，毋论大小皆是沉水。若形如木耳者，俗名将军帽，即是蜜香，其力稍逊，仅能辟恶去邪气尸疰一切不正之气，而温脾暖胃纳气归元之力不如沉香也。"阮葵生在《茶馀客话》云："奇南香出占城等国。志书作奇南……安南人书作奇蓝，近人又作伽南。"民国时期《儋县志》云："伽南香，一作奇南，一作琪南，一作奇蓝。按伽南香产越南国者谓之洋伽南，多从海舶载来售之，味辛烈。"至此可知，奇南（棋楠、奇楠、奇蓝、琪南）、伽南即是沉香之佳者，主要产于越南、印尼群岛。

2. 国产沉香

（1）莞香、女儿香　莞香在本草中并未收载，仅见于永乐初《周志》载："莞香，邑内山乡皆植之，木如树兰而丛密，叶似黄杨，凌寒不落，子如连翘而黑，落地即生，经手摘则否，正干为白木香。"民国初《东莞县志》在莞香条目下引《彭志》曰："按莞香至明代始重于世，诸书皆不究香树何名。"又据刘恂《岭表异录》云："广、管、罗州多栈香，身似柳，其花白而繁，其叶如橘。或云黄熟、栈香同是一树，而根、干、枝、节各有分别者也。"最后得出结论"据此，古蜜香树，唐名栈香树，即莞之香树也"。可见，莞香即沉香。

《周志》中载："……凡种香家妇女，于香之棱角潜割佳者少许藏之，名女儿香。"《本草纲目拾遗》中云："现在粤中所产者，与东莞县产之女儿香相似，色淡黄，木嫩而无滋腻，质粗松者，气味薄。"《东莞县志》云："女儿香者其取义有二，一缘香纹秀嫩，如执女手之拳，然故以命名。义之二，则香农以香为业，凡所开凿，其女儿先择其尤者藏之，亦以此得名。"据中山民俗学者李汉超先生介绍：在古代香山民间女儿出嫁时，娘家会将一片沉香放在嫁妆的箱底，以备女儿为人母时减轻生产疼痛之用。当妇女生产时，将小片沉香磨粉泡水冲服，可活血止痛；再将小片沉香点燃，有催产作用，所以称为"女儿香"。由此可知女儿香即是东莞、中山一带地区所产的土沉香。

（2）海南土伽南　清代赵学敏在《本草纲目拾遗》中引《宦游笔记》曰："伽南一作琪南，出粤东海上诸山，即沉香木之佳者。"其又云："……产琼者名土伽南，状如油速，剖之香特酷烈。"民国时期《儋县志》云："……琼郡黎山者，谓之土伽南，香气醇美，价倍黄金，今不可多得矣。"

（二）现代鉴别研究

1. 国产沉香来源　国产沉香又称土沉香，来自于瑞香科沉香属植物白木香

Aquilaria sinensis（Lour.）Gilg，白木香是我国特有树种；还有一种是云南沉香（*A. yunnanensis* S. C. Huang）。前者主要分布在华南（广西、广东、海南、台湾），后者仅分布于云南南部的西双版纳及临沧地区。

2. 进口沉香来源　我国过去从越南、印度尼西亚等国进口的沉香，称"进口沉香"，主要采自沉香属树种 *A. agallocha* Roxb. 和 *A. crassna* Pierre.，主要分布于缅甸、泰国、越南、老挝、柬埔寨、印度及不丹、马来岛、苏门答腊、加里曼丹等地。对于马来西亚产的争议较多，较难认同；柬埔寨（高棉）的菩萨为主要产区，又统称菩萨奇楠；印度尼西亚以文莱及达拉干附近产地为主；印度则以南部地区为主。

3. 其他沉香来源　另有报道称，瑞香科其他 4 属（Aetoxylon、Gyrinops、Phaleria 和 Gonystylus）植物也可产沉香。另有研究称，沉香属还有 A. malaccensis（马来客仙西施）产于马来西亚（中等沉香），A. hirta（哈阿踏）、A. rostata（喇斯惕塔）和 A. moszkowskii（马斯咖五斯基）产于印尼（低等沉香），A. baillonii（北乙搂逆）产于高棉（高级沉香），A. grandiflora（歌兰滴府搂腊）产于海南（高级沉香）。

4. 我国常见品种沉香、白木香、云南沉香植物学形态特征

（1）共同特征：乔木。单叶互生，革质，全缘，无托叶，叶柄短。花两性，芳香，伞形花序，花被钟形，5 裂，花被管喉部有鳞片 10 枚，密被绒毛。子房卵形，密被绒毛。蒴果倒卵形，木质，扁压状，密被灰白色毛，基部具略木质宿存花被。种子通常 1 枚，近卵形，基部具角状附属物。

（2）区别点：见表 2 - 2，图 2 - 7。

表 2 - 2　不同沉香植物形态比较

	白木香	沉香	云南沉香
叶质地	革质，光亮	稍革质	革质
叶形状	长卵形、倒卵形或椭圆形	椭圆披针形、披针形或倒披针形	椭圆状长圆形或长圆状披针形
叶尖	渐尖而钝	渐尖	尾状渐尖
花色	黄绿色	白色	淡黄色
花被裂片	矩圆形	卵形	卵状长圆形
雄蕊	雄蕊 10，等长	雄蕊 10，其中有 5 枚较长	雄蕊 10，其中有 5 枚较长
果皮	干时不收缩，被灰黄色短柔毛	干时收缩，密被灰白色绒毛	干时皱缩，被黄色短绒毛
种子	疏被柔毛，基部附属体比种子长	密被锈色绒毛，基部附属体长约种子的 2 倍	密被锈色绒毛，基部附属体与种子等长或稍长

有调查研究了电白县白木香野生种及GAP种植基地海南引种白木香种质类型，发现有大叶种、中叶种、小叶种之分。大叶种叶大，呈阔椭圆形至椭圆形、倒卵形；果实呈球形、扁倒卵形，顶端钝圆，基部略扁且短，宿存花被较大。中叶种叶多数长倒卵形、长圆形、椭圆形。小叶种叶小，狭椭圆形、倒披针形；果实小，扁倒卵形，顶部略尖，基部扁而长。野生种叶长椭圆形、倒卵形，果实较大，球形、扁倒卵形，顶部钝圆，基部略扁。

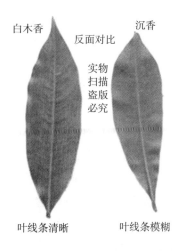

图2-7 白木香叶与进口沉香叶

（三）性状特征

1. 进口沉香 呈近长方形片状，两端多齐平，时呈不规则棒状，或盔帽形，故名盔沉香、盔沉。表面呈黄褐色或者黑褐色，绿油伽南呈绿褐色，紫油伽南呈紫褐色，密布断续的棕黑色的润纵纹（即油格呈线形）。质坚硬而重，能沉水或者半沉水，横切面有油亮棕黑色斑点，气香味苦。用刀削之成卷，粉末可揉捏成团，内部多呈黑色满油状。以色黑，质坚硬，油性足，香气浓而持久，能沉水者为佳。燃烧香味醇厚，有油渗出，有浓烟呈成丝状，香气清幽浓烈持久。极品入水下沉，久置后因氧化呈微绿色。气味较浓，燃之发浓烟黑褐者应为古书中记载的黑奇南，多用来香熏或做成手串珠。其中伽南沉香多呈玲珑剔透不规则的木块段状，外表绿褐色、紫黑或黑色，质坚实，内呈黑褐或紫黑色，具油性，香气浓，用刀刮屑，研之能成丸，味苦辣或不辣，为沉香之上品（图2-8）。

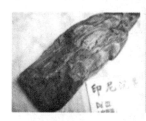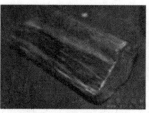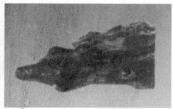

图2-8 蜜香之奇南沉香（左为黑奇南，中为黄奇南，右为紫奇南）

越南沉香集中出产的省份有宜安河、河定省、广平省、广治省、广南省、嘉莱省、昆嵩省、达乐省、庆和省、宁顺省、林同省等地。各地所产沉香质量差异较大。宜安河、河定省的沉香色暗褐，气闷浊。嘉莱省、昆嵩省、达乐省所产沉香呈现黄黑、黄绿色。广平省等的沉香呈红褐色，香气浓，嗅之略有甜味。广南省、福山的沉香色黄褐，味道清甜，为较高级沉香。庆和省、宁顺省、林同省所产沉香色红褐、黄褐、黑褐，味香甜持久，多为奇南级。

　　越南沉香经加工后多呈不规则块状、片状或盔状。一般长 7 ~ 30cm，宽 1.5 ~ 10cm，但也有大于 1m 的珍品。其表面多凹凸不平，以黑褐色含树脂与黄白色不含树脂部分相间的斑纹组成，可见加工的刀痕。沉香折断面呈刺状，孔洞及凹窝部分多呈朽木状。判断沉香以身重结实，棕黑油润，无枯废白木，燃之有油渗出，香气浓郁者为佳。质地坚硬、沉重，其味辛、

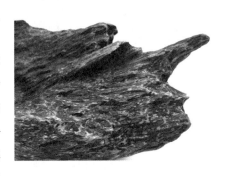

图 2 - 9　进口沉香（越南）

苦。树脂极为易燃，燃烧时可见到油在沸腾。在燃烧前树脂本身几乎没有香味（图 2 - 9）。

　　2. 国产沉香　呈不规则块状，表面呈棕黄色或者灰棕黑色，密布纵向纹理，黑色线纹不甚明显。可见黑棕色（油格）与黄白色不规则相间所成的斑纹，有加工时留下的刀痕，凹凸不平，偶有孔洞。其油格呈点状或小块状分布。其质坚硬而轻，断面刺状。气香味苦，口尝先辛后麻。入火易燃，燃烧时发浓烟及强烈香气，并有黑色油状物渗出。以色黑，油性足，香气浓而持久，能沉水者为佳。以莞香、海南沉香及中山沉香为优（图 2 - 10、图 2 - 11）。

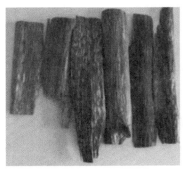
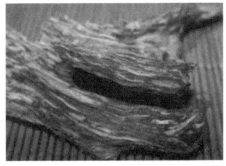

图 2 - 10　莞香

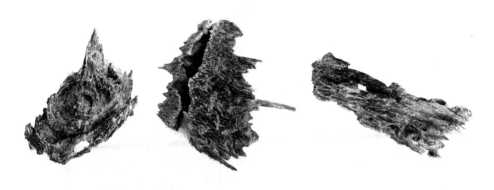

图 2 – 11　海南沉香

由于沉香的原木比重是 0.4 ~ 0.6（较水的比重 1.0 要轻），所以沉香能否沉水，都是由沉香中所含油脂的多寡来决定。一旦沉香中油脂的含量超出整块沉香的 1/4 时，任何形态的沉香（片、块、粉末）都能沉于水。以雕刻刀刺划出的木屑尖，称为"沉尖"，带有较重的油质，所以入水即沉；而含油脂极少的劣质品和不含油脂的伪品则不能沉水。

对于任何沉香圆珠或雕件真假的判别方式为：①看。全黑者为泡油而成。②闻。真品会有特有的淡淡的沉香味。③烧。若还想进一步确认，则可用烧得灼红的针尖，触到圆珠或雕件较隐秘处（如圆珠洞或雕件底部），真品有沉香味散发出来。④剖。泡油的沉香若自中间剖开，其内为全黑色，真品则为黑白均有；且泡油珠燃烧时会膨胀并冒黑烟。此外，对于沉香旧品，由于表面已有污渍，且可能经过其他香料之涂抹，因此，除了以燃烧或针尖测试的方式外，不宜以闻或看的方式辨其真假。

（四）显微特征

1. 横切面构造

（1）共同特征：射线 1 ~ 2 列细胞。导管呈多角形或类圆形，单生或数个相聚而生，壁有具缘纹孔和单纹孔，多为短节导管。木纤维多角形，壁稍厚，木化，有具缘纹孔。木间韧皮部扁长圆状或条带状，常与射线相交，壁薄，可见到少数韧型纤维，壁有单纹孔，时见丝状物（菌丝）。树脂存在于导管、射线及内涵韧皮部较多。时见方晶。

（2）区别点：见表 2 – 3，图 2 – 12 及图 2 – 13。

表 2 – 3　不同沉香横切面显微构造比较

种类	白木香	进口沉香
导管	小，多，常 2 ~ 4 个聚生	大，少，常单生
射线	多 1 ~ 2 列	多 1 列
木纤维	直径 20 ~ 30μm，壁稍厚	直径 30 ~ 45μm，壁较薄
木间韧皮部	呈扁椭圆形或长条带状，时有棕色树脂块	多呈长条带状，时有棕黄色树脂块

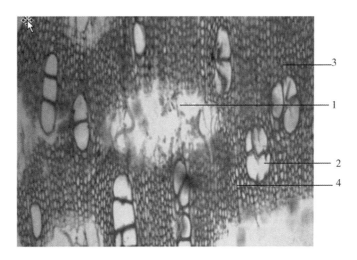

图 2 – 12　国产沉香横切面构造详图
1. 木间韧皮部　2. 导管　3. 木纤维　4. 射线

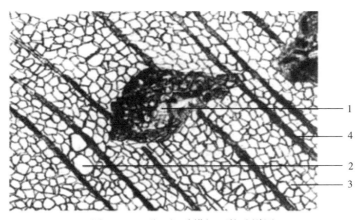

图 2 – 13　进口沉香横切面构造详图
1. 木间韧皮部　2. 导管　3. 木纤维　4. 射线

2. 粉末特征

（1）共同特征：导管呈圆筒状，两端平或斜或指状，多具缘纹孔。射线细胞呈长方形和方形。内涵韧皮部细胞类圆形，壁薄。韧型纤维长条状，两端渐细延长，壁上有单斜纹孔。纤维管胞多成束，长梭形，直径 22～29μm，壁稍厚木化，径向壁有具缘纹孔，切向壁少见。韧型纤维较少见，多散离，直径25～45μm，径向壁有单斜纹孔。可见黄棕色树脂团块。草酸钙杜晶少见。

（2）不同点：国产沉香内涵韧皮部细胞壁上有纵横交错纹，进口沉香则无。

（五）理化鉴别

目前，对沉香的理化鉴别所采用的方法有水试、火试、显色反应、薄层色谱、紫外光谱、液相色谱、液质联用、热重法等。

1. 水试 沉香质坚硬且重，能沉水或半沉半浮。质量较差的沉香多不沉水。伪品沉香多不沉于水。

2. 火试 优质沉香燃烧时香气浓而持久，冒浓烟，并有黑色油状物。质次沉香燃烧时香气较弱，烟淡，油脂少，燃烧完全后灰烬为白色或灰白色，但无黑色炭渣。伪品沉香入火易燃或不易燃烧，并且于燃烧前有明显的化学香味，有油渗出，微有爆鸣声，有较大浓烟，但不是浓烈的黑烟，有挥发性香水味或无香味，不会产生树脂被燃烧时所出现的沸腾现象，一般情况下不易完全燃烧，燃烧后的灰烬为黑色的木炭样。

3. 微量升华法 正品乙醇浸出物经微量升华后，在玻璃板上得到黄褐色升华物（油状）；在室温时，在升华物上加盐酸1滴与香草醛少量，再滴加乙醇1～2滴，立即观察，可见升华物由黄褐色变成樱红色，放置后颜色加深，伪品则无。

4. 薄层色谱法 将正品的丙酮提取液（$1g \cdot mL^{-1}$）点于硅胶 G 薄层板上，以苯－丙酮（9∶1）为展开剂，喷5%香草醛硫酸液，国产沉香（白木香）、进口沉香在相同位置有一持久的桃红色斑点。2015 年版《中国药典》以三氯甲烷－乙醚（10∶1）为展开剂，也得到同样的结果。文献结果表明，用有机溶剂提取，用有机溶液展开，用5%香草醛硫酸液显色，在 365nm 下检视，正品就可显示桃红色斑点（图 2－14）。

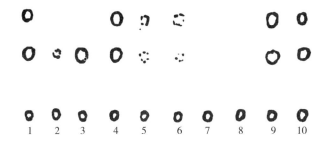

图 2 - 14　沉香及其伪品的薄层色谱图

1、9. 国产沉香　2. 国产沉香块上不含树脂部分　3、10. 印尼进口沉香

4. 越南进口沉香　5. 伪品沉香 A　6. 伪品沉香 B　7. 伪品沉香 C　8. 伪品沉香 D

将沉香粉末的丙酮提取物和对照品一起点于硅胶 GF$_{254}$ 板上，以苯 - 丙酮（10∶1）展开，用 1% Ce（SO$_4$）$_2$/10% H$_2$SO$_4$ 喷洒后加热显色，可见 α - 沉香呋喃显淡红色（R_f 0.62），二氢卡拉酮显蓝 - 淡棕色（R_f 0.54），沉香醇显粉红色（R_f 0.52），（ - ）10 - 表 - γ - 桉醇显蓝色（R_f 0.47），沉香螺旋醇、沉香艾里醇、苦苏醇显紫色 - 黑灰褐色（R_f 值均为 0.39，且用数种溶剂系统进行研究，不能分离），氧代沉香螺旋醇显赤褐色（R_f 0.19），沉香醇 II 显粉红色（R_f 0.34）；2 -（2 - 苯乙基）色酮、2 -［2 -（4′ - 甲氧基苯）乙基］色酮、6 - 甲氧基 - 2 -［2 -（4′ - 甲氧基苯）乙基］色酮，在紫外灯下可看到 R_f 值从 0.5 到 0.2 依次减少的三个紫色斑点，后两者加热显色后显黄色。

取样品 95% 乙醇浸提物，按微量升华方法，收得棕黄色挥发油，以丙酮溶解点于硅胶 G 薄层板，以苯 - 丙酮（9∶1）展开。365nm 紫外灯下检视结果，正品呈 4 个斑点，伪品则无；以 5% 香荚兰醛浓硫酸溶液显色，正品呈 8 个斑点，伪品则无。

用沉香甲醇提取液（0.1g/mL）检测沉香中大极性成分薄层色谱。吸取各批沉香样品和沉香白木甲醇提取溶液各 5μL，以及两种对照品溶液各 2μL，分别点于同一硅胶 GF$_{254}$ 薄层板上，以苯 - 乙酸乙酯 - 甲醇（5∶1∶1）为展开系统，控制展开缸内湿度为 72%，上行展开 8cm，取出，晾干，置紫外光（254nm）下检视，得薄层色谱图。9 个沉香样品有 9 个共有斑点，其 R_f 值分别为 0.86、0.78、0.71、0.63、0.41、0.35、0.26、0.23、0.16，其中 R_f 值为 0.86 的是 6，7 - 二甲氧基 - 2 -（2 - 苯乙基）色酮对照品；5,6,7,8 - 四羟基 - 2 -［2 -（3′ - 羟基 - 4′ - 甲氧基苯）乙基］色酮对照品斑点，只有 1 个沉香样品有斑点能与其对应，其他沉香样品色谱图在相应位置上均没有对应斑点出现。沉香白木没有任何斑点。

用沉香乙醚提取液（1g/mL）检测沉香中小极性成分薄层色谱，以6,7-二甲氧基-2-（2-苯乙基）色酮、5,6,7,8-四羟基-2-[2-(3'-羟基-4'-甲氧基苯)乙基]色酮为对照品。以三氯甲烷-乙醚-乙酸乙酯(12:1:0.3)用GF_{254}薄层板上行展开8cm，以10%硫酸乙醇显色，湿度70%。色谱图显示，9批沉香样品有4个共有斑点，其R_f值分别是0.71、0.59、0.51、0.40，其颜色分别为绿色、亮蓝色、蓝色、蓝色，其中R_f值为0.40的蓝色斑点是对照品6,7-二甲氧基-2-（2-苯乙基）色酮。R_f值低于0.40的斑点差异较大，其中采自马来西亚（1、2号）沉香样品在R_f值0.075处有绿色突光斑点，其他样品则没有，这一特点能有效地区分国产沉香和进口沉香。5,6,7,8-四羟基-2-[2-(3'-羟基-4'-甲氧基苯)乙基]色酮斑点停留在原点，无法展开，其在紫外光（365nm）下不显荧光。沉香白木没有显示出任何斑点。

6,7-二甲氧基-2-（2-苯乙基）色酮对照品斑点清晰明亮，是各批沉香的共有斑点，可将其作为沉香薄层色谱分析的参照品。

沉香乙醚提取物样用三氯甲烷溶解，以硅胶G薄层板用展开剂三氯甲烷-乙醚（10:1）展开，在紫外光灯（365nm）下检视，印尼和马来西亚沉香薄层层析显示了在R_f为0.27与0.44处，它们与对照品显相同亮蓝紫色的荧光斑点。伪品在此处无斑点（图2-15）。

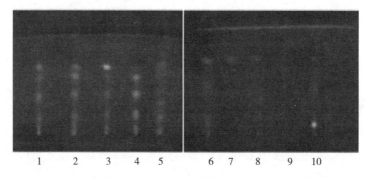

图2-15 市场上不同沉香的薄层色谱图

1. 某医院的广东沉香 2. C药店的广东沉香 3. B药店的海南沉香 4. 药材市场的海南沉香

5. A药店的广东沉香 6. 药材市场的印尼沉香 7. D药店的海南沉香 8. 自采的广东沉香

9. 某药材公司的广东沉香 10. 药材市场的马来沉香

为了探讨沉香的薄层色谱与市场分级的相关性，Shimada 等用薄层色谱技术比较了来自加里曼丹（婆罗洲岛的印尼部分）的中等级沉香与从中国香港、新加坡和越南购得的高等级沉香中的色酮衍生物，如沉香四醇和异沉香四醇的存在情况。高等沉香样品的研究显示，其不但色酮含量较高，而且有在其他沉香等级中不存在的一些化合物。对不同药材站提供的两个进口沉香 2 级品样品的薄层层析也显示了类似的结果：R_f 值约 0.69 和 0.73 的位置上分别出现红色斑点，放置后渐变为紫色，微粉红色至全部消失。

5. 紫外光谱　用无水乙醇制备样品溶液（含生药浓度为 0.2mg/mL），用紫外分光光度计自动扫描，扫描速度为 1200nm/min，扫描范围为 200～400nm。零阶光谱的吸收度上限设定为 2.5000，一阶导数光谱的吸收度设定为 –0.5000 至 0.5000，设定电脑自动选取 10 个峰位和 10 个谷位。取 200～360nm 范围的零阶光谱图进行比较鉴别。取 200～300nm 范围的一阶导数光谱图进行比较鉴别。进口沉香零阶光谱的第一个大峰上，有 2 个尖锐小峰和 3 个肩峰，而劣沉香零阶光谱的第一个大峰上只有 1 个吸收峰，证明二者的无水乙醇冷浸液所含具紫外吸收的化学成分有许多不同（图 2 – 16、2 – 17）。

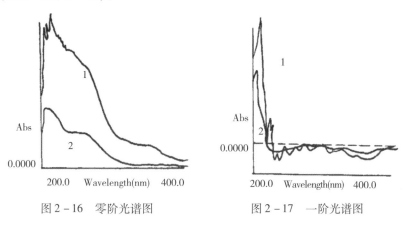

图 2 – 16　零阶光谱图　　　　图 2 – 17　一阶光谱图

注：1. 进口沉香　2. 劣沉香

6. 液相色谱　采用 Diamonsil C18 色谱柱（4.6mm×250mm，5μm），检测波长 252nm，柱温 30℃，流动相为乙腈 – 0.1% 甲酸水溶液，梯度洗脱，流速 0.7mL/min，利用《中药色谱指纹图谱相似度评价系统》2004A 进行数据处理。取沉香药材粉末（过三号筛）约 0.2g，精密称定，置具塞三角瓶中，精密加入体积分数 95% 乙醇 10mL，超声（250W，40kHz）处理 1h，静置放冷，取上清液离心，过 0.45μm 微孔滤膜，取续滤液作为供试溶液。通过多点校正及自动匹配，共确定 17 个共有峰。通过与标准品比对，确证了其中的 12 个色谱峰。综合各批次沉香样品的差异、各成分含量及分离度，将其中的 9 个色谱峰设定为沉香药材的特征峰。以色谱峰 1（沉香四醇）为参照，其他 8 个色谱峰的相对保留时间分别为 1.0336、1.2193、1.2486、1.7833、1.8915、1.9184、2.4046 和 2.4582。在选定的 9 个特征峰中，通过与对照品比对，鉴定了 8 个色谱峰的结构。9 个特征峰中，色谱峰 1（沉香四醇）与相邻峰分离最好，且受色谱条件影响较小，含量均较高且稳定性好，因此将其定为参照峰。

用高效液相色谱含量测定法还可以对沉香中的色酮类成分进行测定，对其中的 6,7 - 二甲基 - 2 - （2 - 苯乙基）色酮和 6 - 甲氧基 - 2 - [2 - （4′ - 甲氧基苯）乙基] 色酮测定方法较成熟。但沉香的色酮含量与其浸出物含量不呈相关性。

7. 液质联用 色谱柱为 Agilent zorbax SB - C18（4.6mm × 250mm，5μm）；流动相为乙腈 - 0.1% 甲酸溶液（75：25）；柱温 30℃。采用 ESI 离子源，正离子方式检测，质量扫描范围 m/z 50～500，干燥气（N_2），体积流量 8.0L·min^{-1}，干燥气温度 325℃，雾化器压力 35.0psi。取沉香正品及伪品药材细粉各 0.3g，加入乙醇 25mL，超声处理 15min，滤过，取续滤液用微孔滤膜（0.45μm）滤过，即得沉香正品药材溶液及伪品药材溶液。取沉香正品药材细粉 0.3g 以及松香酸对照品 2.5mg，加入乙醇 25mL，超声处理 15min，滤过，取续滤液用微孔滤膜（0.45μm）滤过，即得沉香正品药材加样松香酸对照品溶液。通过对母离子（m/z 303.2），其二级质谱碎片（m/z 109.1，123.1，135.1，149.1，257.2，285.2）和液相色谱保留时间（18.1min）3 个方面信息与松香酸对照品以及沉香对照药材比较，证实液质联用技术可较好地用于沉香药材中非法掺入含松香酸类物质的检测。

8. 热重法 是指应用热重法和微分热重法研究沉香质量。取样品粉末 6.5mg，升温速度为 10℃·min^{-1}，气体为氮气，气体流量为 50mL·min^{-1}，升温范围 25～590℃，装样用铝坩埚。结果表明，含树脂（醇溶性浸出物）越少的沉香，在 536℃时失重率越高，不含或含少量树脂的沉香微分热重曲线为单峰，含量越少峰越陡；相反，沉香树脂含量越高，往往会出现肩峰或者是双峰。可见沉香的热曲线特征与其品质关联紧密。

9. 沉香与伪品的理化特征 国产沉香与进口沉香的共同特征：①沉香中的挥发油与香草醛—浓盐酸反应显樱红色，放置后颜色加深，伪品则呈负反应。

②紫外光谱中，在（206±2）nm处有吸收峰。③红外光谱中，在1498cm^{-1}和1246cm^{-1}两峰明显。④薄层鉴别时，将丙酮提取液（1g·mL^{-1}）点于硅胶G薄层板上，以苯－丙酮（9：1）为展开剂，喷以5%香草醛硫酸液，国产沉香（白木香）、进口沉香在比移值0.46处有一持久的桃红色斑点。⑤沉香中的色酮、苄基丙酮可用高效液相或气相测定其含量。

区别点：①显色反应。取正品醇溶性浸出物进行微量升华，得黄褐色油状物，香气浓郁。在油状物上加盐酸1滴与香草醛颗粒少量，再滴加乙醇1~2滴，渐显樱红色，放置后颜色加深，伪品则无。②紫外光谱法。进口正品沉香的紫外吸收光谱仅在（206±2）nm处有吸收峰；而进口非正品沉香和国产沉香分别在（206±2）、（267±2）、（282±2）nm处有3个吸收峰，但后2个吸收峰信息量较小。从一阶导数光谱看，国产沉香在（267±2）nm处有较大的特征峰，进口非正品沉香在242nm处有较大的吸收峰，进口正品沉香在此范围内无吸收峰；而伪品沉香在以上均无吸收峰。光谱不同，说明成分有别，故质量有差别。③薄层层析法。取样品95%乙醇浸提物，按微量升华方法收得棕黄色挥发油，以丙酮溶解点于硅胶G薄层板上，以苯－丙酮（9：1）展开。365nm紫外灯下检视结果，正品呈4个斑点，伪品则无。以5%香荚兰醛浓硫酸溶液显色，正品呈8个斑点，伪品则无。国产沉香与进口沉香的薄层图谱有所不同。

10. 沉香的含量测定 《中华人民共和国药典》1995年版规定本品乙醇浸出物不得少于15.0%；2005年版规定醇浸出物不得少于10%；2015年版规定的醇浸出物不得少于10%。伪品的醇溶性浸出物含量大于15%，有些甚至在20%以上。2015年版增加了沉香四醇的含量测定，规定沉香四醇的含量不得低于0.1%，否则不得入药。2015年版《中国药典》标准的修订加强了沉香的专属性鉴别和含量测定，这将进一步加强对沉香药材的有效性控制。

（六）伪劣品

沉香的伪劣商品主要有三种：一是尚未形成树脂的不含或少含树脂的白木香；二是经过表面染色、油浸泡等手段得到的类似品，如马尾松、檀香或用松香油或地沟油浸过的伪沉香；三是用其他含有树脂的木材或外观像沉香的木材混充，主要有松科植物、樟科植物以及降香、苏木和红木等。伪品除了形状跟真品有几分相似外，真品的其余性状它都不具备。伪品无特异香气，味淡，有些有樟脑、松油等特殊的香气；燃烧情况不确定，无沉香的香味。

二、沉香的品质研究

（一）本草著作中的规格

沉香在不同的本草中名称不同，如《南方草木状》云："木心与节坚黑，沉水者，为沉香；与水面平者，为鸡骨香；其根，为黄熟香；其干，为栈香；细枝紧实木烂者，为青桂香；其根节轻而大者，为马蹄香。"古代最早对沉香进行分类与分级的是宋朝的香茗大家丁谓，他将沉香分为"四名十二状"。"名"是对沉香的分级，四名指四种不同品级，分别为沉香、栈香、黄熟香、生结香。"状"则从外观来分类，"十二状"分别为："沉香"的八"状"，即乌文格、黄蜡、牛目、牛角、牛蹄、雉头、洎髀、若骨（自牛目态以下，土人别曰牛眼、牛角、牛蹄、鸡头、鸡腿、鸡骨）；"栈香"的二"状"，即昆仑梅格、虫镂；"黄熟香"的二"状"，即伞竹格、茅叶；"生结香"的一"状"，即鹧鸪斑。"四名十二状"可视作熟香与生香两大系统，熟香又称"脱落香"，是自然成香，沉香、栈香、黄熟香皆属之；生香即生结香，取不候其成，非自然者也，有生结沉香、生结栈香、生结黄熟等。此后的各朝代的香学名家论香，也都是以此为宗，略做修改。但都突出沉水者质优。本草中常见名称有以下几种。

1. 黄蜡沉　《本草蒙筌》载："沉香……若咀韧柔，或削自卷，此又名黄蜡沉也。品极精美，得者罕稀。"可见黄蜡沉是沉香中质量好，且较难得到的一品。

2. 沉香　《南方草木状》云："木心与节坚黑，沉水者为沉香。"《本草乘雅半偈》在伽南香条目下云："……入水沉底者为沉香……大都沉香所重在质，故通体作香，入水便沉……沉没水下者为上。"

3. 鸡骨香　指形态似鸡骨的沉香。《南方草木状》云："……沉香与水面平者，为鸡骨香。"其是栈香的一种。（图2-18）

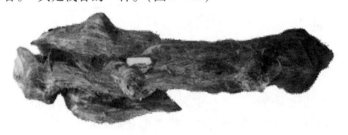

图2-18　鸡骨香

4. 黄熟香 黄熟香是沉香根部结的香，埋入土中，松软如土，一碰就碎，木质纤维组织结构松散，只剩下蜂窝状的香腺组织留存，黄色，故名黄熟香。因质地轻松，故不沉水，《本草乘雅半偈》在伽南香条目下云："凡三等，其一……入水轻浮者为黄熟。"《南方草木状》云："其根为黄熟香。"（图 2 – 19）

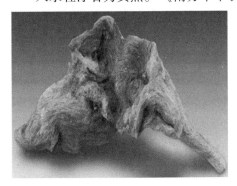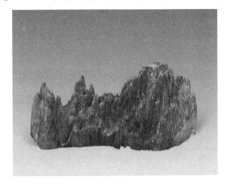

图 2 – 19 沉香的黄熟香图

5. 栈香 《南方草木状》云："沉水者为沉香，……其干，为栈香。"《本草乘雅半偈》在伽南香条目下云："……入水或浮，或半浮者为树香，栈香，速香也。"《本草拾遗》："栈香乃沉香之次者，出占城国，气味与沉香相类，但带木颇不坚实，亚于沉，而优于熟速。"形似刺猬身上的刺，有的大如斗笠。《南越志》云："最粗者为栈香。"《本草图经》曰："栈香中形如鸡骨者，为鸡骨香。形如马蹄者，为马蹄香。"（图 2 – 20）

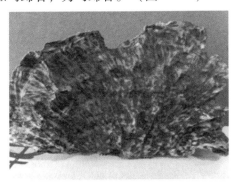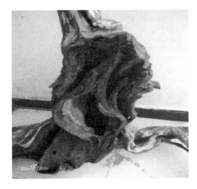

图 2 – 20 沉香的栈香图

6. 青桂香 《南方草木状》云："……细枝紧实未烂者，为青桂香。"依木皮而结者，谓之青桂，气尤清，可闻到清香，有如青花桂的香味。（图 2 – 21）

7. 马蹄香 "……其根节轻而大者，为马蹄香。"结在沉香树的根与地上部分交界处，是栈香的一种。

清代汪昂在《本草备要》中对沉香品级有较进一步的描述，其："如鹧鸪斑者，名黄沉；如牛角黑者，名黑沉；咀之软，削之卷者，名黄蜡沉，甚难得；浮者，名栈香；半沉者，名煎香；鸡骨香虽沉而心空，并不堪用。"又说："色黑沉水者良。"

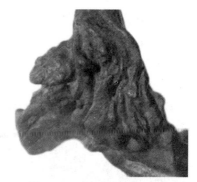

图 2 - 21　沉香的青桂香图

8. 奇楠 是沉香的一种，其亦产自沉香树（"奇楠"仅见于越南沉香，印尼沉香无此称法）。一般而言，奇楠较易呈块状，而非片状；其含油脂非常丰富，能刮下粉蜡状物质且能捏成团而不散；若以口嚼之有轻微辣味，黏牙，气味清香凉喉；燃烧时，香味醇厚、黑烟浓密，味道中夹有奶油味；颜色并不一定为黑色，可呈绿色、深绿、土黄、金丝黄、黑色等，传说还有白色、紫色等。有人即以其色泽不同区分为黄奇、红奇、白奇、黑奇等，由于数量少，且带有神秘色彩，因此市场上价格很高。

本草书籍中对出自沉香不同部位的异名记载没有大的改变。由此可知，鸡骨香、马蹄香、牛头香是因其形而得名；黄熟香即为根部所取；青桂香为细枝紧实不烂者；栈香为树干部位所得；煎香为半沉于水的香的总称。且在品质上分为三等，即沉于水者为上（沉香），半沉半浮者次之（栈香、煎香），浮者最次之（黄熟香）。

综上所述，历代本草所记载的黄蜡沉、鸡骨香、栈香、青桂香、马蹄香、黄熟香等，均是沉香的不同商品规格且有质量与等级的差别。这些都是主产于我国广西、广东、海南（以白木香为主）及越南等东南亚各国（以沉香为主）。

（二）现代分级规格

现在市场上的沉香有进口沉香和国产沉香两种，每种均有不同规格级别。

1. 国产沉香按商品质地及表面树脂部分（俗称油格）所占比例分为四个等级：一等沉香应无白木，身重结实，油色黑润，黑色油格占整块 80% 以上，燃之有油渗出，香气浓烈，无杂质，无霉变；二等沉香稍现白木，油色黑润或棕褐色，黑色油格占整块 60% 以上；三等沉香白木显多，黑色油格占整块 40% 以上；

四等沉香白木比较大，质疏松轻浮，黑色油格占整块 25% 以上。

2. 进口沉香现行的等级标准是按照卫生部（现卫生健康委员会）进口药材部颁标准规定，醇浸出物不得少于 15%。根据商品经营的情况分为三个等级：一级品醇浸出物为 25%～30%；二级品醇浸出物为 20%～25%；三级品醇浸出物为 15%～20%。进口沉香在性状上各等级之间现已没有细分。

越南沉香依颜色而分等级，参考陈让在《海外逸说》中记载沉香的颜色有五种：第一级为绿色，第二级为深绿色，第三级为金丝色（微黄），第四级为黄土色，第五级为黑色。印象中许多人以为沉香油脂的颜色是黑色，其实沉香其油脂含量越高的沉香其油脂是黑色的反而更加少见。沉香还有紫色及深红色等级，有关紫色沉香的等级，在《中药大辞典》及日本对沉香的分类方法中均有提及，紫色与绿色同是在沉香等级中属于最高级的颜色。

沉香依香味、外表可分绿棋、紫棋、黄棋、红棋、黑棋等。质软，指刻之如锥画沙，味辣有脂，嚼之黏牙，上者曰莺歌绿，色如莺毛，最为难得，切开奇楠的切面其为墨绿色，绿多黄少，其层次如同黄莺的羽毛带着闪亮的绿光；次曰兰花结（俗称紫棋或蜜棋），色嫩绿而黑，香味带甜，黏牙为其特色，年代很久的紫棋其实是绿棋转化而来的；又次曰金丝结，色微黄，是年份尚不足的绿棋，油脂切面黄多绿少，其香味虽好，但不持久；再次曰糖结，黄色，油脂切面为黄褐色，有可能是资浅的紫棋（故俗称红棋），香味以甜为主；下曰铁结（俗称黑棋），色黑，油脂较硬，口感以凉味为多，香味亦不持久。

质地越软的沉香，其含油量就会越高，沉香级数也会相对地提高，真正上好的沉香，正如《本草备要》所说的"咀之软，削之卷"，就好像在切年糕的情形，表示其中含的油质非常丰厚。

沉香的等级越高，沉香含油脂的浓度就会越高，等级越好的沉香，在点燃之后，沉香烧出来的香味就会越清醇而带有凉气，其味道温和且沁人心脾，无任何辛辣刺目感。具有相似香味的沉香（通常油脂的颜色也会一致）在做比较时，含油脂量较高的沉香，燃烧时发出的气味会更浓而且温和清冽。

用点燃之后沉香烧出来的香味来决定沉香的等级并不科学，因为个人对香味的感受及喜好是有所不同的，要用味道来决定沉香的品级，只能说是一种参考而已，不可当作唯一的指标，必须参考其他的品级鉴定条件。

第三节 沉香的药性、功能主治和配伍应用

一、沉香的药性

早期本草对沉香的药性了解甚少，多作香用，到五代时期才有提及。《名医别录》谓其"微温"，《海药本草》曰"味苦，温，无毒"，吴越所撰《日华子本草》中称"味辛，热，无毒"。可能纯度不同，四气有所不同。《本草纲目》中描述："辛，微温，无毒……咀嚼香甜者性平，辛辣者性热。"《本草通玄》云"沉香，温而不燥，行而不泄，扶脾而运行不倦，达肾而导火归元"，意为性温，主降，归脾、肾二经。《本草经疏》云"入足阳明、太阴、少阴，兼入手少阴、足厥阴经"，意为主入胃、脾、肾，兼入心、肝经。而《本草经解》又谓其"足少阳胆经、足厥阴肝经、手太阴肺经"，即入胆、肝、肺经。《雷公炮制药性解》云："沉香属阳而性沉，多功于下部，命肾之所由入也。"明代贾所学在《药品化义》中称："沉香，入肺、肾二经。纯阳而升，体重而沉，味辛走散，气雄横行，故有通天彻地之功，……且香能温养脏腑，保和卫气。若寒湿滞于下部，以此佐舒经药，善驱逐邪气；若跌扑损伤，以此佐和血药，能散瘀定痛；若怪异诸病，以此佐攻痰药，能降气安神。"总之，可见沉香性温或热，味辛、苦，归脾、胃、肾、肺经，有行、降之性，无毒。

现行的中药著作记载也大体相同，如《全国中草药汇编》中记载："辛、苦，微温。归脾、胃、肾经。"《中药大辞典》记载："辛，苦；温。入肾、脾、胃经。"《中华本草》记载："辛，苦；温。归肾、脾、胃、命门、肺、胆、肝经。"2015年版《中国药典》及历代药典也记以"辛、苦，微温。归脾、胃、肾经"。

综上所述，沉香性温，味辛、苦，主归脾、胃、肾经，兼归肺、胆、肝经。主行主降。无毒。

二、沉香的功能主治

沉香的功能主治多以行、降、温为主。《海药本草》曰："沉香主心腹痛，霍乱，中恶邪，鬼疰，清人神，并宜酒煮服之；诸疮肿宜入膏用。"内服可以酒服，外用以为膏。《日华子本草》云："沉香调中，补五脏，益精壮阳，暖腰膝，去邪气，止转筋吐泻、冷气，破癥癖，治冷风麻痹，骨节不任，湿风皮肤痒，心

腹痛，气痢。"此时对沉香的药用功效有了较为全面的认识。

宋代以后，对沉香临床应用的认识有了较大的发展，《本草衍义》曰："然《经》中止言疗风水毒肿，去恶气，余更无治疗。今医家用以保和卫气，为上品药，须极细为佳。今人故多与乌药磨服，走散滞气，独行则势弱，与他药相佐，当缓取效，有益无损。"其"保和卫气"与《日华子本草》中"调中，补五脏"相似。

明代《本草纲目》认为沉香还可"治上热下寒，气逆喘急，大肠虚闭，小便气淋，男子精冷"，并收集了治疗诸虚寒热、胃冷久呃、心神不足、肾虚目黑、胞转不通、大肠虚闭、痘疮黑陷等病症的药方。明代陈嘉谟《本草蒙筌》曰："补相火抑阴助阳，养诸气通天彻地。转筋吐泻能止，噤口痢痛可驱。"明代缪希雍在其《神农本草经疏》中谓："沉香治冷气、逆气、气郁、气结，殊为要药。"《本草通玄》云："扶脾而运行不倦，达肾而导火归元，有降气之功，无破气之害。"《药品化义》云："沉香有通天彻地之功，治胸背四肢诸痈及皮肤作痒。且香能温养脏腑，保和卫气。若寒湿滞于下部，此能佐舒经药，善驱除邪气；若跌扑损伤，以此佐和血药，能散瘀定痛；若怪异诸病，以此佐攻痰药，能降气安神。总之，疏通经络，血随气行，痰随气转，几属痛痒，无不悉愈。"

清代《本草述》中对沉香功效大加推崇，云："按诸香如木香之专调滞气，丁香之专疗寒气，檀香之升理上焦气，皆不得如沉香之功能，言其养诸气，保和卫气，降真气也。木香能疏导滞气，而沉之宜于气郁气结者，则有不同；木香能升降滞气，而沉之能升降真气者，则有不同；丁香能祛寒开胃，而沉之调中止冷者，则有不同；檀香能开发清阳，而沉之升降水火者，则有不同。"《本草新编》云："沉香，温肾而又通心，用黄连、肉桂以交心肾者，不若用沉香更为省事，一药而两用之也。但用之以交心肾，须用之一钱为妙，不必水磨，切片为末，调入于心肾补药中同服可也。"吴仪洛辑《本草从新》载："诸木皆浮，而沉香独沉，故能下气而坠痰涎。怒则气上，能平肝下气。能降亦能升，故能理诸气调中。"黄宫绣著《本草求真》云："能补火、暖精、壮阳。是以心腹疼痛，噤口毒痢，癥癖邪恶，冷风麻痹，气痢气淋，冷字气字宜审。审其病因属虚属寒，俱可用此调治……并妇女强忍入房，或过忍尿以致胞转不通。"清康熙年间著名医家张璐在其《本经逢原》中载："沉水香专于化气，诸气郁结不伸者宜之。温而不燥，行而不泄，扶脾达肾，摄火归元。主大肠虚秘，小便气淋及痰涎血出于脾者之要药。"《医林纂要》："坚肾，润命门，温中，燥脾湿，泻心，降逆气，凡一切不调之气皆能调之。并治噤口毒痢及邪恶冷风寒痹。"可看出，沉香的主要功能在于行气、温中、纳气，兼有保和卫气、暖精、壮阳之功。

而现今的《全国中草药汇编》中记载沉香可行气止痛、温中止呕、纳气平喘，用于胸腹胀闷疼痛、胃寒呕吐呃逆、肾虚气逆喘急，从主治看偏于行气。《中药大辞典》记载沉香可降气温中、暖肾纳气，用于治气逆喘息、呕吐呃逆、脘腹胀痛、腰膝虚冷、大肠虚秘、小便气淋、男子精冷，从应用看偏于降气暖肾。《中华本草》称其可行气止痛、温中降逆、纳气平喘，用于脘腹冷痛、气逆喘息、胃寒呕吐呃逆、腰膝虚冷、大肠虚秘、小便气淋。我国从 1953 年后的《中国药典》记载沉香功能与主治均依从《全国中草药汇编》中的记载。

在用药禁忌上面，《本草经疏》云："中气虚，气不归元者忌之；心经有实邪者忌之；非命门真火衰者，不宜入下焦药用。"《本草汇言》曰："阴虚气逆上者切忌。"《本经逢原》云："气虚下陷人，不可多服。"《本草从新》云："阴亏火旺者，切勿沾唇。"《雷公炮制药性解》云："然香剂多燥，未免伤血，必下焦虚寒者宜之。若水脏衰微，相火盛炎者，误用则水益枯而火益烈，祸无极矣。今多以为平和之剂，无损于人，辄用以化气，其不祸人者几希。"

三、沉香的配伍应用

（一）古代的沉香配伍应用

沉香的药用历史悠久，唐宋时期即有配伍应用。清代《本经逢原》对沉香的配伍有较全面描述，"凡心腹卒痛、霍乱中恶、气逆喘急者，并宜酒磨服之；补命门、三焦、精冷，宜入丸剂。同藿香、香附，治诸虚寒热；同丁香、肉桂，治胃虚呃逆；同紫苏、白豆蔻，治胃冷呕吐；同茯苓、人参，治心神不足；同川椒、肉桂，治命门火衰；同广木香、香附，治妇人强忍入房，或过忍尿以致转胞不通；同肉苁蓉、麻仁，治大肠虚秘。昔人四磨饮、沉香化气丸、滚痰丸用之，取其降泄也；沉香降气散用之，取其散结导气也；黑锡丸用之，取其纳气归元也。但多降少升，久服每致矢气无度，面黄少食，虚证百出矣"。沉香质重沉降，功能温中降逆，可用于脾胃虚寒、呕吐呃逆之症，常配合陈皮、半夏等药同用。沉香性温达肾，又能温肾助阳，对下元虚冷、肾不纳气的虚喘疗效颇佳，可与附子、补骨脂、五味子等同用。沉香芳香辛散、温通祛寒，能行气止痛，常用于寒凝气滞胸腹胀痛，可配合木香、乌药、槟榔等同用。一般用量三分至一钱，入煎应后下。研末冲服，每次 0.5~1g；亦可用原药磨汁服。下列一些重要的古典医籍有对沉香配伍应用的记载。

1.《太平惠民合剂局方》中沉香降气丸以香附（炒，去毛）四百两，沉香十八两半，缩砂仁四十八两，甘草（熌）一百二十两。治胸膈痞塞，心腹胀满，喘促短气，干哕烦满。上为细末。每服一钱，入盐少许，沸汤点服，空心食。

2.《本草汇言》中以沉香磨汁数分，以麦门冬、怀熟地各三钱，茯苓、山药、山茱萸肉各二钱，牡丹皮、泽泻、广陈皮各一钱。治阴虚肾气不归原。水煎，和沉香汁服。

3.《鸡峰普济方》中沉香丸以沉香一钱，乌药三钱，茯苓、陈皮、泽泻、香附子各半两，麝香半钱。治脾肾久虚，水饮停积，上乘肺经，咳嗽短气，腹胁胀，小便不利。上为细末，炼蜜和丸如梧子大。每服二、三十丸，熟水下。

4.《济生方》中四磨汤以人参、槟榔、沉香、天台乌药。治七情伤感，上气喘息，烦闷不食。上各浓磨，水和作七分盏，煎三、五沸，放温服。或下养正丹尤佳。

5.《张氏医通》中沉香化痰丸以半夏曲八两（用姜汁一小杯、竹沥一大盏制），黄连二两（姜汁炒），木香一两，沉香二两。治胸中痰热，积年痰火，无血者。上为细末，甘草汤泛为丸。空心淡姜汤下二钱。

6.《圣济总录》中沉香丸以沉香（锉）一两，青橘皮、陈橘皮（并汤浸去白，焙）、胡椒、蕟香子（炒）、楝实（锉，炒）、荜澄茄（炒）各半两。治伤寒虚痞，气逆呕吐。上七味，粗捣筛。每服二钱匕，水半盏，酒半盏，入葱白一握，煎至半盏，去滓热服。沉香汤卷五十五中以沉香（锉）一两，鸡舌香一两，薰陆香半两（研），麝香一分（研，去筋膜）。治久心痛。上为细末，每服三钱匕，水一中盏，煎至七分，去滓，食后温服。卷四十五中以沉香（锉）二两，白檀香（锉）二两，干姜（炮）三钱，白茯苓（去黑皮）一两，甘草（炙）一两，肉豆蔻（去壳，炮）一两，人参一两，木香一两。治谷劳身重，食已好卧，困倦嗜眠。上为粗末，每服二钱匕，水一盏，煎至七分，去滓，不拘时候温服。卷一二六中以沉香（锉）一分，丁香一分，木香一分，麝香（研）一分，连翘半两，黄芩（去黑心）半两，犀角（镑）一两半，升麻一两。治瘰疬毒肿。上为粗末，每服五钱匕，水一盏半，煎至八分，去滓温服，空心、日午、夜卧各一次。

7.《活人心统》中以沉香、紫苏、白豆蔻各一钱。治胃冷久呃。上为末。每服五七分，柿蒂汤下。

8.《方脉正宗》中以沉香磨汁八分，以当归、枳壳、杏仁泥、肉苁蓉各三钱，紫菀一两。治大肠气滞，虚闭不行。水煎，和沉香汁服。

9.《医垒元戎》中以沉香、木香各二钱。治胞转不通，或过忍小便所致，当治其气则愈，非利药可通也。上为末。白汤空腹服之，以通为度。

10.《普济方》中沉香阿胶散以沉香半两，阿胶（炙燥）半两，人参一两，桑根白皮（锉，炒）一两。治气弱痰涩咳嗽。上为粗末。每服二钱，水一盏，加生姜三片，煎至七分，去滓，食后服。小儿减半服。

11.《古代宫廷秘方》中以①沉香、白术、陈皮（去白）、白豆蔻仁、甘草（炙）各等分。治脾胃气弱，不进饮食。上为细末。每服二钱，水一杯，入盐少许，同煎至七分，和渣，食前热服。②沉香、丁香、木香、吴茱萸（洗净、焙干）、半夏（汤洗七遍，生姜汁制）各半两，水银、硫黄各一两（二味研令砂子星尽为度）。治停寒积饮，呕吐痰水，无问冷热不可食。上为细末，以生姜糊就和丸，如绿豆大，每服二三十丸，生姜汤下，不拘时候。③沉香、丁香、三棱、莪术、木香、没药、葶苈子、皂角、巴豆（槌去油）各等分。治膨胀气块，冷心痛，经脉不通，食积，气积，冷积或梅核气。上为细末，枣肉为丸，如樱桃大，每服一丸，空心凉开水送下。④沉香、丁香、木香、乳香、沉药、血竭各二钱，巴豆（去皮、净红）1枚。治背疔疮。上为末，然后入巴豆同研极细，重箩过，以瓷器盛之，黄蜡塞口。临用时，以生蜜调一丸，如小黄豆大，新汲井水送一，行三次，一般疮即愈合。若疮早久势大，药丸即以大黄豆大；若病势已急，口噤不能开，但得药下，无有愈，乃用一大丸，作二三五小丸，灌之，此药旋用旋丸，不可预丸，积久而无用矣。⑤沉香、麝香各一钱，细辛半两，升麻、藁本、藿香叶、甘松、白芷各二钱半，石膏四两，寒水石二两。治齿黄黑不白。上为细末，每日早晚揩牙。⑥沉香、麝香、零陵香、藿香叶、皂角（去皮子、炙）各一两，广明胶（碎炒如珠）、白丁香、丁香各半两，香白芷二两，龙脑（另研）二钱半，糯米一升。治干白面，润肤悦颜。上为细末。每日如常使用，洗髭发、手面。⑦沉香八两，木香二两，青盐五两，川楝子肉（青盐炒）五两，枳壳（去穰，酒浸后炒）、韭子（酒浸炒）各五两。治阳痿。成丸服用。

（二）现代的沉香配伍应用

沉香用途广泛，目前已加工成多种中成药，如十香止痛丸、时疫救急丹、大活络丹（丸）、清眩治瘫丸、人参再造丸、回天再造丸、偏瘫复原丸、沉香化滞丸、礞石滚痰丸、清心滚痰丸、竹沥达痰丸、黑锡丹、暖脐膏、周氏回生丹、舒肝丸、沉香舒气丸、沉香化气丸、理气舒心丸、十香丸、开郁顺气丸、苏合香丸、苏子降气丸、十五味沉香丸、金鹿丸、通窍镇痛散、紫雪（散）、再造丸、温经丸、茸坤丸、舒肝保坤丸、妇科通经丸、八宝坤顺丸（丹）、宁坤至宝丹、安神赞育丸、妇宁丸、小儿久嗽丸、梅花点舌丹、十六冬青丸、十香返生丹、七味广枣丸、八味沉香散、八味清心沉香散、消栓再造丸、洁白丸等。

1. 十香止痛丸

【药物组成】香附（醋炙）160g，乌药80g，檀香40g，延胡索（醋炙）80g，香橼80g，蒲黄40g，沉香10g，厚朴（姜汁炙）80g，零陵香80g，降香40g，丁香10g，五灵脂（醋炙）80g，木香40g，香排草10g，砂仁10g，乳香（醋炙）40g，高良姜6g，熟大黄80g。

【功能与主治】疏气解郁，散寒止痛。用于气滞胃寒，两胁胀满，胃脘刺痛，腹部隐痛。

2. 时疫救急丹

【药物组成】广藿香叶240g，香薷120g，薄荷30g，冰片9g，白芷30g，山慈菇30g，木香45g，檀香60g，丁香30g，沉香30g，姜厚朴60g，麸炒六神曲180g，茯苓120g，木瓜90g，醋炙红大戟30g，千金子霜30g，雄黄15g，甘草120g。

【功能与主治】祛暑散寒，升清降浊。用于暑湿及霍乱等病症，见有头晕发烧，脘腹胀满，恶心呕吐，肠鸣泄泻者。现代常用于急性胃肠炎，食物中毒等。

3. 沉香化滞丸

【药物组成】沉香6g，牵牛子（炒）6g，枳实（炒）6g，五灵脂（制）6g，山楂（炒）10g，枳壳（炒）10g，陈皮10g，香附（制）10g，厚朴（制）10g，莪术（制）10g，砂仁10g，三棱（制）4g，木香4g，青皮4g，大黄30g。

【功能与主治】理气化滞。用于饮食停滞引起的胸膈胀满，消化不良，吞酸嘈杂，腹中胀满。

4. 礞石滚痰丸

【药物组成】金礞石（煅）40g，沉香20g，黄芩320g，熟大黄320g。

【功能与主治】逐痰降火。用于痰火扰心所致的癫狂惊悸，或喘咳痰稠，大便秘结。

5. 清心滚痰丸

【药物组成】金礞石（煅）30g，大黄180g，沉香60g，黄芩180g，甘遂（醋炙）120g，牵牛子60g，猪牙皂60g，马舌子15g，人参15g，肉桂15g，金钱白花蛇（去头酒炙）6g，朱砂粉150g，人工牛黄21g，冰片36g，羚羊角粉24g，水牛角浓缩粉96g，珍珠粉15g。

【功能与主治】清心涤痰，泻火通便。用于顽痰蒙蔽心窍引起的神志错乱，语无伦次，哭笑无常，疯狂打闹，羊痫风症。

6. 竹沥达痰丸

【药物组成】黄芩200g，半夏（制）150g，大黄（酒制）200g，橘红200g，甘草100g，沉香50g。

【功能与主治】豁除顽痰，清火顺气。用于痰热上壅，咳喘痰多，大便干燥，顽痰胶结，烦闷癫狂。

7. 暖脐膏

【药物组成】当归80g，白芷80g，乌药80g，小茴香80g，八角茴香80g，木香40g，香附80g，乳香20g，母丁香20g，没药20g，肉桂20g，沉香20g，人工麝香3g。

【功能与主治】温里散寒，行气止痛。主治寒凝气滞，少腹冷痛，脘腹痞满，大便溏泻。

8. 周氏回生丹

【药物组成】五倍子60g，檀香9g，木香9g，沉香9g，公丁香9g，甘草15g，千金子霜30g，红大戟（醋炙）45g，山慈菇45g，六神曲（麸炒）150g，人工麝香9g，雄黄9g，冰片1g，朱砂18g。

【功能与主治】祛暑散寒，解毒辟秽，化湿止痛。用于霍乱吐泻，痧胀腹痛。

9. 舒肝丸

【药物组成】川楝子150g，延胡索（醋制）100g，白芍（酒炒）120g，片姜黄100g，木香80g，沉香100g，豆蔻仁60g，砂仁80g，厚朴（姜制）60g，陈皮80g，枳壳（炒）100g，茯苓100g，朱砂27g。

【功能与主治】舒肝和胃，理气止痛。用于肝郁气滞，胸胁胀满，胃脘疼痛，嘈杂呕吐，嗳气泛酸。

10. 沉香舒气丸

【药物组成】沉香195g，香附（醋炙）600g，青皮（醋炙）600g，枳壳（去

瓢，麸炒）600g，柴胡 300g，乌药 300g，木香 195g，郁金 600g，延胡索（醋
炙）600g，片姜黄 300g，五灵脂（醋炙）300g，厚朴（姜炙）600g，槟榔 600g，
草果仁 300g，豆蔻 117g，砂仁 117g，山楂（炒）300g，甘草 150g。

【功能与主治】舒气化郁，和胃止痛。用于肝郁气滞，肝胃不和所致的胃脘
胀痛，两胁胀满疼痛或刺痛，烦躁易怒，呕吐吞酸，呃逆嗳气，倒饱嘈杂，不思
饮食。

11. 沉香化气丸（片）

【药物组成】沉香 25g，香附（醋制）50g，木香 50g，陈皮 50g，六神曲
（炒）100g，麦芽（炒）100g，广藿香 100g，砂仁 50g，莪术（醋制）100g，甘
草 50g。

【功能与主治】理气疏肝，消积和胃。用于肝胃气滞，脘腹胀痛，胸膈痞
满，不思饮食，嗳气泛酸。

12. 沉香利气丸

【药物组成】沉香 60g，枳壳（麸炒）120g，青皮（醋制）240g，陈皮
120g，柴胡 30g，香附（醋制）120g，丁香 30g，木香 30g，厚朴（姜炙）60g，
砂仁 45g，佛手 60g，草豆蔻 45g，广藿香 30g，山楂（炒）180g，牵牛子（炒
焦）15g，白芍 120g，川芎 30g，延胡索（醋炙）60g，片姜黄 30g，郁金 60g，
冰片 60g，甘草 30g。

【功能与主治】理气行滞，健胃舒郁。用于肝胃气滞，消化不良，胸腹胀
满，嗳气吞酸，不思饮食。

13. 理气舒心丸

【药物组成】当归 66.6g，沉香 13.3g，茯苓 66.6g，木香 13.3g，香附（醋
制）66.6g，姜黄 13.3g，莪术（醋制）66.6g，蒲黄 20g，佛手 80g，五灵脂 20g，
陈皮 80g，枳实（炒）60g，青皮（醋制）80g，枳壳（炒）60g，麦芽（炒）
93g，香橼 120g，三棱（醋制）33.4g，丹参 26.6g。

【功能与主治】解肝郁，行气滞，祛胸痹。用于气滞血瘀证冠心病，心绞
痛，心律不齐，气短腹胀，胸闷心悸。

14. 十香丸

【药物组成】沉香 100g，木香 100g，丁香 100g，小茴香（炒）100g，香附
（制）100g，陈皮 100g，乌药 100g，泽泻（盐水炒）100g，荔枝核（炒）100g，
猪牙皂 100g。

【功能与主治】疏肝行气，散寒止痛。用于气滞寒凝引起的疝气，腹痛等症。

15. 开郁顺气丸

【药物组成】柴胡100g，乌药25g，枳壳（麸炒）25g，茯苓25g，白芍（酒炒）25g，甘草25g，姜半夏25g，木香25g，厚朴（姜炙）25g，香附子（醋制）50g，苍术（炒）25g，黄芩25g，莱菔子（炒）15g，六神曲（炒）25g，青皮（炒）75g，陈皮25g，槟榔50g，桔梗40g，栀子25g，沉香25g，川芎25g。

【功能与主治】开郁理气，健胃消食。用于胸膈胀满，两胁攻痛，胃脘痞闷，消化不良。

16. 苏合香丸

【药物组成】苏合香50g，安息香100g，冰片50g，水牛角浓缩粉200g，人工麝香75g，檀香100g，沉香100g，丁香100g，香附100g，木香100g，乳香（制）100g，荜茇100g，白术100g，诃子肉100g，朱砂100g。

【功能与主治】芳香开窍，行气止痛。用于中风，中暑，痰厥昏迷，心胃气痛。

17. 苏子降气丸

【药物组成】紫苏子（炒）145g，厚朴145g，前胡145g，甘草145g，姜半夏145g，陈皮145g，沉香102g，当归102g。

【功能与主治】降气化痰，温肾纳气。用于气逆痰阻之咳嗽喘息，胸膈满闷，咽喉不利，头昏目眩，腰痛脚弱，肢体倦怠等症。

18. 十五味沉香丸

【药物组成】沉香100g，藏木香150g，檀香50g，紫檀香150g，红花100g，肉豆蔻25g，高山辣根菜150g，悬钩子茎（去皮、心）200g，宽筋藤（去皮）100g，干姜50g，石灰华100g，广枣50g，诃子（去核）150g，毛诃子（去核）80g，余甘子100g。

【功能与主治】调和气血，止咳，安神。用于气血郁滞，胸痛，干咳气短，失眠。

19. 通窍镇痛散

【药物组成】石菖蒲125g，郁金125g，荜茇125g，香附（醋炙）125g，木香125g，丁香125g，檀香125g，沉香125g，苏合香125g，安息香125g，冰片37.5g，乳香125g。

【功能与主治】行气活血，通窍止痛。用于痰瘀闭阻，心胸憋闷疼痛，或中恶气闭，霍乱，吐泻。

20. 紫雪散

【药物组成】石膏 114g，北寒水石 114g，滑石 114g，磁石 114g，玄参 48g，木香 15g，沉香 15g，升麻 48g，甘草 24g，丁香 3g，芒硝（制）480g，硝石（精制）96g，水牛角浓缩粉 9g，羚羊角 4.5g，人工麝香 3.6g，朱砂 9g。

【功能与主治】清热开窍，止痉安神。用于热入心包、热动肝风证，症见高热烦躁，神昏谵语，惊风抽搐，斑疹吐衄，尿赤便秘。

21. 温经丸

【药物组成】党参 500g，黄芪 200g，茯苓 300g，白术（麸炒）500g，附子（制）100g，肉桂 300g，干姜 200g，吴茱萸（制）200g，沉香 100g，郁金 200g，厚朴（姜制）100g。

【功能与主治】养血温经，散寒止痛。用于妇女血寒，经期腹痛，腰膝无力，湿寒白带，血色暗淡，子宫虚冷。

22. 舒肝保坤丸

【药物组成】香附（醋炙）90g，沉香 12g，木香 12g，砂仁 12g，厚朴（姜炙）18g，枳实 12g，山楂（炒）18g，莱菔子（炒）18g，陈皮 18g，半夏（制）18g，草果（仁）18g，槟榔 18g，桃仁（去皮）12g，红花 6g，当归 24g，川芎 18g，益母草 30g，白芍 18g，五灵脂（醋炙）18g，官桂 12g，干姜 6g，蒲黄（炭）18g，艾叶（炭）18g，黄芪（蜜炙）24g，白术（麸炒）18g，茯苓 24g，山药 18g，防风 18g，山茱萸（酒炙）18g，阿胶 18g，黄芩 18g，木瓜 18g，石菖蒲 12g。

【功能与主治】舒肝调经，益气养血。用于血虚肝郁，寒湿凝滞所致的月经不调，痛经，闭经，产后腹痛，产后腰腿痛。

23. 梅花点舌丹

【药物组成】没药 30g，硼砂 30g，雄黄 30g，熊胆粉 30g，乳香 30g，血竭 30g，葶苈子 30g，冰片 30g，沉香 30g，蟾酥 60g，人工麝香 60g，朱砂 60g，牛黄 60g，珍珠 90g。

【功能与主治】清热解毒，消肿止痛。治疗毒恶疮，无名肿毒，红肿痈疖，乳蛾，咽喉肿痛。

24. 十六味冬青丸

【药物组成】冬青叶 150g，石榴 25g，石膏 75g，肉桂 50g，豆蔻 50g，木香

50g，丁香 50g，甘草 50g，白葡萄干 125g，沉香 75g，拳参 75g，荜茇 50g，肉豆蔻 50g，红花 50g，广枣 50g，方海 50g。

【功能与主治】宽胸顺气，止嗽定喘。用于胸满腹胀，头昏浮肿，寒嗽痰喘。

25. 沉香曲

【药物组成】沉香 200g，木香 200g，柴胡 100g，厚朴（姜制）100g，豆蔻 100g，砂仁 100g，郁金 100g，防风 400g，葛根 100g，乌药 400g，枳壳（麸炒）400g，陈皮 400g，桔梗 400g，槟榔 400g，炒麦芽 400g，炒谷芽 400g，前胡 400g，青皮（麸炒）400g，白芷 400g，檀香 300g，降香 300g，羌活 300g，藿香 300g，甘草 150g。

【功能与主治】疏表化滞，疏肝和胃。用于表邪未尽，肝胃气滞，胸闷脘胀，胁肋作痛，吞酸呕吐。

26. 沉香散

【药物组成】沉香 30g，砂仁 30g，苍术 40g，枳实 50g，麦芽（炒焦）40g，青皮 50g，紫苏叶 40g，细辛 20g，川芎 40g，桔梗 30g，茯苓 40g，甘草 10g，栀子 40g，厚朴（制）30g，香附（制）40g，木香 30g，山楂（焦）50g，陈皮 40g，藿香 40g，荆芥 40g，白芷 30g，防风 20g，薄荷 40g，半夏（姜制）40g，白芍 30g，葛根 40g。

【功能与主治】疏表化滞。用于风寒外侵，气滞不运，脘腹痞胀。

27. 沉香顺气丸

【药物组成】沉香 6g，砂仁 30g，广木香 30g，陈皮 90g，青皮（制）60g，陈佛手 300g，炒枳实 30g，白蔻仁 30g，粉甘草 30g。

【功能与主治】顺气，消食，化痰。用于寒湿气滞，胸腹胀满，咳嗽作呕。

28. 沉香舒郁丸（片）

【药物组成】木香 120g，沉香 100g，陈皮 100g，厚朴（姜制）100g，豆蔻 80g，砂仁 80g，枳壳（麸炒）70g，青皮（醋制）40g，香附（醋制）40g，延胡索（醋制）40g，柴胡 40g，姜黄 30g，甘草 30g。

【功能与主治】疏气开胃，解郁止痛。用于胸腹胀满，胃部疼痛，呕吐酸水，消化不良，食欲不振，郁闷不舒。

29. 朴沉化郁丸

【药物组成】香附（醋制）150g，厚朴（姜制）75g，木香 35g，枳壳（麸炒）50g，檀香 35g，陈皮 100g，沉香 35g，柴胡 35g，青皮（醋制）35g，延胡

索（醋制）35g，片姜黄 15g，莪术（醋制）25g，丁香 35g，高良姜 25g，肉桂
150g，豆蔻 35g，砂仁 35g，甘草 35g。

【功能与主治】疏肝解郁，开胃消食。用于肝气郁滞、肝胃不和所致的胃脘
刺痛，胸腹胀满，恶心呕吐，停食停水，气滞闷郁。

30. 宽胸舒气化滞丸

【药物组成】牵牛子（炒）120g，青皮（醋炙）12g，陈皮 12g，沉香 6g，
木香 6g。

【功能与主治】舒气宽中，消积化滞。用于肝胃不和、气郁结滞引起的两胁
胀满，呃逆积滞，胃脘刺痛，积聚痞块，大便秘结。

31. 平安丸

【药物组成】木香、香附（醋炙）、延胡索（醋炙）、青皮（醋炙）、枳实、
槟榔、沉香、山楂（炒）、六神曲（麸炒）、麦芽（炒）、豆蔻仁、砂仁、丁香、
母丁香、肉豆蔻（煨）、白术（麸炒）、茯苓、草果仁、陈皮各 30g。

【功能与主治】疏肝理气，和胃止痛。用于肝气犯胃所致的胃痛，胁痛，症
见胃脘疼痛，胁肋胀满，吞酸嗳气，呃逆腹胀。

32. 八味沉香散（丸）

【药物组成】沉香 200g，肉豆蔻 100g，广枣 100g，石灰华 100g，乳香 100g，
木香 100g，诃子（煨）100g，木棉花 100g。

【功能与主治】清心热，养心，安神，开窍。用于热病攻心，神昏谵语；冠
心病，心绞痛。

33. 十香返生丸

【药物组成】沉香 30g，丁香 30g，檀香 30g，土木香 30g，香附（醋炙）30g，
降香 30g，广藿香 30g，乳香（醋炙）30g，天麻 30g，僵蚕（麸炒）30g，郁金
30g，莲子心 30g，瓜蒌子（蜜炙）30g，金礞石（煅）30g，诃子肉 30g，甘草
60g，苏合香 30g，安息香 30g，人工麝香 15g，冰片 7.5g，朱砂 30g，琥珀 30g，
牛黄 15g。

【功能与主治】开窍化痰，镇静安神。用于中风痰迷心窍引起的言语不清，
神志昏迷，痰涎壅盛，牙关紧闭。

34. 八味清心沉香散

【药物组成】沉香 180g，广枣 180g，檀香 90g，紫檀香 90g，红花 90g，肉豆
蔻 60g，天竺黄 60g，北沙参 60g。

【功能与主治】清心肺，理气，镇静安神。主治心肺火盛，胸闷不舒等症。

35. 二十味沉香丸

【药物组成】沉香 200g，丁香 40g，木瓜 50g，肉豆蔻 40g，红花 130g，广枣 60g，藏木香 100g，石灰华 100g，鹿角 30g，乳香 50g，珍珠母 50g，木香 100g，马钱子 40g，诃子 150g，短穗兔耳草 100g，木棉花 60g，余甘子 100g，降香 150g，兔心 20g，牛黄 1g。

【功能与主治】调和气血，安神镇静。用于偏瘫，高血压，神志紊乱，口眼歪斜，肢体麻木，失眠。

36. 三十五味沉香丸

【药物组成】沉香 50g，香樟 40g，白沉香 30g，檀香 35g，降香 60g，天竺黄 50g，红花 50g，丁香 20g，肉豆蔻 17.5g，豆蔻 15g，草果 15g，诃子（去核）50g，毛诃子（去核）40g，余甘子（去核）50g，木香 50g，广枣 35g，藏木香 40g，悬钩木 75g，宽筋藤 50g，山奈 25g，木棉花 30g，马钱子 25g，乳香 25g，安息香 20g，巴夏嘎 40g，小伞虎耳草 40g，兔耳草 40g，多刺绿绒蒿 50g，打箭菊 50g，矮垂头菊 75g，丛菔 75g，石榴子 50g，铁棒锤 30g，野牛心 15g，麝香 0.5g。

【功能与主治】清瘟热，祛风，益肺，利痹。用于疠、热、隆相搏引起的疾病，热病初起，肺痼疾，肺铁布症，咳嗽气逆，痹症，心隆症，疑难的气血上壅等。

37. 沉香十七味丸

【药物组成】沉香 80g，苦参 40g，马钱子（制）20g，木香 40g，丁香 40g，肉豆蔻 40g，制草乌 60g，紫河车（干）20g，广枣 180g，黑云香 20g，兔心 40g，川楝子 20g，栀子 20g，马钱子（制）40g，旋覆花 20g，刀豆 40g，白萝卜干 40g。

【功能与主治】镇"赫依"通脉，止痛。用于治疗骨质增生，颈椎病，肥大性脊椎炎，肩周炎，坐骨神经痛，三叉神经痛，面瘫，面肌痉挛等引起的疼痛，瘀肿，功能障碍等症。

⨠⨠⨠ **参考文献**

[1] 中华人民共和国药典委员会．中华人民共和国药典（一部）[S]．北京：中国医药科技出版社，2015

[2] 李红念，梅全喜，陈宗良．沉香本草考证 [J]．亚太传统医药，2013，9（5）：30－32

[3] 梅全喜，林焕泽，李红念，等. 沉香的药用历史、品种、产地研究应用浅述 [J]. 中国中医药现代远程教育，2013，11（8）：85 – 88

[4] 李红念，梅全喜. 沉香的化学成分、药理作用和临床应用研究进展 [J]. 中国药房，2011，22（35）：3349 – 3351

[5] 梅全喜，李汉超，汪科元，等. 南药沉香的药用历史与产地考证 [J]. 今日药学，2011，21（1）：3 – 5

[6] 梅全喜，吴惠妃，梁食，等. 中山沉香资源调查与开发利用建议 [J]. 今日药学，2011，21（8）：487 – 490

[7] 吴惠妃，梅全喜，冯淑霞，等. 沉香质量考察 [J]. 今日药学，2013，23（2）：84 – 86

[8] 汪科元. 中药瑰宝——沉香 [M]. 广州：南方日报出版社，2005

[9] 郭桂明. 名贵中药材沉香的资源现状与真伪鉴别 [J]. 北京中医，2006，25（5）：293 – 294

[10] 童娅，刘浩. 沉香与一种沉香伪品的鉴别研究 [J]. 时珍国医国药，2006，17（12）：2552 – 2553

[11] 李时珍. 本草纲目（全四册·三）　[M]. 北京：中国书店出版社，1988：98

[12] 江向东，粟忠蓉. 沉香质量的快速分析 [J]. 中药材，1996，19（12）：632 – 634

[13] 肖培根. 新编中药志（第三卷）[M]. 北京：化学工业出版社，2002：244

[14] 杨峻山，陈玉武. 国产沉香化学成分的研究 I. 白木香酸和白木香醛的分离和结构鉴定 [J]. 药学学报，1983，18（3）：191 – 193

[15] 郑虎占，董泽宏，余靖. 中药现代研究与应用 [M]. 北京：学苑出版社，1998

[16] 戚树源，林立东，胡厚才. 白木香中色酮类化合物的形成 [J]. 中草药，2000，31（9）：658 – 660

[17] 杨小平，郭成坤，屈菊兰. 沉香质量的微分热重法研究 [J]. 中国现代应用药学，2000，17（5）：370 – 371

[18] 李凤琴，王广林. 一阶导数光谱法鉴别沉香及非习用进口沉香 [J]. 中药材，1994，17（1）：18 – 19

[19] 关彬. 沉香以及混淆品的简易鉴别研究 [J]. 中草药, 2000, 31 (7): 558 – 559

[20] 黄洁媚. 沉香的商品规格及真伪鉴别 [J]. 中药材, 1995, 18 (5): 242 – 244

[21] 李明星, 耿丽华. 沉香及其伪品鉴别 [J]. 时珍国医国药, 1999, 10 (11): 836 – 837

[22] 任为风, 程秀民. 沉香及其伪品的光谱鉴别 [J]. 基层中药杂志, 1997, 11 (2): 17 – 19

[23] 黄海波, 刘心醇, 楼步青. 香港商品伪沉香鉴别研究 [J]. 广东药学, 2002, 12 (4): 5 – 6

[24] 王家光, 刘雅琴. 沉香与伪品的鉴别 [J]. 北京中医药大学学报, 2001, 24 (3): 48

[25] 潘国良, 邵文杰. 沉香及其伪品的薄层色谱鉴别 [J]. 河南中医药学刊, 1994, 9 (6): 22 – 23

[26] 陈宗梁, 翁荣珍, 陈玉谊. 国产、进口沉香及伪品落水沉香的鉴别 [J]. 海峡药学, 1999, 11 (2): 47 – 48

[27] 杨锦鑫, 孙根芳. 沉香的质量分析与处理 [J]. 现代应用药学, 1993, 10 (3:) 26 – 27

[28] 宋立人. 《现代中药学大辞典》 (上册) [M]. 北京: 人民卫生出版社, 2001

[29] 徐金富, 朱亮峰, 陆碧瑶, 等. 中国沉香精油化学成分研究 [J]. 植物学报, 1988, 30 (6): 635 – 637

[30] 田耀华, 原慧芳, 倪书邦, 等. 沉香属植物研究进展 [J]. 热带亚热带植物学报, 2009, 17 (1): 98 – 104

[31] 于水永. 沉香炮制方法的改进 [J]. 中药材, 1991, 17 (7): 50

[32] 于水永. 对沉香炮制方法的改进一文的补充说明 [J]. 中药材, 1996, 19 (3): 157

[33] Compton J, Ishihara A. The Use and Trade of Agarwood in Japan [M]. TRAF-FIC Southeast Asia and TRAFFIC East Asia – Japancompilation, 2004: 1 – 21

[34] 王凌, 季申. 气相色谱法测定进口沉香中苄基丙酮的含量 [J]. 中草药, 2003, 34 (3): 226 – 228

第三章　沉香的制剂与炮制

沉香已有 2000 多年临床应用历史，其应用前是要经过炮制的，而且由于沉香是比较贵重的药材，古代医家多以沉香粉末入药制备成散剂、丸剂，现代沉香药用方式也多遵循古代用药方式并创新了一些新的用法，本章介绍沉香的制剂与炮制品种及方法。

第一节　沉香的制剂

沉香的制剂品种较多，通过搜索药智网、《中国药典》（2015 年版）一部，共检索到含有沉香类制剂 185 种，其中《中国药典》（2015 年版）一部收载42 种。

一、制剂类型与种类

沉香的制剂可以分为两类，一类是传统的中药制剂，以丸、散制剂偏多；另一类是现代的医院制剂及研究制剂，这一类多为新剂型制剂，包括胶囊、片剂、口服液、颗粒剂及酊剂等。主要制剂剂型种类及品种见表 3-1。

表 3-1　沉香制剂剂型品种表

剂型	种类	中成药名称
酊剂	1	消肿止痛酊
煎膏剂	1	参茸鹿胎膏
搽剂	2	百草油、通窍救心油
膏药	2	十香暖脐膏、暖脐膏
曲剂	2	沉香曲、法制半夏曲
酒剂	4	至宝三鞭酒、鸿茅药酒、三鞭补酒、古楼山跌打酒
口服液	4	至宝三鞭精、海龙蛤蚧口服液、减味紫雪口服液、雏凤精
颗粒剂	6	妇宁颗粒、胃福颗粒、复方制金柑冲剂、清喉利咽颗粒、痰喘半夏颗粒剂、新雪颗粒

续表

剂型	种类	中成药名称
片剂	13	八味沉香片、四方胃片、肝复乐片、沉香化气片、沉香舒郁片、参茸延龄片、胃活灵片、胃痛定、舒肝片、解暑片、新雪片、辟瘟片、礞石滚痰片
胶囊剂	18	八味沉香胶囊、九味沉香胶囊、小儿抗痫胶囊、女宝胶囊、贝羚胶囊、四方胃胶囊、生力胶囊、瓜霜退热灵胶囊、至宝三鞭胶囊、沉香化气胶囊、沉香安神胶囊、金利油软胶囊、胃疡安胶囊、胃复胶囊、恒制咳喘胶囊、梅花点舌胶囊、常松八味沉香胶囊、醒脑再造胶囊
散剂	22	二十九味羌活散、二十五味冰片散、二十五味阿魏散、十八味牛黄散、八味沉香散、八味清心沉香散、三花接骨散、小儿珍贝散、小儿清肺散、牛黄小儿散、牛黄清肺散、仲泽八味沉香散、沉香安神散、沉香散、宝宝牛黄散（牛黄小儿散）、保心包、通窍镇痛散、常松八味沉香散、婴宁散、清心沉香八味散、紫雪散、精制猴枣散
丸剂	110	二十五味珍珠丸、二十五味珊瑚丸、二十味肉豆蔻丸、二十味沉香丸、丁沉透膈丸、十五味沉香丸、十六味冬青丸、十六味杜鹃花丸、十香丸、十香止痛丸、十香返生丸、十香定痛丸、七十味珍珠丸、七味广枣丸、七味马钱子丸、人参女金丸、人参再造丸、人参再造丸（浓缩丸）、八味沉香丸、八宝坤顺丸、九香止痛丸（七香止痛丸）、三十五味沉香丸、大活络丸、小儿七珍丸、小儿久嗽丸、女胜金丹、开郁顺气丸、中风再造丸、仁青常觉、玉液丸、朴沉化郁丸、平肝舒络丸、白蔻调中丸、宁坤丸、再造丸、至宝三鞭丸、同仁大活络丸、回生再造丸、回春丹、竹沥达痰丸、全鹿大补丸、全鹿丸、壮腰健威丸（参茸大补丸）、产后补丸、羊痫疯癫丸、安坤赞育丸、安康心宝丸、防衰益寿丸、妇宁丸、妇科宁坤丸、妇科通经丸（保坤丹）、苏子降气丸、苏合香丸、时疫救急丸、佛山人参再造丸、龟鹿滋肾丸、沉香十七味丸、沉香化气丸、沉香化气丸（浓缩丸）、沉香化滞丸、沉香四宝丸、沉香降气丸、沉香顺气丸、沉香理气丸、沉香舒气丸、沉香舒郁丸、驱风苏合丸、坤顺丸、制金柑丸、和胃平肝丸、周氏回生丸、参茸卫生丸、参茸蛤蚧保肾丸、参茸黑锡丸、参桂鹿茸丸、茸坤丸、点舌丸、胃肠安丸、顺气消食化痰丸、胎产金丸（胎产金丹）、洁白丸、活络丸、神香苏合丸、秘制舒肝丸、健身全鹿丸、高血压速降丸、消栓再造丸、宽胸舒气化滞丸、梅花点舌丸、偏瘫复原丸、清心沉香八味丸、清心滚痰丸、清金宁肺丸、清涎快膈丸、清眩治瘫丸、绿萼点舌丸、琥珀化痰镇惊丸、喉痛丸、黑锡丹、御制平安丸、舒肝丸、舒肝丸（浓缩丸）、舒肝保坤丸、舒肝调气丸、舒郁九宝丸、温中镇痛丸、温肾全鹿丸、温经丸、增力再生丸、醒脑再造丸

二、制剂技术、工艺及质量标准研究

1. 沉香相关的制剂粉碎、提取工艺

沉香丸剂和散剂中，一般将沉香粉碎成细粉入药。陈文举等对慢肝福Ⅱ号丸中沉香粉碎程度进行考察，发现沉香粉碎成 80 目细粉，其沉香四醇含量为3.2mg/g；粉碎成 100 目最细粉时，其沉香四醇含量为 4.55mg/g，比细粉中含量提高 42.0%。香香镇痛丸中沉香即是粉碎成细粉的，在 40℃以下干燥 1 小时除去水分，在 20℃下粉碎成 200 目细粉。

沉香胶囊剂和颗粒剂中，沉香多用水提浓缩工艺，如瓜霜退热灵胶囊中取沉香等五味加水煎煮两次，煎液滤过，滤液合并，浓缩至适量；新雪颗粒中沉香水提浓缩成浸膏，沉香药渣粉碎成细粉。沉香也有用醇提工艺，如舒肝片，沉香使用不同浓度的乙醇回流提取 3 次，依次无水乙醇回流提取 2 小时、60% 乙醇提取2 小时、60% 乙醇提取 2 小时；冠心八味沉香胶囊中采用正交试验方法对醇提工艺和水提工艺进行研究，对沉香、广枣、旋覆花采用醇提工艺提取醇溶性有效成分，以乙醇浓度加液量、回流时间、回流次数作为考察因素，其最佳条件为：乙醇浓度为 60%，加液量为 10 倍，回流 3 次，每次 2 小时，对沉香药渣、木香、肉豆蔻等药材采用水提法提取水溶性有效成分，其最佳条件为加水量 12 倍，回流 2 次，每次 2 小时。

沉香酒剂用浸渍工艺提取沉香有效成分，如古楼山跌打酒，取沉香等三十二味药，用 50°白酒密闭浸渍 30 ~ 40 天。

其他提取工艺：沉香渗漉法提取工艺，如沉香舒郁片中沉香依次用乙醇、60% 乙醇作溶剂，进行渗漉。沉香的挥发油提取工艺，如清喉利咽颗粒的沉香以水蒸气挥发油提取；八味沉香滴丸中，取沉香等 4 味药材粉碎过 30 目筛，采用超临界二氧化碳萃取法提取挥发油，萃取压力 30MPa，萃取温度 50℃，萃取时间3 小时，得挥发油，用 β - 环糊精包合得挥发油包合物，将提取挥发油后的药渣加水提取 3 次，每次加 8 倍量水提取 3 小时，合并滤液，滤过，得水提取液和药渣。

2. 沉香相关的制剂成型工艺

扎冲十三味水丸每 1000g 药粉起模用粉量 43 ~ 44g，2 号筛选模，喷雾加水法，细粉加入包衣锅底部，可使小丸充分黏附药粉，减小粒度间差异，丸粒完整均匀、朱砂包衣、打光、干燥。慢肝福Ⅱ号丸中药材粉与中蜜（1：1.5）混合后

塑制法制丸，圆整度、色泽均匀度和表面光滑度等外观性状最佳。

张丽芳对舒肝片中制粒生产工艺进行优化，采用流化沸腾制粒，相对密度为 1.15 ~ 1.25 浸膏在 20 ~ 50℃，蠕动泵转速 20 ~ 35rpm，雾化压力 0.2 ~ 0.4MPa 喷雾制粒，流化沸腾制粒可缩短生产周期，节省 10 小时工时，薄膜包衣工序的最佳参数为：6% 包衣液浓度，流量 120mL/min，片床温度 30 ~ 40℃，包衣锅 6 ~ 8rpm 转速，其中包衣液浓度对包衣外观和崩解时间影响最大。

冠心活血胶囊成型工艺将原药材的醇提取物和水提取物合并浓缩至相对密度 1.05（60℃）清膏，19rpm 蠕动泵转速，110 ~ 120℃喷雾干燥，等量递加法加入挥发油包合物，混合，每 50g 干粉用 12mL 92% 乙醇搅拌 1 分钟制粒，干燥 0.5 小时。

益气定喘膏成型工艺：沉香等药研成 80 ~ 100 目细粉，松香粉碎成粗粉，加热完全熔化，先后逐次加入樟脑、凡士林、药粉、远红外陶瓷粉、仙石粉、薄荷冰和氮酮搅拌均匀，进行摊膏。

清心沉香八味滴丸采用正交实验法优选制备工艺，以基质种类、药物与基质配比、药液温度、冷却剂温度作为考察因素进行正交实验，其最佳制备工艺条件为：基质 PEG 4000 - PEG 6000（2∶1），药物与基质配比为 1∶2.5，药液温度为 95℃，冷却剂温度为 8 ~ 10℃。

3. 沉香类制剂质量标准研究

（1）显微鉴别观察：以沉香粉末入药的制剂中多采用显微观察沉香粉末显微结构，十五味沉香丸、苏合香丸、暖脐膏等显微观察到沉香的具缘纹孔导管，纹孔密，内含淡黄色或黄棕色树脂状物；十六味冬青丸、七味广枣丸、沉香化气丸等显微观察到沉香的纤维管胞壁略厚，有具缘纹孔，纹孔口人字状或十字状。在含有浸膏提取物制剂中显微鉴定沉香，样品粉末可用水溶解，过滤后取滤渣透化或滤渣直接用水装片显微观察，去除制片时由浸膏粉末产生的较深背景颜色，比较容易找到沉香的显微特征。

（2）定性鉴别研究：沉香定性鉴别一般选用薄层色谱鉴别方法，如七十味珍珠丸中沉香鉴别以正己烷 - 乙酸乙酯 - 甲酸（9∶1∶0.2）为展开剂，1% 香草醛的 10% 硫酸乙醇溶液为显色剂，加热至斑点显色清晰，供试品和沉香对照药材色谱相应的位置上，显相同的紫红色斑点。二十味肉豆蔻丸以石油醚（60 ~ 90℃）- 乙酸乙酯（5∶1）为展开剂，紫外光灯（365nm）显色，供试品和沉香对照药材色谱相应的位置上，显相同颜色的斑点。痰喘半夏颗粒用高效液相色谱法鉴别沉香，流动相：乙腈（A）－0.5%磷酸溶液（B），梯度洗脱（0min，15% A；24min，18% A；28min，38% A；59min，47% A）；检测波长：250nm，以沉香四醇对照品和沉香对照药材特征峰来鉴别沉香。

（3）含量测定研究：高效液相色谱法测定清心沉香八味散中沉香四醇含量，按《中国药典》（2015年版）一部沉香药材含量测定项下规定进行梯度洗脱，流速为1.0mL／min，柱温为30℃，检测波长为252nm，3批沉香八味散中沉香四醇的含量为2.53～2.60mg/g。高效液相色谱法检测沉香化滞丸中沉香四醇含量，以乙腈为流动相A，0.1%甲酸为流动相B，梯度洗脱（0～30min，12% A；30～40min，18～65% A）；检测波长：252nm；流速为1.0mL／min。7家生产企业63批样品中沉香四醇含量在0.3～108.2μg/g之间，数据分散度较大，需要加强药品生产流程管理。HPLC梯度洗脱法同时测定4家生产企业6批次沉香化滞丸中沉香四醇、柚皮苷、橙皮苷、新橙皮苷、和厚朴酚、大黄素、厚朴酚、木香烃内酯、去氢木香内酯、大黄酚、大黄素甲醚11种成分，流动相为水－乙腈，梯度洗脱（0～10min，20%乙腈；10～20min，20%～40%乙腈；20～24min，40%乙腈；24～26min，40%～52%乙腈；26～30min，52%乙腈；30～31min，52%～90%乙腈；31～35min，90%乙腈；35～40min，90%～100%乙腈；40～43min，100%乙腈；43～45min，100%～20%乙腈）；检测波长215nm，结果沉香化滞丸中沉香四醇含量在92.0～201.0μg/g。运用HPLC法同时测定藏药七十味珍珠丸中没食子酸、柯里拉京、沉香四醇、鞣花酸、西红花苷Ⅰ、西红花苷Ⅱ6种成分的含量，以0.2%磷酸－乙腈为流动相，梯度洗脱（0～10min，4% B；10～12min，4%→8% B；15～20min，8%→13% B；20～25min，13% B；25～50min，13%→15% B；40～50min，15%→18% B；50～70min，18%→22% B；70～90min，22%→29% B；90～100min，29% B），体积流量0.8mL／min；检测波长254nm，结果七十味珍珠丸中沉香四醇含量在58.3～295μg/g，不同厂家不同批次样品中6种成分含量有一定差异，其中柯里拉京和沉香四醇差异大，需要进一步讨论七十味珍珠丸质量不稳定的原因。

液质联用技术的发展，也可用于测定制剂中沉香含量。UPLC－MS/MS法检测洁白制剂中沉香的使用情况，沉香四醇母离子319.1，主要子离子301.1、255.2、91，48批洁白胶囊中沉香四醇含量在0.087～75.453μg/粒之间，3批洁白丸未检测出沉香四醇。

使用中药对照制剂评判制剂。采用中药对照制剂研究4家生产企业的37批沉香化气丸的百秋李醇、沉香四醇、甘草苷、芸香柚皮苷、橙皮苷、甘草酸、去氢木香内酯和木香烃内酯的总量、广藿香酮的含量，沉香四醇含量在 $0 \sim 96\mu g /g$ 之间，并拟定一级品、二级品限量，通过对照制剂和样品制剂对比，可判断生产企业的原料药材质量好坏、生产工艺是否规范。

（4）指纹图谱研究：潘玄玄等对沉香化气丸进行 UPLC 指纹图谱，标定 27 个共有峰，指认 12 个共有峰，20 批样品指纹图谱的相似度均≥0.98。通过聚类分析可将样品聚为 3 类，结合主成分分析、正交偏最小二乘法－判别分析发现芸香柚皮苷、橙皮苷、甘草苷、木香烃内酯等 7 个成分是造成不同批次样品差异性的主要标记物。青旺旺等人对沉香化气片进行气相色谱指纹图谱，确定了 11 个共有峰，指认 10 个共有峰，20 批样品的相似度 >0.95，采用系统聚类分析可将样品聚为 2 类，进行主成分分析，D－柠檬烯、樟脑、乙酸龙脑酯、4，7－methanoazulene、α－布藜烯等主要标记物是造成不同批次样品差异的主要成分。

现阶段，对于沉香类制剂中沉香质量标准研究多关注显微鉴别、对照药材薄层鉴别和沉香四醇含量测定，缺少沉香制剂中多成分、多靶点、多途径治疗疾病的作用机制阐释，不能说明沉香类制剂的整体药效，因此利用 UPLC－Q－TOF/MS 技术对沉香制剂的化学成分进行定性、定量分析，研究药物在体内吸收、分布、代谢情况，分析沉香化学成分在体内外的变化，探索药物起效的物质基础，建立沉香类制剂的指纹图谱，同时测定多种指标成分含量，利用网络药理学来研究沉香类制剂，构建"中药复方－成分－作用靶点－疾病－关键通路"多维、多层次网络图；加强中药对照制剂研制，和企业生产的药品对照，可以进一步反映企业产品所用的药材是否道地、优质，炮制是否规范和是否遵守国家药品监督管理局批准的生产工艺规程。

第二节　沉香的炮制

关于沉香的炮制方法在古代本草中有不少记载，切制方面多数是粉碎成细粉，如《肘后备急方》中是"令破如豆粒"，《雷公炮炙论》中记载："凡使，须要不枯者，如觜角硬重，沉于水下为上也，半沉者次也。夫入丸散中用，须候众药出，即入拌和用之。"《史载之方》云"磨"，《小儿药证直诀》中"捣碎"，《太平惠民合剂局方》载"凡使，先别锉碎，捣罗为细末，方入药用"，《炮炙大法》载"凡用沉香、木香、乳没……须研极细"。《本草纲目》一法是沿用《雷公炮炙论》，另法是："欲入丸散，以纸裹置杯中，待燥研之；或入乳钵以水磨粉，晒干亦可。若入煎剂，惟磨汁临时入之。"《本草原始》云"锉末或以水磨粉晒干"，《景岳全书》云"磨汁"。另有"锉""研""镑""磨细澄粉，忌见火"等粉碎方法。

炙法有酒炙，如《博济方》中是"用好酒三升，浸两伏时，银器中文武火熬成膏，乳钵内研如糊"。《圣济总录》载"锉一两，杵末好酒三升同干柿浸半日文武火熬成膏研粉入药"，这可能也是《中国药典》作为质量标准要测其醇溶性浸出物的原因吧。另有"酒浸一宿""酒磨"等。蜜炙，如《奇效良方》云"一两，炼蜜半斤，煎五十沸，别贮"。

另有《外科启玄》中用"焙"法。

现代的炮制法规中多要求净制时除去干枯的白木，切制时劈成小块，用时捣碎或研成细粉（图3-1），进口沉香则先用水浸泡12~24h，再蒸1h后镑成厚1mm的片。有人用去筛的粉碎机粉碎，即成粗末，这种加工方法不但加工效果好，可直接入煎剂，而且工作效率可提高十几倍。将加工后的沉香粗粉分成小包装，以PVC袋密封，既便于调剂，又能防止其挥发性物质的散失。

2015年版《中国药典》的炮制方法也是净制时除去干枯的白木，切制时劈成小块，用时捣碎或研成细粉（图3-1）。

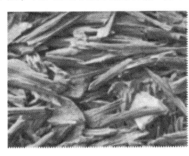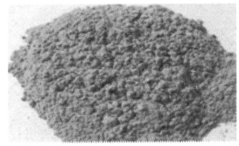

图3-1 沉香的现代常用炮制品

>>> **参考文献**

[1] 国家药典委员会. 中华人民共和国药典一部 [S]. 北京：中国医药科技出版社，2015.

[2] 梅全喜. 香药-沉香 [M]. 北京：中国中医药出版社，2016.

［3］董鹏鹏，李红念，梅全喜，等．南药沉香的临床应用研究进展［J］．时珍国医国药，2015，26（11）：2744 – 2746.

［4］李红念，梅全喜，陈宗良．沉香本草考证［J］．亚太传统医药，2013，9（5）：30 – 33.

［5］陈文举．慢肝福Ⅱ号丸制备工艺及质量标准研究［D］．新乡：新乡医学院，2017.

［6］李进才．香香镇痛丸制备工艺的研究［J］．中医药学刊，2005（01）：90 – 91.

［7］张丽芳．舒肝片的制剂工艺改进和质量标准提高［D］．天津：天津大学，2014.

［8］王娟，宋宏春．冠心八味沉香胶囊醇提和水提工艺研究［J］．中国民族医药杂志，2011，17（2）：68 – 70.

［9］魏永义，李怀平，王朔．八味沉香滴丸制备方法研究［J］．中医药导报，2014，20（8）：79 – 81.

［10］薛光辉，宋宏春，岳秀峰．扎冲十三味水泛丸成型工艺的研究［J］．中国民族医药杂志，2011，17（12）：56 – 57.

［11］张瑞霞，苗培福．蒙药冠心活血胶囊制粒工艺研究［J］．中国民族医药杂志，2012，18（9）：50 – 52.

［12］陈刚．环保型益气定喘膏的制作工艺及临床应用［J］．中医外治杂志，2005，14（2）：48 – 49.

［13］景舒，马志平．正交实验法优选清心沉香八味滴丸制备工艺［J］．时珍国医国药，2007（2）：453 – 454.

［14］郭斌．痰喘半夏颗粒质量标准研究［D］．南京：南京中医药大学，2019.

［15］郭斌，郭青，叶晓芸．痰喘半夏颗粒质量标准研究［J］．药学与临床研究，2019，27（3）：175 – 179.

［16］那顺白乙拉，孟和．HPLC 法测定清心沉香八味散中沉香四醇的含量［J］．中国民族民间医药，2017，26（12）：11 – 13.

［17］刘东升，徐继军，苏蕊，等．沉香化滞丸的质量标准提升研究［J］．中国医药导刊，2019，21（6）：359 – 364.

［18］段芳芳，江雯雯，吴珊湖，等．HPLC 法同时测定沉香化滞丸中 11 种成分［J］．中草药，2019，50（9）：2094 – 2100.

［19］徐文龙，梁源，王张，等 . HPLC 法同时测定七十味珍珠丸中 6 种成分［J］.
中成药，2017，39（10）：2072 - 2076.

［20］武嘉庚，杨凤梅，张炜，等 . UPLC - MS/MS 法检测洁白制剂中沉香的使用
情况［J］. 实用药物与临床，2019，22（12）：1303 - 1306.

［21］陈馥，周颖仪，李华，等 . 基于对照制剂的沉香化气丸多组分含量测定研
究［J］. 药物分析杂志，2019，39（10）：1771 - 1780.

［22］潘玄玄，宋粉云，林秀莲，等 . 沉香化气丸的 UPLC 指纹图谱与化学模式
识别［J］. 中国实验方剂学杂志，2017，23（19）：105 - 110.

［23］青旺旺，施宇涛，杨林，等 . 基于挥发性组分的气相色谱指纹图谱评价沉
香化气片质量［J］. 色谱，2019，37（11）：1235 - 1240.

［24］马迪，马桂琴 . 基于网络药理学探讨四妙勇安汤治疗银屑病关节炎的作用机
制预测研究［J/OL］. 中国中药杂志：1 - 12［2020 - 02 - 29］. https：//
doi. org/10. 19540/j. cnki. cjcmm. 20200225. 401.

第四章　沉香的化学成分

沉香为瑞香科植物白木香 [*Aquilaria sinensis* (Lour.) Gilg] 含树脂的木材，白木香又名土沉香、牙香树、女儿香、莞香，是我国特有的一种热带亚热带常绿乔木。白木香的主要产地为广东、海南、广西、福建等省区。自 20 世纪 80 年代以来，我国学者就对白木香化学成分进行了研究，主要集中于产香的树脂心材部位，即沉香。沉香是健康的白木香树受到自然因素（雷劈、火烧、微生物入侵等）或人为因素（砍伤、打洞、接菌等）的作用而渐渐形成的，其主要包括倍半萜类和 2 -（2 - 苯乙基）色酮类。对白木香的花、果实、果皮、树干等部位的化学成分及生物活性研究始于 2008 年，主要含有黄酮、苯甲酮、木脂素、苯丙素、萜类、生物碱、甾体及其他酚性化合物等化学成分，与沉香药材化学成分有很大的不同。白木香不同的植物部位具有一定的抗肿瘤、抗菌、镇痛、抗炎、降糖等功能。

不同方法结香的沉香所含的化学成分不同，市场上沉香的质量也良莠不齐，为进一步加强沉香药材的有效性控制，最大力度的禁止伪劣沉香进入医药市场，提高药用沉香质量，使人们可安全、有效的用药，2015 年版《中国药典》关于沉香标准的修订加强了沉香的专属性鉴别和含量测定项设定。

2015 年版《中国药典》沉香标准与旧版相比，沉香的质量标准在多个方面都有提升。2010 年版《中国药典》中沉香标准仅对沉香的来源、性状、鉴别（显微鉴别、化学鉴别、薄层鉴别）、浸出物含量进行了规定，2015 年版标准新增特征图谱（类似于人类的指纹图谱），见图 4 - 1。供试品特征图谱中应呈现 6 个特征峰，并应与对照药材参照物色谱峰中的 6 个特征峰相对应，其中峰 1 应与对照品参照物峰保留时间相一致。2015 年版《中国药典》为沉香量身订做了带"指纹"的身份证，拥有这个"身份证"才是真正的药用沉香。

不仅如此，为提高药用沉香的质量标准，2015 年版《中国药典》标准中还增加了"沉香四醇"的含量标准，这意味着在沉香的检测中，即使达到前面五项的标准（包括特征图谱），如果沉香四醇的含量少于 0.10%，受检的药材仍然

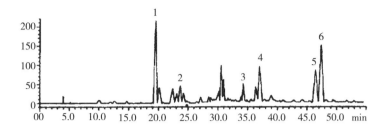

图 4 - 1　2015 年版《中国药典》沉香标准新增对照特征图谱

6 个特征峰中 峰 1：沉香四醇；峰 3：8 - 氯 - 2 - （2 - 苯乙基）- 5，

6,7 - 三羟基 - 5,6,7,8 - 四氢色酮；峰 5：6,4′-

二羟基 - 3′ - 甲氧基 - 2 - （2 - 苯乙基）色酮

不能作为药用沉香进入市场，这就为人们安全有效用药提供了必要的保障。2015 年版《中国药典》的沉香四醇含量测定方法是：取本品粉末（过三号筛）约 0.2g，精密称定，置具塞锥形瓶中，精密加入乙醇 10mL，称定重量，浸泡 0.5h，超声处理（功率 250W，频率 40kHz）1h，放冷，再称定重量，用乙醇补足减失的重量，摇匀，静置，取上清液滤过，取续滤液，即得。测定法为分别精密吸取对照品溶液与供试品溶液各 10μL，注入液相色谱仪，测定，即得。本品按干燥品计算，含沉香四醇（$C_{17}H_{18}O_6$）不得少于 0.10%。

第一节　沉香化学成分

对沉香（白木香）化学成分的研究主要始于 2008 年，虽然起步较晚，但仍然取得了较大的进展。目前已从白木香中分离得到黄酮类、苯甲酮类、呫酮类、木脂素类、苯丙素类、萜类、甾体类、生物碱类、简单酚类以及其他类型的化合物。

一、沉香的化学成分简介

1. 黄酮类　黄酮类成分在白木香的叶、果实以及树干中均有分布，是白木香中一类主要的成分。据报道，其中黄酮苷白木香苷 A_1 和 aquisiflavoside 有一氧化氮（NO）抑制活性，5 - O - methylapigenin 7 - O - β - D - glucoside 有抗炎活性。

2. 苯甲酮类　苯甲酮类化合物在白木香中相对较少，其中鸢尾酚酮有抑制中性粒细胞呼吸爆发的作用。

3. 𠮶酮类　目前，在白木香中只报道了 2 个酮类化合物：aquilarixanthone 和芒果苷。据报道，芒果苷有抑制中性粒细胞呼吸爆发的作用。

4. 木脂素类　木脂素类成分在白木香未结香的树干部位有较为广泛的分布，且具有多种骨架类型，如四氢呋喃类、联苯四氢萘类、苯骈呋喃类、降木脂素及 4 个其他类木脂素。

5. 苯丙素与简单酚性化合物　从白木香中分离得到了苯丙素类化合物和简单酚性化合物。

6. 萜类　白木香中分离得到的萜类成分有倍半萜、二萜及三萜，没有单萜类成分。彭可等从白木香树干中分离得到 1 个降倍半萜（aquilarin B）。二萜类成分中，丹参酮类化合物具有抗肿瘤、抗菌消炎、抗过敏、调节组织修复与再生、抗脂质过氧化和清除自由基等多种药理活性。三萜类成分包括葫芦烷型四环三萜，是从白木香果实及树干中分离得到的，葫芦烷型四环三萜有保肝、抗炎、抗肿瘤、提高免疫力、抗生育及昆虫拒食等作用。从叶子中也可分离得到的四环三萜及五环三萜，五环三萜具有抗肿瘤、抗炎抗菌、护肝、抗 HIV 等作用。

7. 甾体类化合物　从白木香的树干、叶、树皮和果实中分离得到了多个甾体类成分。

8. 生物碱及其他化合物　从白木香中分离得到了生物碱类成分，还有多个其他类化合物。林峰等分离得到 6 - 羟基 - 2 - [2 - (4 - 羟基苯基)乙基]色原酮，此化合物是沉香的特征性成分，是首次从白木香植物中分离得到的。

9. 挥发油　从白木香的种子中得到了挥发油成分。吴惠妃等经 GC - MS 分析，鉴定了 9 个化学成分，其中含量最高的为角鲨烯（41.345%），其次为油酸乙酯（32.233%）和 n - hexadecanoic acid（16.708%）。

徐维娜等从白木香果皮中共获得 131 个色谱峰，检出 28 个化合物，其中芳香族化合物含量占挥发性成分的 7.79%，倍半萜占 5.44%，脂肪酸相对含量为 3.08%，同时检出两个 2 - (2 - 苯乙基)色酮类和一个色原酮成分，总相对含量为 12.3%。

二、沉香化学成分结构

沉香（白木香）不同部位含有不同的化学成分，其化合物名称及分子式见表4-1～表4-6，其化合物结构式如下所示。

	R_1	R_2	R_3	R_4
1	CH_3	CH_3	H	OH
2	CH_3	CH_3	OCH_3	OH
3	CH_3	CH_3	OH	OH
4	CH_3	H	H	OH
5	H	H	OH	OH
6	CH_3	H	OH	OH
7	CH_3	H	OCH_3	OH
8	H	CH_3	H	OCH_3
9	H	CH_3	H	OH
10	CH_3	H	H	$OGlc^6-^1Xyl$
11	CH_3	H	H	OGlc
12	H	CH_3	H	$OGlc^6-^1Xyl$
13	CH_3	CH_3	OCH_3	$OGlc^6-^1Xyl$
14	CH_3	CH_3	H	$OGlc^6-^1Xyl$
15	CH_3	CH_3	OCH_3	OGlc
16	H	CH_3	H	OGlc
17	CH_3	H	OCH_3	OGlc
18	CH_3	CH_3	H	OGlc
19	H	CH_3	H	H
20	CH_3	H	H	$OGlc^6-^1Glc$
21	Glc	H	H	OCH_3
22	CH_3	H	OCH_3	$OGlc^6-^1Xyl$
23	CH_3	CH_3	OCH_3	OCH_3
24	CH_3	CH_3	H	OCH_3

25 R$_1$=Glc,R$_2$=H,R$_3$=OH,R$_4$=OH,R$_5$=OH,R$_6$=H

26 R$_1$=H,R$_2$=H,R$_3$=H,R$_4$=OH,R$_5$=Gal,R$_6$=Glc

27 R$_1$=H,R$_2$=H,R$_3$=H,R$_4$=OCH$_3$,R$_5$=OGlc A,R$_6$=OH

28 R$_1$=H,R$_2$=H,R$_3$=OH,R$_4$=Glc A,R$_5$=OH,R$_6$=H

29 R$_1$=CH$_3$,R$_2$=CH$_3$,R$_3$=OCH$_3$,R$_4$=OH,R$_5$=H,R$_6$=OCH$_3$

32 R$_1$=H,R$_2$=H,R$_3$=H

33 R$_1$=H,R$_2$=H,R$_3$=Rha

34 R$_1$=Glc,R$_2$=Glc,R$_3$=H

35 R$_1$=H,R$_2$=H,R$_3$=Rha^4–^{1}Glc

36 R$_1$=H,R$_2$=Glc,R$_3$=H

38 R$_1$=OH,R$_2$=Xyl

39 R$_1$=H,R$_2$=Glc

30

31

37

40 R$_1$=R$_2$=H,R$_3$=R$_4$=OCH$_3$

41 R$_1$=R$_2$=H,R$_3$=OCH$_3$,R$_4$=H

42 R$_1$=R$_2$=H,R$_3$=R$_4$=H

43 R$_1$=R$_2$=Glc

44 R$_1$=H,R$_2$=Glc

45

46

47

48

49

50

51

52

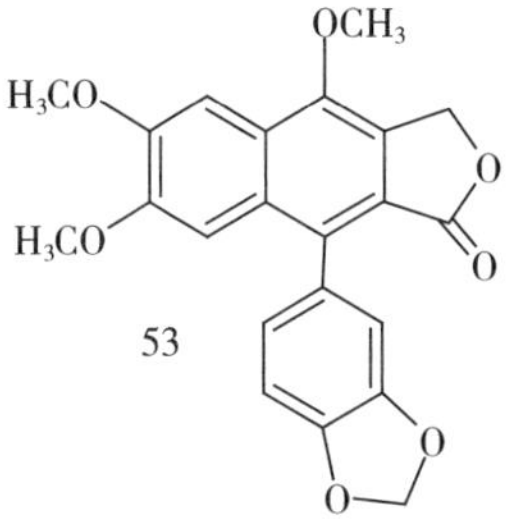

53

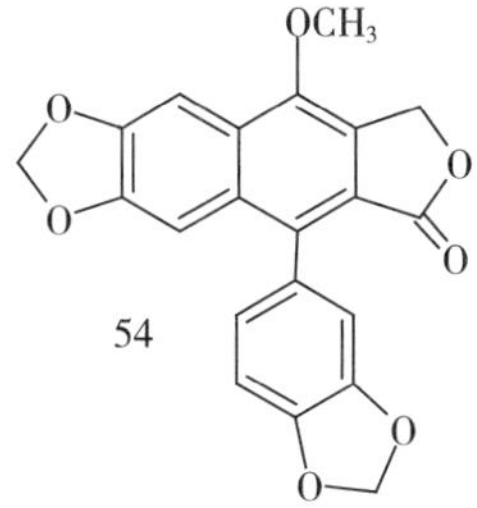

54

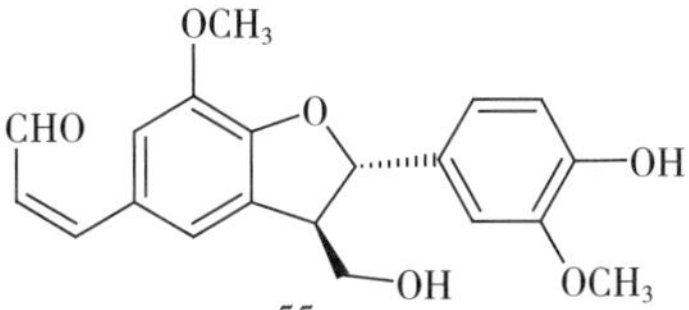

55

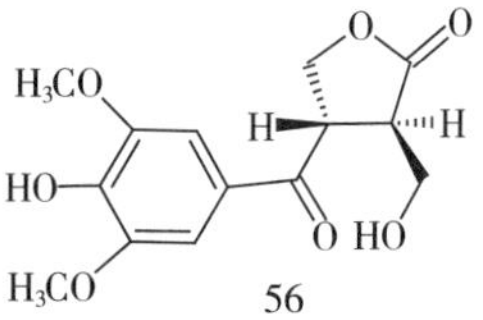

56

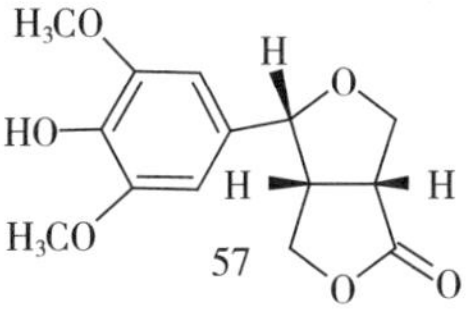

57

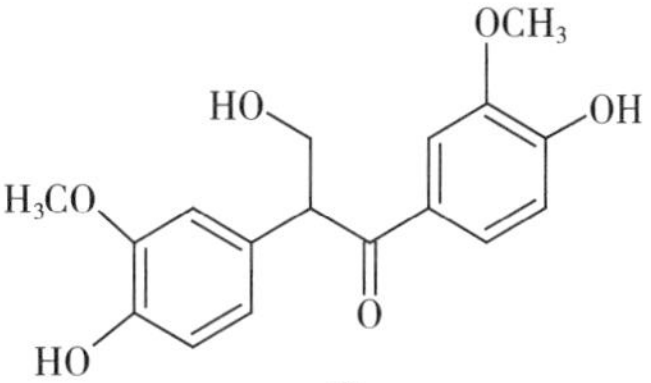

58

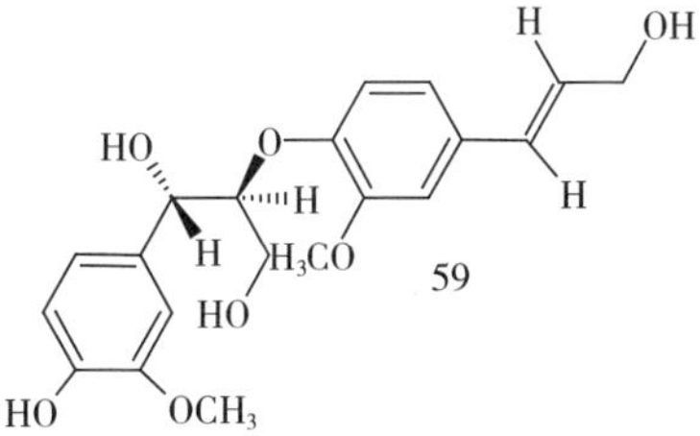

59

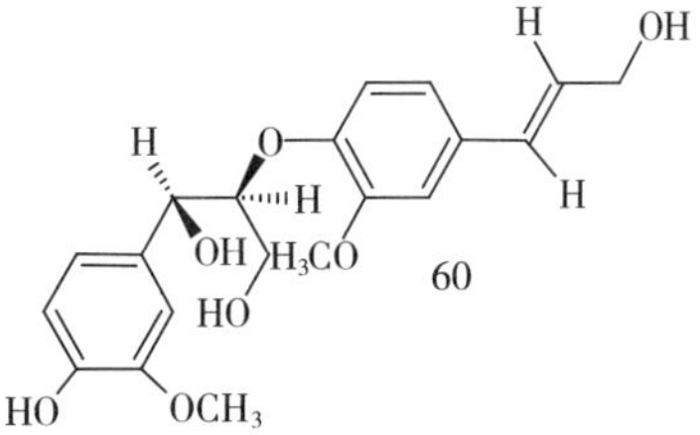

60

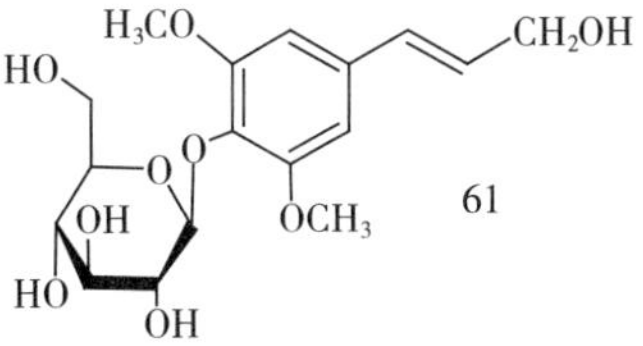

61

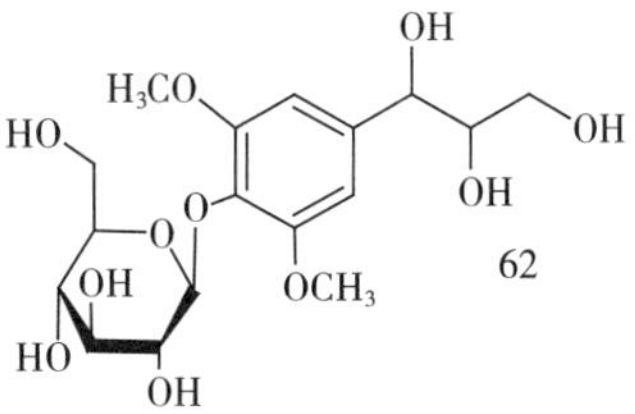

62

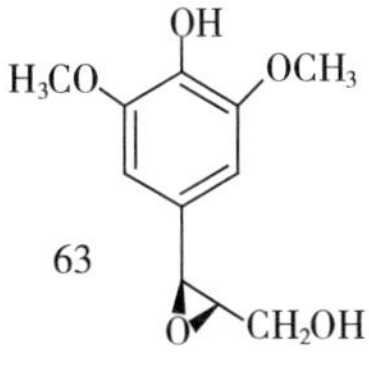

63

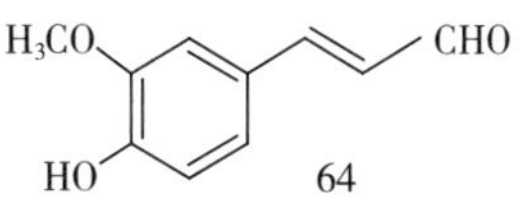

64

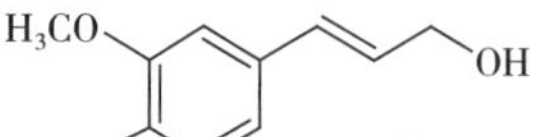

65

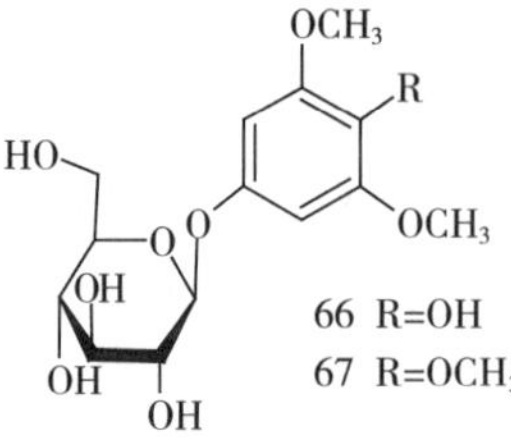

66 R=OH
67 R=OCH₃

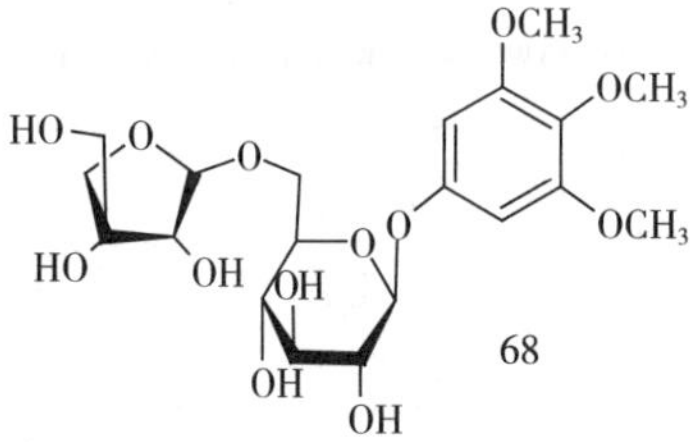

68

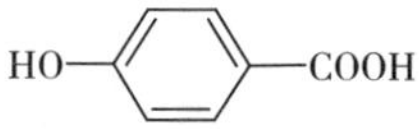

69

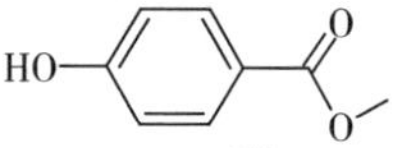

70

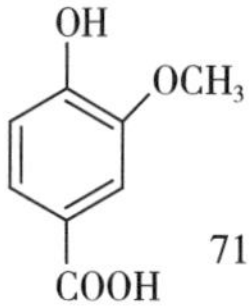

71

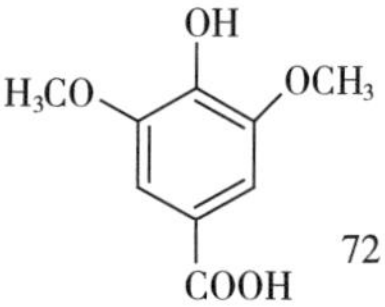

72

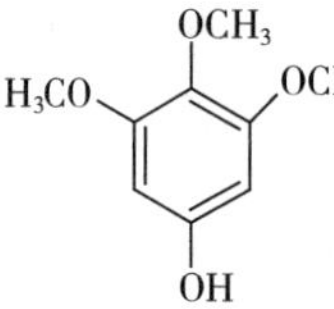

73

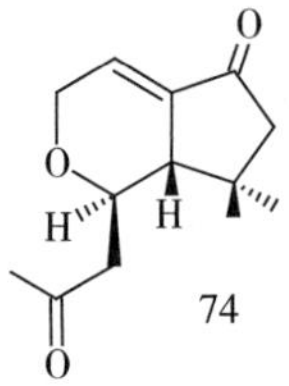

74

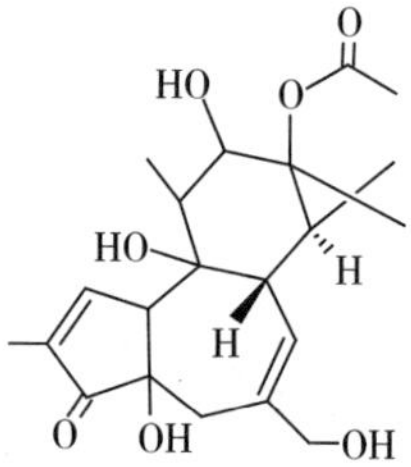

75

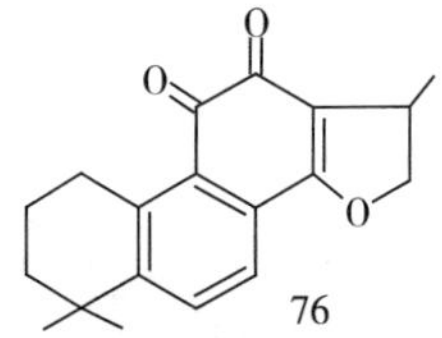

76

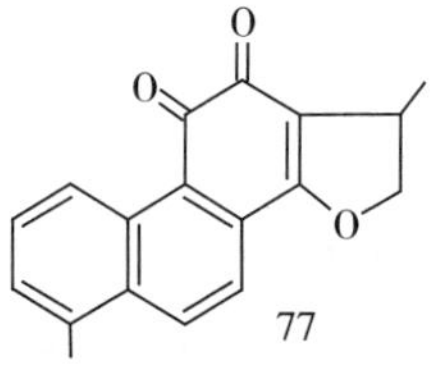

77

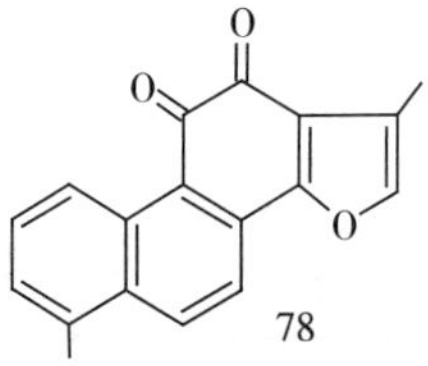

78

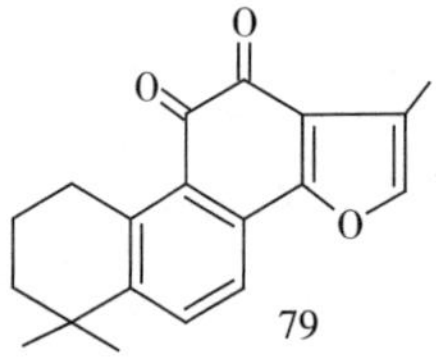

79

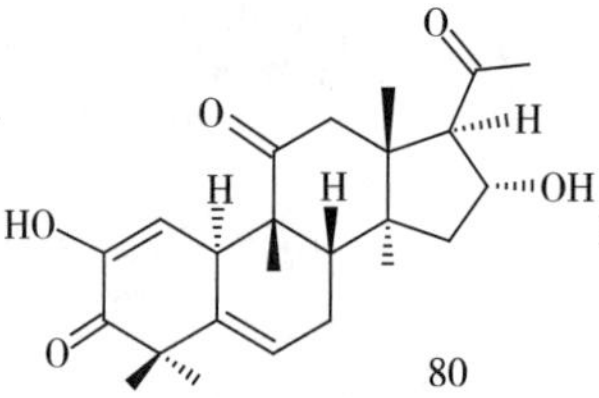

80

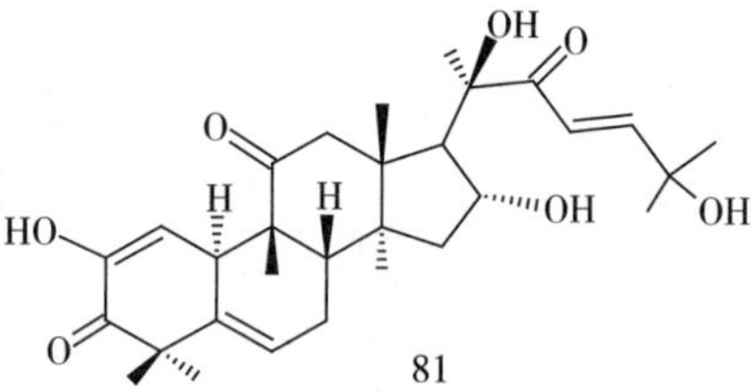

81

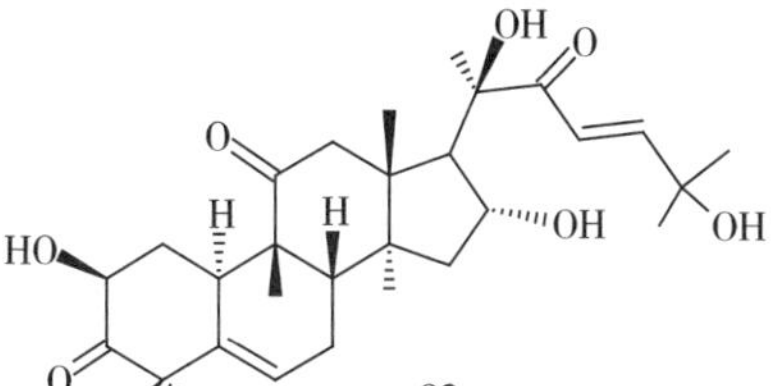

82

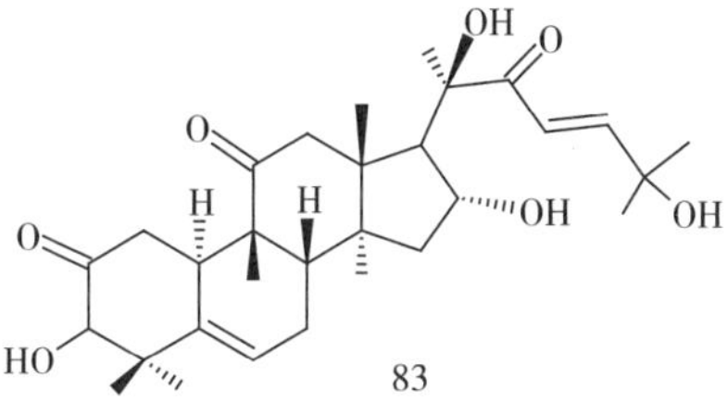

83

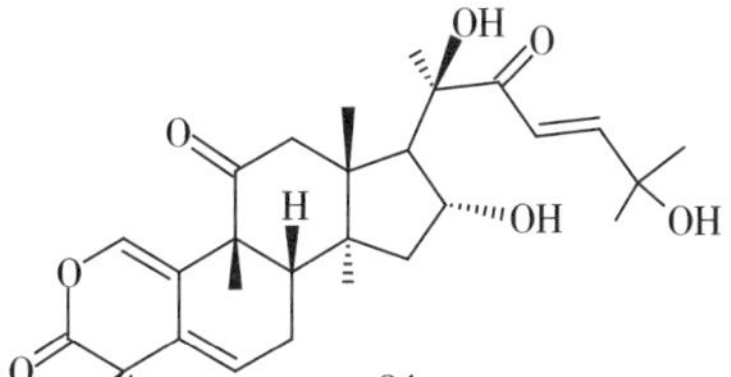

84

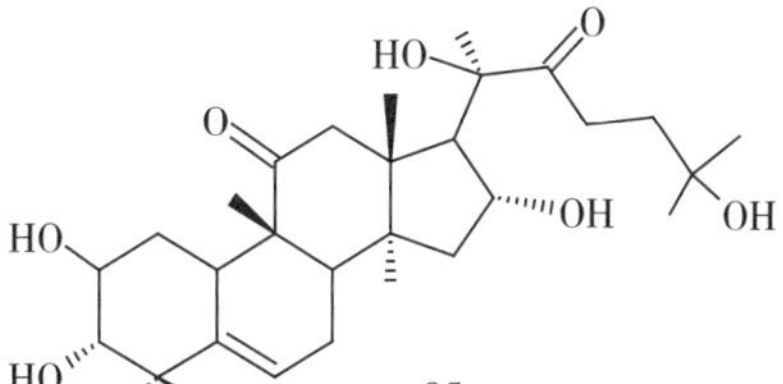

85

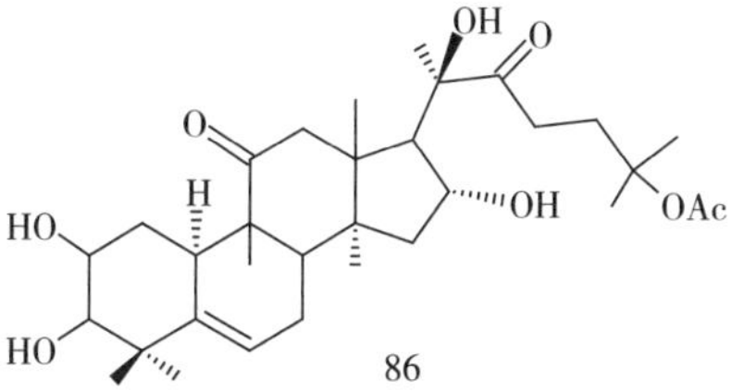

86

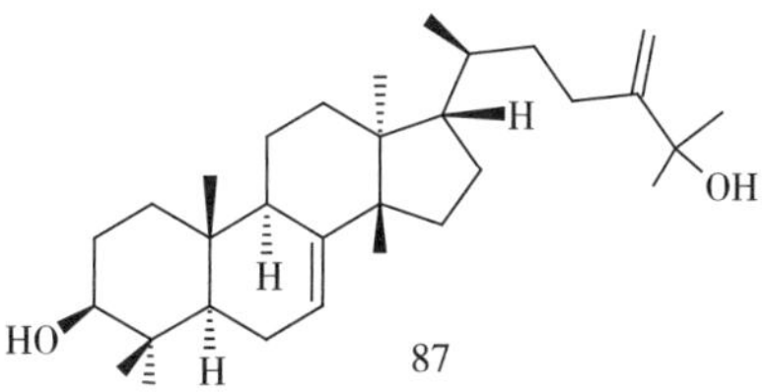

87

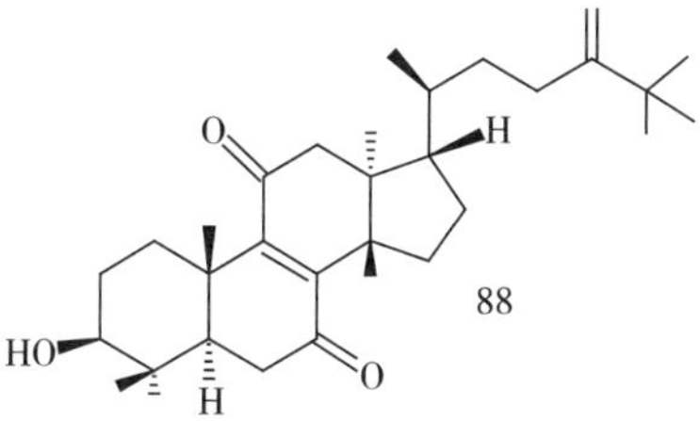

88

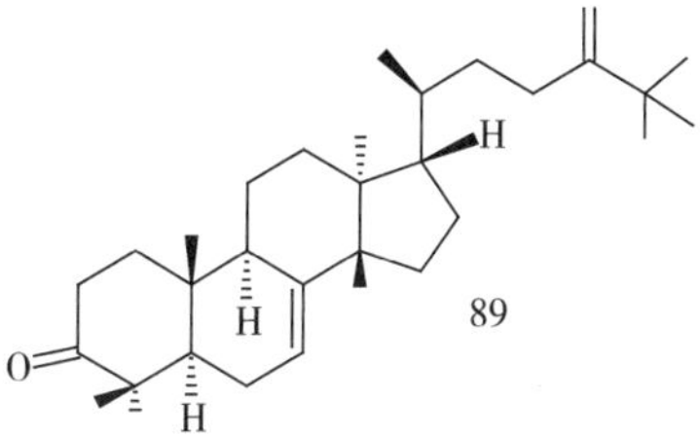

89

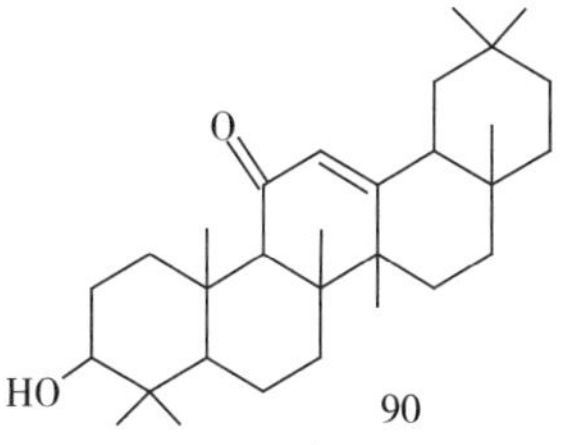

90

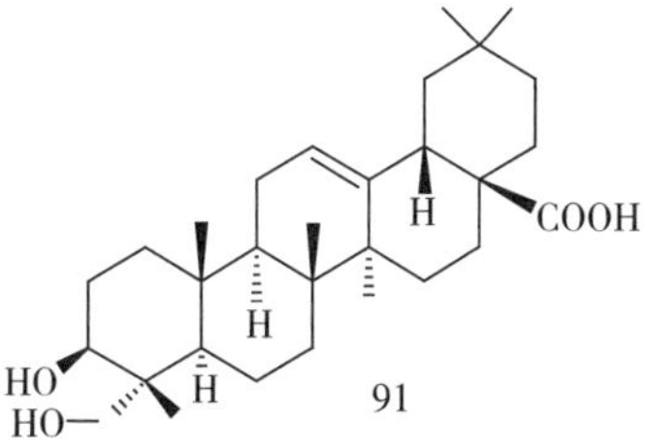

91

92

93

94

95

96

97

98

105

106

107

108

109

110

111

112

113

表 4 - 1 白木香中的部分化合物

编号	化合物	分子式	分子量	部位
1	5 - 羟基 - 7,4′ - 二甲氧基黄酮 5 - hydroxyl - 7,4′ - dimethoxyflavone	$C_{17}H_{14}O_5$	298	叶、树干
2	5 - 羟基 - 7,3′,4′ - 三甲氧基黄酮 luteolin - 7,3′,4′ - trimethyl	$C_{18}H_{16}O_6$	328	叶、树干、树皮
3	5,3′ - 二羟基 - 7,4′ - 二甲氧基黄酮 5,3′ - hydroxyl - 7,4′ - dimethoxyflavone	$C_{17}H_{14}O_6$	314	叶、树皮、树干
4	芫花素 genkwanin	$C_{16}H_{12}O_5$	284	叶、树干、果实
5	木犀草素 luteolin	$C_{15}H_{10}O_6$	286	叶
6	羟基芫花素 3′ - hydroxygenkwanin	$C_{16}H_{12}O_6$	300	叶,树干
7	5,4′ - 二羟基 - 7,3′ - 二甲氧基黄酮 5,4′ - hydroxyl - 7,3′ - dimethoxyflavone	$C_{17}H_{14}O_6$	314	叶,果实,树干
8	7 - 羟基 - 5,4′ - 二甲氧基黄酮 7 - hydroxyl - 5,4′ - dimethoxyflavone	$C_{17}H_{14}O_5$	298	叶
9	金合欢素 acacetin	$C_{16}H_{12}O_5$	284	叶、树干
10	芫花苷 vuankanin	$C_{27}H_{30}O_{14}$	578	叶、果实
11	芫花素 - 5 - O - β - D - 吡喃葡萄糖苷 genkwanin - 5 - O - β - D - glucopyranoside	$C_{22}H_{22}O_{10}$	446	叶、果实
12	白木香苷 A_1 aquilarinoside A_1	$C_{27}H_{30}O_{14}$	578	树干
13	lethedioside A	$C_{29}H_{34}O_{15}$	622	树干
14	7,4′ - 二甲氧基洋芹素 - 5 - O - 木糖葡萄糖苷 7,4′ - dimethylapigenin - 5 - O - xylosylglucoside	$C_{28}H_{32}O_{14}$	592	叶、树干
15	lethedoside A	$C_{24}H_{26}O_{11}$	490	树干

续表

编号	化合物	分子式	分子量	部位
16	7 - 羟基 - 4' - 甲氧基 - 5 - O - 葡萄糖黄酮苷 7 - hydroxyl - 4' - methyl - 5 - O - glucosideflavonoid	$C_{22}H_{22}O_{10}$	446	树干
17	7,3' - 二甲氧基 - 4' - 羟基 - 5 - O - 葡萄糖黄酮苷 7,3' - dimethyl - 4' - hydroxyl - 5 - O - glucosideflavonoid	$C_{23}H_{24}O_{11}$	476	树干
18	7,4' - 二甲氧基 - 5 - O - 葡萄糖黄酮苷 7,4' - dimethyl - 5 - O - glucosideflavonoid	$C_{23}H_{24}O_{10}$	460	树干
19	芒柄花素 formononetin	$C_{16}H_{12}O_4$	268	树干
20	南荛素 wikstroemin	$C_{28}H_{32}O_{15}$	608	果实
21	7 - β - D - glucoside of 5 - O - methylapigenin	$C_{22}H_{22}O_{10}$	446	叶
22	aquisiflavoside	$C_{28}H_{32}O_{15}$	608	叶
23	5,7,3',4' - 四甲氧基黄酮 5,7,3',4' - tetramethoxyflavone	$C_{19}H_{18}O_6$	342	叶
24	5,7,4' - 三甲氧基黄酮 5,7,4' - trimethoxyflavone	$C_{18}H_{16}O_5$	312	叶
25	高次衣草素 - 7 - O - β - D - 吡喃葡萄糖苷 hypolaetin - 7 - O - β - D - glucopyranoside	$C_{21}H_{20}O_{12}$	464	叶
26	8 - C - β - D - 半乳糖基异牡荆素 8 - C - β - D - galactopyranosylisovitexin	$C_{27}H_{30}O_{15}$	594	叶
27	aquilarisin	$C_{22}H_{20}O_{13}$	492	叶
28	hypolaetin 5 - O - β - D - glucuronopyranoside	$C_{21}H_{18}O_{13}$	478	叶
29	5 - 羟基 - 3,4',6,7 - 四甲氧基黄酮 5 - hydroxyl - 3,4',6,7 - tetramethoxyflavone	$C_{19}H_{18}O_7$	358	叶
30	樱花素 sakuranetin	$C_{16}H_{14}O_5$	286	树干
31	桃苷元 persicogenin	$C_{17}H_{16}O_6$	316	树皮
32	鸢尾酚酮 iriflophenone	$C_{13}H_{10}O_5$	246	叶
33	2 - O - α - L - 鼠李糖 - 4,6,4' - 三羟基二苯甲酮 2 - O - α - L - rhamnopyranosyl - 4,6,4' - trihydroxybenzophenone	$C_{19}H_{20}O_9$	392	叶
34	鸢尾酚酮 3,5 - C - β - D - 葡萄糖苷 iriflophenone 3,5 - C - β - D - glucoside	$C_{25}H_{30}O_{15}$	570	叶
35	aquilarisinin	$C_{25}H_{30}O_{14}$	554	叶

续表

编号	化合物	分子式	分子量	部位
36	鸢尾酚酮 3 – C – β – D – 葡萄糖苷 iriflophenone 3 – C – β – D – glucoside	$C_{19}H_{20}O_{10}$	408	叶
37	aquilarinoside A	$C_{19}H_{18}O_9$	390	叶
38	aquilarixanthone	$C_{18}H_{16}O_{11}$	408	叶
39	芒果苷 Mangiferin	$C_{19}H_{18}O_{11}$	422	叶、果实
40	（＋） – 丁香树脂酚 （＋） – syringaresinol	$C_{22}H_{26}O_8$	418	树干、树皮
41	（－） – 杜仲树脂酚 （－） – medioresinol	$C_{21}H_{24}O_7$	388	树干
42	（－） – 松脂素 （－） – pinoresinol	$C_{20}H_{22}O_6$	358	树干
43	丁香脂双葡萄糖苷 syringaresinol – 4,4′ – di – O – β – D – glucopyranoside	$C_{34}H_{46}O_{18}$	742	树干
44	无梗五加苷 B syringaresinol – 4′ – O – β – D – glucopyranoside	$C_{28}H_{36}O_{13}$	580	树干
45	erythro – buddlenol C	$C_{32}H_{38}O_{12}$	614	树干
46	threo – buddlenol C	$C_{32}H_{38}O_{12}$	614	树干
47	thero – ficusesquilignan A	$C_{31}H_{36}O_{11}$	584	树干
48	（±） – buddlenol D	$C_{33}H_{40}O_{13}$	644	树干
49	刺五加酮 ciwujiatone	$C_{22}H_{26}O_9$	434	树干
50	（＋） – 落叶松脂醇 lariciresinol	$C_{20}H_{24}O_6$	360	树干
51	5′ – 甲氧基落叶松脂醇　5′ – methoxylariciresinol	$C_{21}H_{26}O_7$	390	树干
52	herpetin	$C_{30}H_{34}O_9$	538	树干
53	爵床脂素 A justicidin A	$C_{22}H_{18}O_7$	394	树干
54	justidin F	$C_{21}H_{14}O_7$	378	树干
55	balanophonin	$C_{20}H_{20}O_6$	356	树干
56	aquilarin A	$C_{14}H_{16}O_7$	296	树干
57	curuilignan D	$C_{14}H_{16}O_6$	280	树干
58	evofolin B	$C_{17}H_{18}O_6$	318	树干
59	erythro – guaiacylglycerol – β – coniferyl ether	$C_{20}H_{24}O_7$	376	树干
60	threo – guaiacylglycerol – β – coniferyl ether	$C_{20}H_{24}O_7$	376	树干
61	丁香素 syringin	$C_{17}H_{24}O_9$	372	树干
62	4 – （1,2,3 – 三羟基丙基） – 2,6 – 二甲氧基苯 – 1 – O – β – D – 葡萄糖苷 4 – （1,2,3 – tirhydroxypropyl） – 2,6 – dimethoxyphenyl – 1 – O – β – D – glucopyranoside	$C_{17}H_{26}O_{11}$	406	叶

续表

编号	化合物	分子式	分子量	部位
63	4 – ［3′ – （hydroxymethyl) oxiran – 2′ – yl］ – 2,6 – dimethoxyphenol	$C_{11}H_{14}O_5$	226	树干
64	松伯醛 coniferyl aldehyde	$C_{10}H_{10}O_3$	178	树干
65	松伯醇 coniferyl alcohol	$C_{10}H_{12}O_3$	180	树干
66	4 – 羟基 – 3,5 – 二甲氧基酚苷 koaburaside	$C_{14}H_{20}O_9$	332	树干
67	3,4,5 – 三甲氧苯基 – 1 – O – β – D – 吡喃葡萄糖苷 3,4,5 – trimethyoxyphenyl – 1 – O – β – D – glucopyranoside	$C_{15}H_{22}O_9$	346	树干
68	3,4,5 – 三甲氧苯基 – 1 – O – β – D – 吡喃芹糖 – （1″→6′） – β – D – 吡喃葡萄糖苷 3,4,5 – trimethoxypenyl – 1 – O – β – D – apiofuranosyl – （1″→6′) glucopyranoside	$C_{20}H_{30}O_{13}$	478	树干
69	对羟基苯甲酸 5 – hydroxybenzoic acid	$C_7H_6O_3$	138	叶
70	羟基苯甲酸酯 methylparaben	$C_8H_8O_3$	152	树皮
71	香草酸 vanillic acid	$C_8H_8O_4$	168	树干
72	紫丁香酸 syringic acid	$C_9H_{10}O_5$	198	树干
73	3,4,5 – 三甲氧基苯酚 3,4,5 – trimethoxyphenol	$C_9H_{12}O_4$	184	树干
74	aquilarin B	$C_{13}H_{18}O_3$	222	树干
75	phorbol13 – acetate	$C_{22}H_{30}O_7$	406	树干
76	隐丹参酮 cryptotanshinone	$C_{19}H_{20}O_3$	296	叶
77	二氢丹参酮 I dhydrotanshinone I	$C_{18}H_{14}O_3$	278	叶
78	丹参酮 I tanshinone I	$C_{18}H_{12}O_3$	276	叶
79	丹参酮 II A tanshinone II A	$C_{19}H_{18}O_3$	294	叶
80	葫芦苦素 I hexanorcucurbitacin I	$C_{24}H_{32}O_5$	400	果实
81	葫芦素 I cucurbitacin I	$C_{30}H_{42}O_7$	514	果实
82	葫芦素 D cucurbitacin D	$C_{30}H_{44}O_7$	516	果实
83	异葫芦素 D isocucurbitacin D	$C_{30}H_{44}O_7$	516	果实
84	新葫芦素 B neocucurbitacin B	$C_{29}H_{40}O_7$	500	果实
85	双氢葫芦素 F dihydrocucurbitacin F	$C_{30}H_{48}O_7$	520	树干
86	雪胆甲素 cucurbitacin	$C_{32}H_{50}O_8$	562	树干
87	aquilacallane A	$C_{31}H_{52}O_2$	456	叶
88	aquilacallane B	$C_{32}H_{50}O_3$	482	叶

续表

编号	化合物	分子式	分子量	部位
89	24 – methylene –25 – methyltirucall –7 – en –3 – one	$C_{32}H_{52}O$	452	叶
90	11 – oxo – β – amyrin	$C_{30}H_{48}O_2$	440	叶
91	常春藤皂苷元 hederagenin	$C_{30}H_{48}O_4$	472	叶
92	3β – acetoxyfriedelane	$C_{32}H_{54}O$	454	叶
93	表木栓醇 epifriedelanol	$C_{30}H_{52}O$	428	叶
94	木栓烷 friedelan	$C_{30}H_{52}$	412	叶
95	木栓酮 friedelin	$C_{30}H_{50}O$	426	叶
96	2α – 羟基熊果烷 2α – hydroxyursane	$C_{30}H_{50}O_2$	444	叶
97	2α – 羟基熊果酸 2α – hydroxyursolic acid	$C_{30}H_{48}O_4$	472	叶
98	熊果酸 ursolic acid	$C_{30}H_{50}O_3$	458	叶
99	7 – ketositosterol	$C_{29}H_{48}O_2$	428	树干
100	7 – oxo – 5,6 – dihydrostigmasterol	$C_{29}H_{48}O_2$	428	树干
101	β – 谷甾醇 β – sitosterol	$C_{29}H_{50}O$	414	叶、树干、树皮、果实
102	胡萝卜苷 daucosterol	$C_{35}H_{60}O_6$	576	叶、果实
103	(3β,5α,8α,22E,24R) – 5,8 – 桥二氧麦角甾 – 6,22 – 二烯 – 3 – 醇 (3β,5α,8α,22E,24R) – 5,8 – epidioxyergosta – 6,22 – dien – 3 – ol	$C_{28}H_{44}O_3$	428	树干
104	α – 豆甾醇 α – sitgmasterol	$C_{29}H_{48}O$	412	叶
105	3 – 吲哚甲酸 indolyl – 3 – carboxylic acid	$C_9H_7NO_2$	161	果实
106	异紫堇啡碱 isocorydine	$C_{20}H_{23}NO_4$	341	叶
107	腺苷 adenosine	$C_{10}H_{13}N_5O_4$	267	叶
108	次黄嘌呤 hypoxanthine	$C_5H_4N_4O$	136	叶
109	尿嘧啶 uracil	$C_4H_4N_2O_2$	112	叶
110	N – 反式 – 对羟基苯乙基阿魏酰胺 N – trans – reruloyltyramine	$C_{18}H_{19}NO_4$	313	树干
111	N – 顺式 – 对羟基苯乙基阿魏酰胺 N – cis – feruloyltyramine	$C_{18}H_{19}NO_4$	313	树干
112	4 – acetyl – 3,5 – dimethoxy – p – quinol	$C_{10}H_{12}O_5$	212	树干
113	6 – 羟基 –2 – ［2 – （4 – 羟基苯基)乙基] 色原酮 6 – hydroxy –2 – ［2 – （4 – hydroxyphenyl) ethyl］	$C_{17}H_{14}O_4$	282	果实
114	二十六烷酸 hexacosanic acid	$C_{26}H_{52}O_2$	396	叶
115	正三十二（烷)醇 triacontenoic	$C_{32}H_{66}O$	466	叶
116	正三十一烷 hentriacontane	$C_{31}H_{64}$	436	叶

表 4-2 白木香叶中的化学成分

编号	化合物	分子式	分子量	部位
1	5,7,3′,4′-四甲氧基黄酮 5,7,3′,4′-tetramethoxyflavone	$C_{19}H_{18}O_6$	342	叶
2	5,7,4′-三甲氧基黄酮 5,7,4′-trimethoxyflavone	$C_{18}H_{16}O_5$	312	叶
3	高次衣草素-7-O-β-D-吡喃葡萄糖苷 hypolaetin-7-O-β-D-glucopyranoside	$C_{21}H_{20}O_{12}$	464	叶
4	8-C-β-D-半乳糖基异牡荆素 8-C-β-D-galactopyranosylisovitexin	$C_{27}H_{30}O_{15}$	594	叶
5	aquilarisin	$C_{22}H_{20}O_{13}$	492	叶
6	hypolaetin-5-O-β-D-glucuronopyranoside	$C_{21}H_{18}O_{13}$	478	叶
7	5-羟基-3,4′,6,7-四甲氧基黄酮 5-hydroxyl-3,4′,6,7-tetramethoxyflavone	$C_{19}H_{18}O_7$	358	叶
8	鸢尾酚酮 iriflophenone	$C_{13}H_{10}O_5$	246	叶
9	2-O-α-L-鼠李糖-4,6,4′-三羟基二苯甲酮 2-O-α-L-rhamnopyranosyl-4,6,4′-tri-hydroxybenzophenone	$C_{19}H_{20}O_9$	392	叶
10	鸢尾酚酮3,5-C-β-D-葡萄糖苷 iriflophenone 3,5-C-β-D-glucoside	$C_{25}H_{30}O_{15}$	570	叶
11	aquilarisinin	$C_{25}H_{30}O_{14}$	554	叶
12	鸢尾酚酮3-C-β-D-葡萄糖苷 iriflophenone 3-C-β-D-glucoside	$C_{19}H_{20}O_{10}$	408	叶
13	aquilarinoside A	$C_{19}H_{18}O_9$	390	叶
14	aquilarixanthone	$C_{18}H_{16}O_{11}$	408	叶
15	对羟基苯甲酸 5-hydroxybenzoicacid	$C_7H_6O_3$	138	叶
16	隐丹参酮 cryptotanshinone	$C_{19}H_{20}O_3$	296	叶
17	二氢丹参酮 I dhydrotanshinone I	$C_{18}H_{14}O_3$	278	叶
18	丹参酮 I tanshinone I	$C_{18}H_{12}O_3$	276	叶
19	丹参酮ⅡA tanshinone ⅡA	$C_{19}H_{18}O_3$	294	叶
20	aquilacallane A	$C_{31}H_{52}O_2$	456	叶
21	aquilacallane B	$C_{32}H_{50}O_3$	482	叶
22	24-methylene-25-methyltirucall-7-en-3-one	$C_{32}H_{52}O$	452	叶
23	11-oxo-β-amyrin	$C_{30}H_{48}O_2$	440	叶

续表

编号	化合物	分子式	分子量	部位
24	常春藤皂苷元 hederagenin	$C_{30}H_{48}O_4$	472	叶
25	3β - acetoxyfriedelane	$C_{32}H_{54}O$	454	叶
26	表木栓醇 epifriedelanol	$C_{30}H_{52}O$	428	叶
27	木栓烷 friedelan	$C_{30}H_{52}$	412	叶
28	木栓酮 friedelin	$C_{30}H_{50}O$	426	叶
29	2α - 羟基熊果烷　2α - hydroxyursane	$C_{30}H_{50}O_2$	444	叶
30	2α - 羟基熊果酸　2α - hydroxyursolicacid	$C_{30}H_{48}O_4$	472	叶
31	熊果酸 ursolicacid	$C_{30}H_{50}O_3$	458	叶
32	二十六烷酸 hexacosanicacid	$C_{26}H_{52}O_2$	396	叶
33	正三十二（烷）醇 triacontenoic	$C_{32}H_{66}O$	466	叶
34	正三十一烷 hentriacontane	$C_{31}H_{64}$	436	叶
35	木犀草素 luteolin	$C_{15}H_{10}O_6$	286	叶
36	$7 - \beta - D$ - glucoside of $- 5 - O$ - methylapigenin	$C_{22}H_{22}O_{10}$	446	叶
37	aquisiflavoside	$C_{28}H_{32}O_{15}$	608	叶
38	7 - 羟基 - 5,4' - 二甲氧基黄酮 7 - hydroxyl - 5,4' - dimethoxyflavone	$C_{17}H_{14}O_5$	298	叶
39	异紫堇啡碱 isocorydine	$C_{20}H_{23}NO_4$	341	叶
40	腺苷 adenosine	$C_{10}H_{13}N_5O_4$	267	叶
41	次黄嘌呤 hypoxanthine	$C_5H_4N_4O$	136	叶
42	尿嘧啶 uracil	$C_4H_4N_2O_2$	112	叶
43	α - 豆甾醇 α - sitgmasterol	$C_{29}H_{48}O$	412	叶
44	4 - （1,2,3 - 三羟基丙基）- 2,6 - 二甲氧基苯 - 1 - O - β - D - 葡萄糖苷 4 - （1,2,3 - tirhydroxypropyl）- 2,6 - dimethoxyphenyl - 1 - O - β - D - glucopyranoside	$C_{17}H_{26}O_{11}$	406	叶
45	羟基芫花素 hydroxygenkwanin	$C_{16}H_{12}O_6$	300	叶
46	金合欢素 acacetin	$C_{16}H_{12}O_5$	284	叶
47	7,4' - 二甲氧基洋芹素 - 5 - O - 木糖葡萄糖苷 7,4' - dimethylapigenin - 5 - O - xylosylgucoside	$C_{28}H_{32}O_{14}$	592	叶
48	5 - 羟基 - 7,4' - 二甲氧基黄酮 5 - hydroxyl - 7,4' - dimethoxyflavone	$C_{17}H_{14}O_5$	298	叶
49	β - 谷甾醇　β - sitosterol	$C_{29}H_{50}O$	414	叶
50	胡萝卜苷 daucosterol	$C_{35}H_{60}O_6$	576	叶

续表

编号	化合物	分子式	分子量	部位
51	芒果苷 mangiferin	$C_{19}H_{18}O_{11}$	422	叶
52	芫花苷 vuankanin	$C_{27}H_{30}O_{14}$	578	叶
53	芫花素－5－O－β－D－吡喃葡萄糖苷 genkwanin－5－O－β－D－glucopyranoside	$C_{22}H_{22}O_{10}$	446	叶
54	5－羟基－7,3′,4′－二甲氧基黄酮 luteolin－7,3′,4′－trimethyl	$C_{18}H_{16}O_6$	328	叶
55	5,3′－二羟基－7,4′－二甲氧基黄酮 5,3′－hydroxyl－7,4′－dimethoxyflavone	$C_{17}H_{14}O_6$	314	叶
56	芫花素 genkwanin	$C_{16}H_{12}O_5$	284	叶
57	5,4′－二羟基－7,3′－二甲氧基黄酮 5,4′－hydroxyl－7,3′－dimethoxyflavone	$C_{17}H_{14}O_6$	314	叶
58	鸢尾酚酮2－（O－α－L）－吡喃鼠李糖苷 iriflophenone 2－（O－α－L）－rhamnoside	$C_{19}H_{20}O_8$	392	叶
59	4′－羟基－5－甲氧基黄酮－7－O－葡萄糖（6－1）木糖苷 4′－hydroxy－5－methoxyflavone－7－O－glucoxyloside	$C_{27}H_{30}O_{14}$	578	叶
60	7,3′,5′－三甲氧基黄酮苷 7,3′,5′－tri－O－methyltricetin	$C_{18}H_{16}O_5$	344	叶
61	5－甲氧基芹菜素7－（O－β－D）－葡萄糖苷 7－O－β－D－glucopyranoside of 5－O－methylapigenin	$C_{21}H_{24}O_{12}$	446	叶
62	2－苯乙基－O－β－D－吡喃葡萄糖苷 2－phenylethyl－O－β－D－glucopyranoside	$C_{14}H_{20}O_7$	300	叶
63	红景天苷 salidroside	$C_{14}H_{20}O_7$	300	叶
64	苯甲醇－O－β－D－吡喃葡萄糖苷 benzyl alcohol－O－β－D－glucopyranoside	$C_{13}H_{19}O_6$	270	叶
65	2,6－二甲氧基－4－羟基苯酚－1－O－β－D－吡喃葡萄糖苷 2,6－dimethoxy－4－hydroxyphenol－1－O－β－D－glucopyranoside	$C_{14}H_{20}O_9$	332	叶
66	vanilloloside	$C_{14}H_{20}O_8$	392	叶
67	（＋）－丁香脂素（＋）－syringaresinol	$C_{22}H_{26}O_8$	418	叶
68	β－维生素 E　β－tocopherol	$C_{28}H_{48}O_2$	416	叶
69	豆甾－5－烯－3β,7α－二醇 stigmast－5－ene－3β,7α－diol	$C_{28}H_{44}O_3$	430	叶

续表

编号	化合物	分子式	分子量	部位
70	7-羟基-5,4′-二甲氧基-黄酮 7-hyroxy-5,4′-dimethoxy flovone	$C_{17}H_{14}O_5$	298	叶
71	洋芹素-7,4′-二甲醚 5-hydroxy-7,4′-dimethoxy flavone	$C_{17}H_{14}O_5$	298	叶
72	木犀草素-7,3′,4′-三甲醚 luteolin-7,3′,4′-trimethyl	$C_{18}H_{16}O_6$	328	叶
73	5,4′-二羟基-7,3′-二甲氧基黄酮 5,4′-dihyroxy-7,3′-dimethoxy flovone	$C_{17}H_{14}O_6$	314	叶
74	9-二十六烯 9-hexacosene	$C_{26}H_{52}$	364	叶
75	N'-羟基-4-(三氟甲基)吡啶-3-甲酰胺 pyridine-3-carboxamide, oxime. N-(2-trif-luoromethy)	$C_{13}H_{10}N_3OF_3$	281	叶
76	二十八烷 octacosane	$C_{28}H_{58}$	394	叶
77	二十四烷 tetracosane	$C_{24}H_{50}$	338	叶
78	二十二烷 docosane	$C_{22}H_{46}$	310	叶
79	1-碘十六烷 hexadcane,1-iodo	$C_{16}H_{33}I$	352	叶
80	4,6-二甲基十二烷 dodecane,4,6-dimethyl dodecane	$C_{14}H_{30}$	198	叶
81	1-溴二十二烷 1-bromodocosane	$C_{22}H_{45}Br$	389	叶
82	5-羟基-7,3′,4′-三甲氧基黄酮 5-OH-7,3′,4′-tri-O-methylluteolin	$C_{18}H_{16}O_6$	328	叶
83	木犀草素-7,4′-二甲醚 luteolin-7,4′-dimethylethers	$C_{17}H_{14}O_6$	314	叶
84	洋芹素-7,4′-二甲醚 apigenin-7,4′-dimethylethers	$C_{18}H_{24}O_7$	296	叶
85	2-O-α-L-鼠李糖-4,6,4′-三羟基二苯甲酮 2-O-α-L-rhamnopyranosyl-4,6,4′-tri-hydroxybenzo-phenone	$C_{19}H_{20}O_9$	392	叶
86	β-胡萝卜苷 β-daucosterol	$C_{35}H_{60}O_6$	576	叶
87	7α-羟基-β-谷甾醇 7α-hydroxysitosterol	$C_{29}H_{50}O_2$	430	叶
88	亚油酸乙酯 ethyl linoleate	$C_{20}H_{36}O_2$	308	叶
89	4-氰基苯甲醛 4-cyanobenzaldehyde	C_8H_5NO	131	叶
90	对苯二甲酸二(4-辛)酯 p-phthalic acid di (4-octyl) ester	$C_{24}H_{38}O_4$	390	叶

编号	化合物	分子式	分子量	部位
91	6 – 羟基 – 7,4′ – 二甲氧基黄酮 6 – hydroxy – 7,4′ – dimethoxyflavone	$C_{17}H_{14}O_5$	298	叶
92	5 – 羟基 – 7,2′,4′,5′ – 四甲氧基黄酮 5 – hydroxy – 7,2′,4′,5′ – tetramethoxyflavone	$C_{19}H_{18}O_7$	358	叶
93	槲皮素 quercetin	$C_{15}H_{10}O_7$	302	叶
94	山奈酚 kaempferol	$C_{15}H_{10}O_6$	286	叶
95	5,4′ – 二羟基 – 7,3′ – 二甲氧基黄酮 5,4′ – dihydroxy – 7,3′ – dimethoxyflavone	$C_{17}H_{14}O_6$	314	叶
96	对羟基苯甲酸 4 – hydroxybenzoic acid	$C_7H_6O_3$	138	叶
97	iriflophenone 3,5 – C – β – D – diglucopyranoside	$C_{19}H_{21}O_9$	393	叶

表 4 – 3　白木香树干中的化学成分

编号	化合物	分子式	分子量	部位
1	白木香苷 A_1 aquilarinoside A_1	$C_{27}H_{30}O_{14}$	578	树干
2	lethedioside A	$C_{29}H_{34}O_{15}$	622	树干
3	lethedoside A	$C_{24}H_{26}O_{11}$	490	树干
4	7 – 羟基 – 4′ – 甲氧基 – 5 – O – 葡萄糖黄酮苷 7 – hydroxyl – 4′ – methyl – 5 – O – glucosideflavonoid	$C_{22}H_{22}O_{10}$	446	树干
5	7,3′ – 二甲氧基 – 4′ – 羟基 – 5 – O – 葡萄糖黄酮苷 7,3′ – dimethyl – 4′ – hydroxyl – 5 – O – gluco – sideflavonoid	$C_{23}H_{24}O_{11}$	476	树干
6	7,4′ – 二甲氧基 – 5 – O – 葡萄糖黄酮苷 7,4′ – dimethyl – 5 – O – glucosideflavonoid	$C_{23}H_{24}O_{10}$	460	树干
7	芒柄花素 formononetin	$C_{16}H_{12}O_4$	268	树干
8	樱花素 sakuranetin	$C_{16}H_{14}O_5$	286	树干
9	（ – ） – 杜仲树脂酚 （ – ） – medioresinol	$C_{21}H_{24}O_7$	388	树干
10	（ – ） – 松脂素 （ – ） – pinoresinol	$C_{20}H_{22}O_6$	358	树干
11	丁香脂双葡萄糖苷 syringaresinol – 4,4′ – di – O – β – D – glucopyranoside	$C_{34}H_{46}O_{18}$	742	树干
12	无梗五加苷 B syringaresinol – 4′ – O – β – D – glucopyranoside	$C_{28}H_{36}O_{13}$	580	树干

续表

编号	化合物	分子式	分子量	部位
13	erythro – buddlenol C	$C_{32}H_{38}O_{12}$	614	树干
14	threo – buddlenol C	$C_{32}H_{38}O_{12}$	614	树干
15	thero – ficusesquilignan A	$C_{31}H_{36}O_{11}$	584	树干
17	刺五加酮 ciwujiatone	$C_{22}H_{26}O_9$	434	树干
18	（＋）– 落叶松脂醇 lariciresinol	$C_{20}H_{24}O_6$	360	树干
19	5′– 甲氧基落叶松脂醇 5′– methoxylariciresinol	$C_{21}H_{26}O_7$	390	树干
20	herpetin	$C_{30}H_{34}O_9$	538	树干
21	爵床脂素 A justicidinA	$C_{22}H_{18}O_7$	394	树干
22	justidin F	$C_{21}H_{14}O_7$	378	树干
23	balanophonin	$C_{20}H_{20}O_6$	356	树干
24	aquilarin A	$C_{14}H_{16}O_7$	296	树干
25	curuilignan D			树干
26	evofolin B			树干
27	erythro – guaiacylglycerol – β – coniferyl ether	$C_{20}H_{24}O_7$	376	树干
28	4 – ［3′– （hydroxymethyl）oxiran – 2′– yl］– 2,6 – dimethoxyphenol	$C_{11}H_{14}O_5$	226	树干
29	松伯醛 coniferylaldehyde	$C_{10}H_{10}O_3$	178	树干
30	松伯醇 coniferylalcohol	$C_{10}H_{12}O_3$	180	树干
31	4 – 羟基 – 3,5 – 二甲氧基酚苷 koaburaside	$C_{14}H_{20}O_9$	332	树干
32	3,4,5 – 三甲氧苯基 – 1 – O – β – D – 吡喃葡萄糖苷 3,4,5 – trimethyoxyphenyl – 1 – O – β – D – glu-copyranoside	$C_{15}H_{22}O_9$	346	树干
33	3,4,5 – 三甲氧苯基 – 1 – O – β – D – 吡喃芹糖 – （1″→6′）– β – D – 吡喃葡萄糖苷 3,4,5 – trimethoxypenyl – 1 – O – β – D – apio-furanosyl – （1″→6′）glucopyranoside	$C_{20}H_{30}O_{13}$	478	树干
34	7 – ketositosterol	$C_{29}H_{48}O_2$	428	树干
35	香草酸 vanillicacid	$C_8H_8O_4$	168	树干
36	紫丁香酸 syringicacid	$C_9H_{10}O_5$	198	树干
37	3,4,5 – 三甲氧基苯酚 3,4,5 – trimethoxyphenol	$C_9H_{12}O_4$	184	树干
38	aquilarinB	$C_{13}H_{18}O_3$	222	树干
39	phorbol 13 – acetate			树干

续表

编号	化合物	分子式	分子量	部位
40	双氢葫芦素 F dihydrocucurbitacin F	$C_{30}H_{48}O_7$	520	树干
41	雪胆甲素 cucurbitacin	$C_{32}H_{50}O_8$	562	树干
42	7 - oxo - 5,6 - dihydrostigmasterol	$C_{29}H_{48}O_2$	428	树干
43	N - 反式 - 对羟基苯乙基阿魏酰胺 N - trans - feruloyltyramine	$C_{18}H_{19}NO_4$	313	树干
44	N - 顺式 - 对羟基苯乙基阿魏酰胺 N - cis - feruloyltyramine	$C_{18}H_{19}NO_4$	313	树干
45	4 - acetyl - 3,5 - dimethoxy - p - quinol	$C_{10}H_{12}O_5$	212	树干
46	(3β,5α,8α,22E,24R) - 5,8 - 桥二氧麦角甾 - 6,22 - 二烯 - 3 - 醇 (3β,5α,8α,22E,24R) - 5,8 - epidioxyergosta - 6,22 - dien - 3 - ol	$C_{28}H_{44}O_3$	428	树干
47	threo - guaiacylglycerol - β - conifeyl ether	$C_{20}H_{24}O_7$	376	树干
48	丁香素 syringin	$C_{17}H_{24}O_{79}$	372	树干
49	7 - ketositstero	$C_{29}H_{48}O_2$	428	树干
50	羟基芫花素 hydroxygenkwanin	$C_{16}H_{12}O_6$	300	树干
51	金合欢素 acacetin	$C_{16}H_{12}O_5$	284	树干
52	7,4' - 二甲氧基洋芹素 - 5 - O - 木糖葡萄糖苷 7,4' - dimethylapigenin - 5 - O - xylosylgucoside	$C_{28}H_{32}O_{14}$	592	树干
53	5 - 羟基 - 7,4' - 二甲氧基黄酮 5 - hydroxyl - 7,4' - dimethoxyflavone	$C_{17}H_{14}O_5$	298	树干
54	β - 谷甾醇 β - sitosterol	$C_{29}H_{50}O$	414	树干
55	5 - 羟基 - 7,3',4' - 三甲氧基黄酮 luteolin - 7,3',4' - trimethyl	$C_{18}H_{16}O_6$	328	树干
56	5,3' - 二羟基 - 7,4' - 二甲氧基黄酮 5,3' - hydroxyl - 7,4' - dimethoxyflavone	$C_{17}H_{14}O_6$	314	树干
57	芫花素 genkwanin	$C_{16}H_{12}O_5$	284	树干
58	5,4' - 二羟基 - 7,3' - 二甲氧基黄酮 5,4' - hydroxyl - 7,3' - dimethoxyflavone	$C_{17}H_{14}O_6$	314	树干
59	(+) - 丁香树脂酚 (+) - syringaresinol	$C_{22}H_{26}O_8$	418	树干
60	对羟基苯乙醇 4 - hydroxy - phenylethyl alcohol	$C_8H_{10}O_2$	138	树干
61	烟酸 nicotinic acid	$C_6H_5O_2$	123	树干
62	D - 半乳糖醇 D - galacitol	$C_6H_{14}O_6$	182	树干

续表

编号	化合物	分子式	分子量	部位
63	2 - 苯胺基 - 1,4 - 萘醌 2 - anilino - 1,4 - naphthoquinone	$C_{16}H_{11}NO_2$	249	树干
64	乙酰苯胺 N - phenylacetamide	C_8H_9NO	135	树干
65	5 - methyl - 2 - vinyltetrahydrofuran - 3 - ol	$C_7H_{12}O_2$	128	树干
66	6 - methyl - 2 - （5 - methyl - 5 - vinyltetra-hydrofuran - 2 - yl）hept - 5 - en - 2 - ol	$C_{15}H_{26}O_2$	238	树干
67	6α - hydroxycyclonerolidol	$C_{15}H_{26}O_2$	238	树干
68	rel - （1S,4S,5 R,7R, 10R) - 10 - desmethyl - 1 - methyl - 11 - eudesmene	$C_{14}H_{24}O_2$	222	树干
69	酪醇 tyrosol	$C_8H_{10}O_2$	138	树干
70	8 - 甲氧基 - 1 - 萘酚 8 - methoxynaphthalen - 1 - ol	$C_{11}H_9O_2$	174	树干
71	1,8 - 二甲氧基萘　1,8 - dimethoxynaphthalene	$C_{12}H_{12}O_2$	188	树干
72	麦角甾醇 ergosterol	$C_{28}H_{44}O$	397	树干
73	过氧化麦角甾醇 ergosterol peroxide	$C_{28}H_{44}O_2$	413	树干
74	啤酒甾醇 cerevisterol	$C_{28}H_{46}O_3$	431	树干
75	洋芹素 - 7,4 - 二甲醚 apigenin - 7,4 - dimethylethers	$C_{17}H_{14}O_5$	298	树干
76	木犀草素 - 7,4 - 二甲醚 7,4 - dimethyl - luteolin	$C_{17}H_{14}O_6$	314	树干
77	6,8 - 二羟基 - 2 - ［2 - （3′ - 甲氧基 - 4′ - 羟基苯乙基）］色原酮 ｛6,8 - dihydroxy - 2 - ［2 - （3′ - methoxy - 4′ - hydroxyl phenyleth- yl）］ chromone，Ⅰ｝	$C_{18}H_{16}O_6$	329	树干
78	6 - 甲氧基 - 2 - ［2 - （3′ - 甲氧基 - 4′ - 羟基 苯乙基）］色原酮 ｛6 - methoxy - 2 - ［2 - （3′ - methoxy - 4′ - hydroxyl phenylethyl）］ - chromone｝	$C_{19}H_{17}O_5$	326	树干
79	6 - 羟基 - 2 - ［2 - （4′甲氧基苯）乙基］ 色酮 6 - hydroxy - 2［2 - （4′ - methoxyphenyl） eth- yl］ chromone	$C_{18}H_{16}O_4$	296	树干
80	6 - 羟基 - 2 - （2 - 苯乙基）色酮 6 - hydroxy - 2 - （phenylethy） chromone	$C_{17}H_{14}O_3$	266	树干

续表

编号	化合物	分子式	分子量	部位
81	6,7 – 二甲氧基 –2 – ［2 – （4′ – 甲氧基苯）乙基］色酮 6,7 – dimethoxy – 2［2 – （4′ – methoxyphenyl）ethyl］chromone	$C_{20}H_{20}O_3$	308	树干
82	6 – 羟基 – 2 – ［2 – （4′ – 羟基苯）乙基］色酮 6 – hydroxy – 2 – ［2 – （4′ – hydroxyphenyl）ethyl］chromone	$C_{17}H_{14}O_2$	282	树干
83	6 – 羟基 –7 – 甲氧基 –2 – （2 – 苯乙基）色酮 6 – hydroxy – 7 – methoxy – 2 – （2 – phenylethyl）chromone	$C_{18}H_{16}O_4$	296	树干
84	4 – （4 – 羟基 –3 – 甲氧基苯）– 丁酮 4 – （4 – hydroxy – 3 – methoxyphenyl）– 2 – butanone	$C_{11}H_{14}O_3$	194	树干
85	豆甾醇 stigmasterol	$C_{29}H_{48}O$	412	树干
86	6 – 羟基 –2 – ［2 – （3′ – 甲氧基 –4′ – 羟基苯乙基）］色原酮 （6 – hydroxy –2 – ［2 – （3′ – methoxy – 4′ – hydroxy phenylethyl）］chromone	$C_{18}H_{17}O_5$	312	树干
87	常春藤皂苷元 hederagenin	$C_{30}H_{48}O_4$	474	树干
114	白木香醇 baimuxinol	$C_{15}H_{26}O_2$	238	树干
115	去氢白木香醇 dehydrobaimuxinol	$C_{15}H_{24}O_2$	236	树干
116	白木香酸 baimuxinic acid	$C_{15}H_{24}O_3$	252	树干
117	白木香醛 baimuxinal	$C_{15}H_{24}O_2$	236	树干
118	5,8 – 二羟基 –2 – (2 – 对甲氧基苯乙基)色酮	$C_{18}H_{16}O_5$	312	树干
119	6,7 – 二甲氧基 –2 – (2 – 对甲氧基苯乙基)色酮	$C_{20}H_{20}O_5$	340	树干
120	5,8 – 二羟基 –2 – (2 – 苯乙基)色酮	$C_{17}H_{16}O_4$	294	树干
121	异白木香醇 isobaimuxinol	$C_{15}H_{26}O_2$	238	树干
122	苄基丙酮 benzylacetone	$C_{10}H_{12}O$	148	树干
123	对甲氧基苄基丙酮 p – methoxybenzylacetone	$C_{11}H_{14}O_2$	178	树干
124	茴香酸 anisic acid	$C_{22}H_{20}O_{12}$	476	树干
125	β – 沉香呋喃 β – agarofuran	$C_{15}H_{14}O$	220	树干
126	3,3,7 – trimethyltricycloundecan – 8 – one	$C_{14}H_{22}O$	206	树干
127	longifolene	$C_{15}H_{24}$	204	树干

续表

编号	化合物	分子式	分子量	部位
128	norlongilactone		222	树干
130	humulenediepoxide A		236	树干
133	(24R) – 24 – ethylecholesta – 4,22 – dien – 3 – one		410	树干
134	(24R) – 24 – 3 – oxo – 4 – en – sitosterone		412	树干
135	去氢松香酸甲酯 methyl dehydroabietate	$C_{21}H_{30}O_2$	314	树干
136	methyl 7 – oxodehydroabietate		328	树干
137	7α,15 – 二羟基去氢松香酸 7α,15 – dihydroxydehydroabietic acid	$C_{21}H_{30}O_4$	332	树干
138	7α – hydroxypodocarpen – 8 （14） – en – 13 – on – 18 – oic acid		292	树干
139	去氢松香酸 dehydroabietic acid		300	树干
140	海松酸 pimaric acid	$C_{20}H_{30}O_2$	302	树干
141	海松醇 pimarol	$C_{20}H_{32}O$	288	树干
142	18 – norpimara – 8 （14）,15 – dien – 4α – ol		274	树干
143	18 – norisopimara – 8 （14）,15 – dien – 4β – ol		274	树干
144	羟基何帕酮 3 – oxo – 22 – hydroxyhopane	$C_{30}H_{50}O_2$	442	树干
145	3,3 – （3 – hydroxypropane – 1,2 – diyl） diphenol	$C_{15}H_{16}O_3$	244	树干
146	guaiacylacetone	$C_{10}H_{12}O_3$	180	树干
147	6 – 羟基 – 2 – （4 – ′羟基 – 2 – 苯乙基）色酮 6 – hydroxy – 2 – ［2 – （4 – hydroxy – phenyl） ethyl］ chromone	$C_{17}H_{14}O_4$	282	树干
148	6 – 羟基 – 2 – （2 – 羟基 – 2 – 苯乙基）色酮 6 – hydroxy – 2 – （2 – hydroxy – 2 – phenylethyl） chromone	$C_{17}H_{14}O_4$	282	树干
150	7 – 甲氧基香豆素	$C_{12}H_{10}O_5$	234	树干
151	6,7 – 羟基香豆素	$C_9H_6O_4$	178	树干
152	7 – 羟基香豆素	$C_9H_6O_3$	162	树干
153	松柏醛	$C_{10}H_{10}O_3$	178	树干
154	咖啡酸	$C_9H_8O_4$	180	树干
155	阿魏酸	$C_{10}H_{10}O_4$	194	树干
156	肉桂酸	$C_9H_8O_2$	148	树干
158	3,4 (3′,4′) – 二亚甲二氧基 – 9,9′ – 二羟基 简单木脂素			树干

续表

编号	化合物	分子式	分子量	部位
159	O – [β – D – xylopyranosyl（1 – 6）β – D – glucopyranosyl] – 7 – hydroxycoumarin			树干
160	开环异落叶松脂醇 secoisolariciresinol		362	树干
161	(8R,8′R,9R) – 3,3′,9′ – 三甲氧基 – 4,4′ – 二羟基 – 9,9′ – 环氧木脂素 (8R,8′R,9R) – 4,4′ – dihydroxy – 3,3′,9′ – trimethoxy – 9,9′ – epoxylignan			树干
162	(8R,8′R,9S) – 3,3′,9 – 三甲氧基 – 4,4′ – 二羟基 – 9,9′ – 环氧木脂素 (8R,8′R,9S) – 4,4′ – dihydroxy – 3,3′,9 – trimethoxy – 9,9′ – epoxylignan			树干
163	左旋松脂醇（–）– pinoresinol	$C_{20}H_{36}O_2$	358	树干
164	(9′ S) – 9 – O – methylcubebin	$C_{21}H_{22}O_6$	370	树干
165	邻苯二甲酸二丁酯 dibutylphthalate	$C_{16}H_{22}O_4$	278	树干
166	菲律宾胡椒素Ⅵ piperphilippinin Ⅵ	$C_{20}H_{34}O_6$	370	树干
167	蛇菰宁 balanophonin	$C_{20}H_{20}O_6$	356	树干
168	落叶松萘酮 larixnaphthaone	$C_{20}H_{36}O_5$	356	树干
169	(+) – aquilaroside A	$C_{27}H_{34}O_{12}$	550	树干
170	conicaoside	$C_{27}H_{36}O_{12}$	552	树干
171	longifloroside A	$C_{27}H_{34}O_{11}$	534	树干
172	liriodendrin	$C_{46}H_{66}O_{30}$	1098	树干
173	vanilloloside			树干
174	syringin			树干
175	isotachioside 异它乔糖甙	$C_{13}H_{18}O_8$	302	树干
176	(–) – simulanol	$C_{21}H_{24}O_7$	388	树干
177	conicaol B	$C_{21}H_{22}O_7$	386	树干
178	(–) – syringaresinol 丁香树脂醇	$C_{22}H_{26}O_8$	418	树干
179	aquilarasinin			树干
180	iriflophenone – 2 – O – α – L – rhamnopyranoside			树干
181	iriflophenone 3 – C – β – D – glucoside			树干
182	6 – hydroxy – 2 – [2 – (2 – hydroxyphenyl) ethyl] chromone			树干
183	7 – hydroxy – 2 – (2 – phenylethyl) chromone			树干
184	7,4′ – dimethyl – 5 – O – glucosideflavonoide		460	树干

续表

编号	化合物	分子式	分子量	部位
185	hydroxylgenkwanin		284	树干
186	5,7 – dihydroxyl – 4′ – methoxyflavone		284	树干
187	4 – hydroxyl – baimuxinol	$C_{15}H_{26}O_3$	254	树干
188	7β – H – 9（10） – ene – 11,12 – epoxy – 8 – oxoeremophilane	$C_{15}H_{22}O_2$	234	树干
189	7α – H – 9（10） – ene – 11,12 – epoxy – 8 – oxoeremophilane	$C_{15}H_{22}O_2$	234	树干
190	neopetasane			树干
191	3,4,5 – trimethoxyphenyl – 1 – O – β – D – gluco-pyranoside	$C_{15}H_{22}O_9$	346	树干
192	3,4,5 – trimethoxyphenyl – 1 – O – β – D – apio-furanosyl – （1″→6'） glucopyranoside	$C_{20}H_{30}O_{13}$	478	树干

表 4 – 4　白木香果实中的化学成分

编号	化合物	分子式	分子量	部位
1	3 – 吲哚甲酸　indolyl – 3 – carboxylicacid	$C_9H_7NO_2$	161	果实
2	6 – 羟基 – 2 – ［2 – （4 – 羟基苯基）乙基］色原酮 6 – hydroxy – 2 – ［2 – （4 – hydroxyphenyl）ethyl］	$C_{17}H_{14}O_4$	282	果实
3	葫芦苦素 I hexanorcucurbitacin I	$C_{24}H_{32}O_5$	400	果实
4	葫芦素 I cucurbitacin I	$C_{30}H_{42}O_7$	514	果实
5	葫芦素 D cucurbitacin D	$C_{30}H_{44}O_7$	516	果实
6	异葫芦素 D isocucurbitacin D	$C_{30}H_{44}O_7$	516	果实
7	新葫芦素 B neocucurbitacin B	$C_{29}H_{40}O_7$	500	果实
8	南荛素 wikstroemin	$C_{28}H_{32}O_{15}$	608	果实
9	β – 谷甾醇　β – sitosterol	$C_{29}H_{50}O$	414	果实
10	胡萝卜苷 daucosterol	$C_{35}H_{60}O_6$	576	果实
11	芒果苷 mangiferin	$C_{19}H_{18}O_{11}$	422	果实
12	芫花苷 vuankanin	$C_{27}H_{30}O_{14}$	578	果实
13	芫花素 – 5 – O – β – D – 吡喃葡萄糖苷 genkwanin – 5 – O – β – D – glucopyranoside	$C_{22}H_{22}O_{10}$	446	果实
14	芫花素 genkwanin	$C_{16}H_{12}O_5$	284	果实

续表

编号	化合物	分子式	分子量	部位
15	5,4′-二羟基-7,3′-二甲氧基黄酮 5,4′-hydroxyl-7,3′-dimethoxyflavone	$C_{17}H_{14}O_6$	314	果实
16	isorhamnetin 3-O-[6″-O-(Z)-p-coumaroyl]-β-D-glucopyranoside	$C_{31}H_{28}O_{14}$	624	果皮
17	buddlenoid A	$C_{30}H_{26}O_{13}$	594	果皮
18	7-甲氧基-4′-羟基异黄酮 7-methoxy-4′-hydroxyisoflavone	$C_{16}H_{12}O_4$	268	果皮
19	木犀草素 luteolin	$C_{15}H_{10}O_6$	286	果皮
20	反式对香豆酸乙酯 trans-p-coumaric acid ethyl eater	$C_{11}H_{12}O_3$	192	果皮
21	木香烃内酯 costunolide	$C_{15}H_{20}O_2$	232	果皮
22	表木栓醇 epifriedelanol	$C_{30}H_{52}O$	428	果皮
23	豆甾醇 stigmasterol	$C_{29}H_{48}O$	412	果皮
24	对羟基苯甲酸甲酯 p-hydroxybenzoate	$C_8H_7O_3$	151	果皮
25	邻苯二酚 pyrocatechol	$C_6H_6O_2$	110	果皮
26	双氢葫芦素 E dihydrocucurbitacin E	$C_{32}H_{46}O_8$	558	果皮
27	endecaphyllacins B	$C_{22}H_{28}O_4$	356	果皮
28	2-O-β-D-glucopyranosylcucurbitacin I	$C_{36}H_{52}O_{12}$	676	果皮
29	葫芦素 E cucurbitacin E	$C_{32}H_{44}O_8$	556	果皮

表4-5 白木香树皮中的化学成分

编号	化合物	分子式	分子量	部位
1	β-谷甾醇 β-sitosterol	$C_{29}H_{50}O$	414	树皮
2	5-羟基-7,3′,4′-三甲氧基黄酮 luteolin-7,3′,4′-trimethyl	$C_{18}H_{16}O_6$	328	树皮
3	5,3′-二羟基-7,4′-二甲氧基黄酮 5,3′-hydroxyl-7,4′-dimethoxyflavone	$C_{17}H_{14}O_6$	314	树皮
4	桃苷元 persicogenin	$C_{17}H_{16}O_6$	316	树皮
5	（+）-丁香树脂酚 （+）-syringaresinol	$C_{22}H_{26}O_8$	418	树皮

表 4 - 6　沉香（白木香）药材中的化合物

编号	化合物	分子式	分子量	部位
1	6,8 - 二羟基 - 2 - [2 - (3′ - 甲氧基 - 4′ - 羟基苯乙基)] 色原酮 {6,8 - dihydroxy - 2 - [2 - (3′ - methoxy - 4′ - hydroxyl phenylethyl)] chromone，I	$C_{18}H_{16}O_6$	329	含树脂的木材
2	6 - 甲氧基 - 2 - [2 - (3′ - 甲氧基 - 4′ - 羟基苯乙基)] 色原酮 {6 - methox y - 2 - [2 - (3′ - methoxy - 4′ - hydroxyl phenylethyl)] - chromone}	$C_{19}H_{17}O_5$	326	含树脂的木材
3	6 - 羟基 - 2 - [2 - (4′甲氧基苯) 乙基] 色酮 6 - hydroxy - 2 [2 - (4′ - methoxyphenyl) ethyl] chromone	$C_{18}H_{16}O_4$	296	含树脂的木材
4	6 - 羟基 - 2 - (2 - 苯乙基) 色酮 6 - hydroxy - 2 - (phenylethy) chromone	$C_{17}H_{14}O_3$	266	含树脂的木材
5	6,7 - 二甲氧基 - 2 - [2 - (4′ - 甲氧基苯) 乙基] 色酮 6,7 - dimethoxy - 2 [2 - (4′ - methoxyphenyl) ethyl] chromone	$C_{20}H_{20}O_3$	308	含树脂的木材
6	6 - 羟基 - 2 - [2 - (4′ - 羟基苯)乙基] 色酮 6 - hydroxy - 2 - [2 - (4′ - hydroxyphenyl) ethyl] chromone	$C_{17}H_{14}O_2$	282	含树脂的木材
7	6 - 羟基 - 7 - 甲氧基 - 2 - (2 - 苯乙基)色酮 6 - hydroxy - 7 - methoxy - 2 - (2 - phenylethyl) chromone	$C_{18}H_{16}O_4$	296	含树脂的木材
8	4 - (4 - 羟基 - 3 - 甲氧基苯) - 丁酮 4 - (4 - hydroxy - 3 - methoxyphenyl) - 2 - butanone	$C_{11}H_{14}O_3$	194	含树脂的木材
9	豆甾醇 stigmasterol			含树脂的木材
10	6 - 羟基 - 2 - [2 - (3′ - 甲氧基 - 4′ - 羟基苯乙基)] 色原酮 (6 - hydroxy - 2 - [2 - (3′ - methoxy - 4′ - hydroxy phenylethyl)] chromone	$C_{18}H_{17}O_5$	312	含树脂的木材
11	常春藤皂苷元 hederagenin	$C_{30}H_{48}O_4$	474	含树脂的木材
12	白木香醇 baimuxinol	$C_{15}H_{26}O_2$	238	含树脂的木材
13	去氢白木香醇 dehydrobaimuxinol	$C_{15}H_{24}O_2$	236	含树脂的木材
14	白木香酸 baimuxinic acid	$C_{15}H_{24}O_3$	252	含树脂的木材
15	白木香醛 baimuxinal	$C_{15}H_{24}O_2$	236	含树脂的木材

续表

编号	化合物	分子式	分子量	部位
16	5,8 – 二羟基 – 2 – （2 – 对甲氧基苯乙基）色酮	$C_{18}H_{16}O_5$	312	含树脂的木材
17	6,7 – 二甲氧基 – 2 – （2 – 对甲氧基苯乙基）色酮	$C_{20}H_{20}O_5$	340	含树脂的木材
18	5,8 – 二羟基 – 2 – （2 – 苯乙基）色酮	$C_{17}H_{16}O_4$	294	含树脂的木材
19	异白木香醇 isobaimuxinol	$C_{15}H_{26}O_2$	238	含树脂的木材
20	苄基丙酮 benzylacetone	$C_{10}H_{12}O$	148.21	含树脂的木材
21	对甲氧基苄基丙酮 p – methoxybenzylacetone	$C_{11}H_{14}O_2$	178	含树脂的木材
22	茴香酸 anisic acid	$C_{22}H_{20}O_{12}$	476	含树脂的木材
23	β – 沉香呋喃 β – agarofuran	$C_{15}H_{14}O$	220	含树脂的木材
24	3,3,7 – trimethyltricycloundecan – 8 – one	$C_{14}H_{22}O$	206	含树脂的木材
25	longifolene	$C_{15}H_{24}$	204	含树脂的木材
26	norlongilactone		222	含树脂的木材
27	caryophyllenol – II	$C_{15}H_{24}O$	220	含树脂的木材
28	humulenediepoxide		236	含树脂的木材
29	kobusone	$C_{14}H_{22}O_2$	222	含树脂的木材
30	bornyl ferulate	$C_{20}H_{26}O_4$	330	含树脂的木材
31	（24R） – 24 – ethylcholesta – 4,22 – dien – 3 – one		410	含树脂的木材
32	(24R) – 24 – 3 – oxo – 4 – en – sitosterone		412	含树脂的木材
33	去氢松香酸甲酯 methyl dehydroabietate	$C_{21}H_{30}O_2$	314	含树脂的木材
34	methyl 7 – oxodehydroabietate		328	含树脂的木材
35	7α,15 – 二羟基去氢松香酸 7α,15 – dihydroxydehydroabietic acid	$C_{21}H_{30}O_4$	332	含树脂的木材
36	7α – hydroxypodocarpen – 8 （14） – en – 13 – on – 18 – oic acid		292	含树脂的木材
37	去氢松香酸 dehydroabietic acid		300	含树脂的木材
38	海松酸 pimaric acid	$C_{20}H_{30}O_2$	302	含树脂的木材
39	海松醇 pimarol	$C_{20}H_{32}O$	288	含树脂的木材
40	18 – norpimara – 8 （14）,15 – dien – 4α – ol		274	含树脂的木材
41	18 – norisopimara – 8 （14）,15 – dien – 4β – ol		274	含树脂的木材
42	羟基何帕酮 3 – oxo – 22 – hydroxyhopane	$C_{30}H_{50}O_2$	442	含树脂的木材

续表

编号	化合物	分子式	分子量	部位
43	二氢卡拉酮 dihydrokarnone			含树脂的木材
44	3,3 – （3 – hydroxypropane – 1,2 – diyl）diphenol	$C_{15}H_{16}O_3$	244	含树脂的木材
45	guaiacylacetone	$C_{10}H_{12}O_3$	180	含树脂的木材
46	6 – 羟基 – 2 – （4 – ′羟基 – 2 – 苯乙基）色酮 6 – hydroxy – 2 – ［2 – （4 – hydroxy – phenyl）ethyl］chromone	$C_{17}H_{14}O_4$	282	含树脂的木材
47	6 – 羟基 – 2 – （2 – 羟基 – 2 – 苯乙基）色酮 6 – hydroxy – 2 – （2 – hydroxy – 2 – phenylethyl）chromone			含树脂的木材
48	$5\alpha,6\beta,7\alpha,8\beta$ – 四羟基 – 2 – （4 – ′甲氧基 – 2 – 苯乙基）– 5,6,7,8 – 四氢色酮 $5\alpha,6\beta,7\alpha,8\beta$ – tetrahydroxy – 2 – ［2 – （4 – methoxy – phenyl）ethyl］– 5,6,7,8 – tetrahydrochromone	$C_{18}H_{20}O_7$	348	含树脂的木材
49	十四烷 tetradecane			含树脂的木材
50	α – 甲基苯甲醇 benzenemethanol α – methyl			含树脂的木材
51	氢化桂皮酸 benzenepropanoic acid			含树脂的木材
52	2 – 甲基色原酮			含树脂的木材
53	（正）十五烷 Pentadecane			含树脂的木材
54	2,4 – 二叔丁基苯酚 phenol,2,4 – bis（1,1 – dinethylethyl）			含树脂的木材
55	4 – 乙基苯甲醇 benzenemethanol,4 – ethyl			含树脂的木材
56	2,4,5 – 三甲基苯酚 phenol,2,4,5 – trimethyl			含树脂的木材
57	马兜铃酮 aristolone			含树脂的木材
58	檀香醇 santalol			含树脂的木材
59	1,3 – 二甲基金刚烷 tricyclo［3,decane,3,1,1（3,7）］1,3 – dimethyl			含树脂的木材
60	2,4 – 二甲氧基苯基氰 benzonitrile,2,4 – dimethoxy			含树脂的木材
61	沉香螺旋醇 agaruspinol			含树脂的木材
62	β – 愈创木烯			含树脂的木材
63	1,1′ – （1,2 – 乙烷醚）双甲氧基苯酚 benzene,1,1′ – （1,2 – ethanediyl）bis［4 – methoxyl］			含树脂的木材
64	5 – 对甲氧苯基 – 3 – 甲基 – 2 – 戊烯基腈 5 – （p – anisy）– 3 – methyl – 2 – pentenonitrile			含树脂的木材

续表

编号	化合物	分子式	分子量	部位
65	1,1′ – (1,10 – 烷醚)双十氢萘 naphthalene, 1,1′ – (1,10 – decanediyl)bis［decahydro］			含树脂的木材
66	1 – 苯甲基 – 5 – 丁氧基 – 2 – 苯并咪唑酮 2 – benzimidazolinone,1 – benzyl – 5 – butoxy			含树脂的木材
67	1 – 甲氧基 – 4 – 丙基苯酚 benzen,1 – methoxy – 4 – propyl			含树脂的木材
68	甘二烷基三氯硅烷 silane, trichlorodocosyl			含树脂的木材
69	11 – 苯基 – 11H – 吲哚［3,2 – C］喹啉 – 6 (5H) – 酮 11 – phenyl – 11H – indolo［3,2 – C］ quinoline – 6 (5H) – one			含树脂的木材
70	2 – 苄基 – 4,5 – 二苯咪唑 2 – benzyl – 4,5 – diphenylimidazol			含树脂的木材
71	4 – 甲氧基苯甲醇甲酸酯 benzenemethanol,4 – methoxy – ,formate			含树脂的木材
72	对戊基苯甲醚 anisole,o – pentyl			含树脂的木材
73	4,4 – 二甲基 – 5α – 雄甾 – 1 – 烯 – 3 – 酮 androst – 1 – en – 3 – one,4,4 – dimethyl – (5α)			含树脂的木材
74	α – 甲基,α – 2,5,7 – 三烯辛醇酯苯甲醇 benzenemethanol,α – methyl – α – 2,5,7 – oc-tatrienyl			含树脂的木材
75	豆甾 – 4 – 烯 – 3 酮 stigmast – 4 – en – 3 – one			含树脂的木材
76	N,3 – 联苯 – 1 – 氨基喹啉 N,3 – diphenyl – 1 – isoquinolinamine			含树脂的木材
77	1 – 甲氧基 – 4 – 辛基苯 benzene,1 – methoxy – 4 – octyl			含树脂的木材
78	8 – 甲氧基 – 2 – (2 – 苯乙基)色酮 8 – methoxy – 2 – (2 – phenylethyl)chromen – 4 – one			含树脂的木材
79	1,2,3 – 三苯基 – 3 – 甲基环丙烯 1,2,3 – triphenyl – 3 – methylcyclopropene			含树脂的木材
80	(1,2 – 二甲氧基)乙基苯 benzene,(1,2 – dimethoxyethyl)			含树脂的木材
81	1H – 6 – 氨基 – 2 – 氟苯甲基嘌呤 1H – purin – 6 – amine,［(2 – fluorophenyl)meth-yl］			含树脂的木材

续表

编号	化合物	分子式	分子量	部位
82	2 - (2 - 苯乙基)色酮 2 - (2 - phenylethyl)chromen - 4 - one			含树脂的木材
83	(3E,5E,8Z)3,7,11 - 三甲基 - 1,3,5,8,10 十二戊烯 (3E,5E,8Z)3,7,11 - trimethyl - 1,3,5,8,10 - dodecapentanene			含树脂的木材
84	硬脂酸 octadecanoic acid			含树脂的木材
85	9 - 十八碳烯酸 9 - octadecenoic acid (Z)			含树脂的木材
86	13 - 甲基 - 十八碳烯酸酯 13 - octadecenoic acid,methyl ester			含树脂的木材
87	十五酸 pentadecanoic acid			含树脂的木材
88	1 - 碳酸 - 8 - 十七碳烯 heptadecene - (8) - carbonic acid - (1)			含树脂的木材
89	5 - 甲氧基 - 7 - 甲基 - 1,2 - 萘醌 1,2 - naphthoquinone,5 - methoxy - 7 - methyl			含树脂的木材
90	去氢雪莲内酯 dehydrosans surea Lactone			含树脂的木材
91	8,9 - 去氢,9 - 甲酰基 - 环异长叶烯 8,9 - dehydro - 9 - formyl - cycloisolongifolen			含树脂的木材
92	2 - 甲基 - 5 - 硝基 - 6 - 羟基色酮 Chromone,6 - hydroxy - 2 - methyl - 5 - nitro			含树脂的木材
93	2,5 - 二苯基噁唑 oxazole,2,5 - diphenyl			含树脂的木材
94	2,2,4 - 三甲基呋喃 [6,7 - c] - 1,3,8H - 甘葡环 2,2,4 - trimethylfuro [6,7 - c] - 1,3,8H - azulene			含树脂的木材
95	liguhodgsonal			含树脂的木材
96	8 - EPT - 12 - 降龙涎内酯 8 - EPT - 12 - norambreinolide			含树脂的木材
97	β - 马阿里烯 β - maliene			含树脂的木材
98	十六烷 hexadecane			含树脂的木材
99	2 - 甲基十四烷 tetradecane,2 - methyl			含树脂的木材
100	别香橙烯 alloaromadendrene			含树脂的木材
101	(+) g - 蛇床烯 (+) - g - selinene			含树脂的木材
102	香橙烯 aromadendrene			含树脂的木材
103	β - 桉叶油醇 β - eudesmol			含树脂的木材

续表

编号	化合物	分子式	分子量	部位
104	愈创木醇 guaiol			含树脂的木材
105	4 -（4 -羟基 -3 -甲氧基）2 -二丁酮 2 - butanone,4 -（4 - hydroxy - 3 - methoxyphenyl）			含树脂的木材
106	苄硫尿嘧啶 2 - benzylthiouracil			含树脂的木材
107	（-）-α -木香醇 （-）-α - costol			含树脂的木材
108	菖蒲酮 1,4 - cis - 1,7 - trans - acorenone			含树脂的木材
109	2 -乙基 -4 -甲氧基苯甲醇 benznemethanol,α - ethyl - 4 - methoxy			含树脂的木材
110	2 -乙基 -4,5 -二甲基苯酚 phenol,2 - ethyl - 4,5 - dimethyl			含树脂的木材
111	3,4 -二氢 -2,2 -二甲基 -2H -1 -苯并吡喃 2H - 1 - benzopyran,3,4 - dihydro - 2,2 - dime-thly			含树脂的木材
112	7,9 -二甲基 -十六烷 hexadecane,7,9 - dimethyl			含树脂的木材
113	十三烷 tridecane			含树脂的木材
114	2,3 -二氢 -1,3 -二甲基 -茚（苯并环丙烯） 1h - indene,2,3 - dihydro - 1,3 - dimethyl			含树脂的木材
115	瓦伦烯 valencene			含树脂的木材
116	顺式 -8α -甲基 -8 氢 -2H -1 -萘酮 1（2H）- naphthalenone, octahydro - 8α - meth-yl, cis			含树脂的木材
117	邻苯二甲酸二异丁酯 1,2 - benzendicarboxylic acid, bis（2 - methyl-propyl）ester			含树脂的木材
118	8 -凯普酮 capnellane - 8 - one			含树脂的木材
119	匙叶桉油烯醇 spathulenol			含树脂的木材
120	4,4 -二甲基 -3,4 -二氢 -2 -羟基 -2H -1 -苯并吡喃 4,4 - dimethyl - 3,4 - dihydro - 2 - hydroxy -2H - 1 - benzopyran			含树脂的木材
121	4 -甲氧基 -2 -甲基肉桂酸 4 - methoxy - 2 - methylcinnamic - acid			含树脂的木材

续表

编号	化合物	分子式	分子量	部位
122	对羟基丙烯酸 2 - propenoic acid,3 - (4 - hydroxyphenyl)			含树脂的木材
123	3 - (2 - 氯 - 2 - 甲基) 丙基 - 1 - 环戊烯 3 - (2 - chloro - 2 - methyl) propyl - 1 - cyclo- pentene			含树脂的木材
124	异土木香内酯 isoalantol actone			含树脂的木材
125	(Z) - 3 - 十七碳烯 - 5 - 炔 3 - heptadecen - 5 - yne,(Z)			含树脂的木材
126	异绒白乳菇醛 iso - velleral			含树脂的木材
127	邻苯二甲酸二丁酯 1,2 - benzene dicarboxylic acid,dibutyl ester			含树脂的木材
128	2 - (2 - 甲氧基)丙烯基 - 1,4 - 二甲基 - 苯 benzene,2 - (2 - methoxyl - propenyl) - 1,4 - dimethyl			含树脂的木材
129	2,5 - 二甲基苯胺 benzenamine,2,5 - dimethyl			含树脂的木材
130	2,2 - 二异正丁巴比妥 - 3 - 环庚烯 - 1 - 酮 2,2 - diisopbutenyl - 3 - cyclohepten - 1 - one			含树脂的木材
131	圆柚酮 nootk atone			含树脂的木材
132	异胚芽呋烯环氧化物 isogerm acrone - epoxide			含树脂的木材
133	对苯甲硫基苯酚 phenol,o - (benzylthio)			含树脂的木材
134	棕榈酸 hexadecanoic acid			含树脂的木材
135	十四烷酸 tetradecanoic acid			含树脂的木材

第二节　沉香在不同结香情况下的化学成分比较

一、沉香自然结香与人工结香的化学成分比较

　　白木香树在自然因素（虫蚁或发生病腐、风倒、风断及雷击）或人为因素（砍伤或砍倒、打钉、凿洞、火烧或化学试剂刺激等）下，会在伤口处形成树脂，白色木材慢慢转化为黄褐色或黑褐色，形成沉香。陈晓颖等人收集了 3 个自然结香的白木香样品和 3 个人工结香的白木香样品（分别采用刀砍物理结香、钻钉物理结香、化学试剂刺激结香），以三氯甲烷冷浸法提取挥发性化学成分，分

析不同结香方法所得白木香的化学成分差异，并运用 GC – MS 联用技术分析了
2 – (2 – 苯乙基)色酮类成分的差异。1 ~ 3 号：海南天然沉香，购自广州市君元
工艺品公司；4 号：刀砍物理法沉香，由广东电白县沉香山种植基地提供；5 号：
钻钉物理法沉香，购自广州市清平药材市场；6 号：化学试剂刺激法沉香，由广
东省信宜市珍稀沉香发展有限公司提供。6 个沉香样品中，挥发性化学成分的总
离子流图如图 4 – 2 所示。由峰面积归一化法计算各成分相对百分含量，结果见
表 4 – 7。

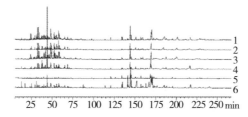

图 4 – 2　不同沉香样品中挥发性化学成分的总离子流图

1. 天然沉香；2. 天然沉香；3. 天然沉香；4. 刀砍物理法沉香；

5. 钻钉物理法沉香；6. 化学试剂刺激法沉香

表 4 – 7　不同结香方法所得沉香中挥发性化学成分及其相对含量（％）

序号	化合物名称	1	2	3	4	5	6
1	苯甲酸☆	0.07	–	0.13	0.08	0.65	0.16
2	辛酸○	–	–	–	–	0.10	0.02
3	苄基丙酮☆	0.26	0.23	0.13	0.59	0.29	0.86
4	4 – 甲氧基 – 苯甲醛☆	0.05	0.03	0.04	0.06	–	0.05
5	壬酸○	0.03	0.02	0.05	0.02	0.20	0.05
6	2 – 甲基 – 萘☆	–	0.06	0.02	0.06	0.20	–
7	苯丙酸☆	0.35	0.23	0.26	0.6	0.77	1.15
8	三醋酸甘油酯○	0.03	–	–	–	–	–
9	氢化肉桂酸内酯☆	–	–	–	0.04	–	0.04
10	香草醛☆	0.05	–	0.04	0.05	0.85	0.05
11	对甲氧基苄基丙酮☆	0.70	0.63	0.33	0.54	0.39	0.51
12	2 – 甲基 – 4 – 色酮△	–	–	–	–	–	0.04

续表

序号	化合物名称	1	2	3	4	5	6
13	α–檀香醇◇	0.13	0.04	0.15	0.11	–	0.13
14	3–（4–甲氧基苯基）丙酸☆	0.80	0.69	0.46	0.49	0.31	0.46
15	柏木醇◇	0.07	0.02	0.06	0.05	0.33	0.04
16	γ–桉叶油醇◇	0.34	0.23	0.23	0.12	–	–
17	α–桉叶油醇◇	0.06	–	0.05	–	–	–
18	沉香螺萜醇◇	0.27	0.12	0.12	0.11	–	0.09
19	库贝醇◇	0.07	0.03	0.10	0.03	–	–
20	马兜铃烯◇	0.43	0.28	0.33	0.23	–	0.11
21	愈创木醇◇	1.33	1.19	1.92	1.08	–	0.35
22	4–羟基–3，5–二甲基苯甲醛☆	–	–	–	–	0.52	–
23	2–（十二烷氧基）乙醇	–	–	–	0.05	–	0.10
24	β–檀香醇◇	0.19	–	–	–	0.43	–
25	4–［（1E）–3–羟基–1–丙烯基］–2–甲氧基苯酚☆	0.50	–	0.69	0.20	1.12	0.05
26	4–羟基–3–甲氧基–苯丙酸☆	0.14	–	0.03	–	–	–
27	β–桉叶油醇◇	0.95	0.96	1.09	1.12	–	0.32
28	白木香醛◇	10.13	11.62	16.2	6.31	1.46	3.09
29	棕榈酸○	1.37	–	2.14	–	–	–
30	棕榈酸乙酯○	–	–	–	–	–	0.17
31	油酸○	0.79	–	0.37	0.21	1.05	0.50
32	亚油酸乙酯○	–	–	–	0.13	–	1.24
33	亚麻酸乙酯○	–	–	–	–	–	0.05
34	9–硬脂酸乙酯○	–	–	–	0.04	–	0.43
35	硬脂酸○	0.06	–	0.06	–	–	–
36	硬脂酸乙酯○	–	–	–	–	–	0.11
37	2–（2–苯乙基）色酮△	0.35	0.33	–	0.16	1.81	0.94
38	6–羟基–2–（2–苯乙基）色酮△	–	–	–	–	–	0.07

续表

序号	化合物名称	1	2	3	4	5	6
39	脱氢松香酸	–	–	–	–	5.16	–
40	7－羟基－2－（2－苯乙基）色酮△	–	–	–	–	–	0.07
41	十五烷醛	0.09	–	0.09	–	0.21	0.04
42	5,8－二羟基－2－（2－苯乙基）色酮△	1.26	0.27	0.77		–	2.30
43	二异辛酯邻苯二甲酸☆	0.10	0.21	0.04			–
44	十八烷醛	0.05	–	0.04	–		
45	6－甲氧基－2－（2－苯乙基）色酮△	0.45	0.11	0.09	2.36	–	4.45
46	2－［3－（4－甲氧基苯基）－1－甲基丙亚基］－丙二腈	0.42	0.33	0.08	0.95		0.37
47	5,8－二羟基－2－（2－苯乙基）色酮的同分异构体△	7.17	3.68	4.20	2.39	–	15.96
48	乙酰胺,N－（4－苄氧基苯基）－2－氰基	2.73	1.74	0.72	1.99	7.48	7.32
49	2－［3－（4－甲氧基苯基）－1－甲基丙亚基］－丙二腈	0.91	0.71	0.51	0.55	–	0.55
50	5,8－二羟基－2－（2－对甲氧基苯乙基）色酮△	1.08	1.09	0.28	0.37	–	0.73
51	7－羟基－8－甲氧基－2－（2－苯乙基）色酮△	0.85	–	0.96	0.41	1.40	0.45
52	6－甲氧基－2－［2－（3'－甲氧基苯乙基）］色酮△	0.14	–	–	0.41	1.31	1.84
53	二十九烷○	–	–	–	–	1.47	–
54	角鲨烯	0.20	–	0.11	–		–
55	6－（4－甲氧基苄氧基）－8－硝基甲基喹啉	0.08	–	0.08	–	–	–

续表

序号	化合物名称	1	2	3	4	5	6
56	6,7-二甲氧基-2-(2-苯乙基)色酮△	4.97	1.25	–	8.63	18.68	9.30
57	6,7-二甲氧基-2-(2-苯乙基)色酮的同分异构体△	–	–	–	–	–	4.71
58	5,8-二羟基-2-(2-对甲氧基苯乙基)色酮的同分异构体△	7.56	7.97	6.41	2.90	1.25	6.43
59	7-羟基-8-甲氧基-2-(2-苯乙基)色酮的同分异构体△	0.72	0.55	–	0.43	0.91	1.07
60	三十四烷○	–	–	–	–	1.11	–
61	6-羟基-2-(2-对甲氧基苯乙基)色酮△	6.87	5.29	1.13	2.09	4.56	3.37
62	6-甲氧基-2-[2-(3'-甲氧基-4'-羟基苯基)乙基]色酮△	0.97	0.30	1.92	2.09	2.42	1.39
63	豆甾-4-烯-3-酮	–	–	–	–	–	1.00
64	豆甾醇	0.40	–	0.51	0.27	1.11	0.30
65	γ-谷甾醇	0.53	–	0.21	0.52	1.94	0.27
	倍半萜类成分总相对含量/%（检出个数）	13.97 (11)	14.49 (9)	20.25 (10)	9.16 (9)	2.22 (3)	4.13 (7)
	2-(2-苯乙基)色酮类化合物总相对含量/%（检出个数）	32.39 (12)	20.84 (10)	15.76 (8)	22.24 (11)	32.34 (8)	53.11 (16)
	芳香族成分总相对含量/%（检出个数）	3.02 (10)	2.08 (7)	2.17 (11)	2.71 (10)	4.79 (8)	3.33 (9)
	脂肪族成分总相对含量/%（检出个数）	2.28 (5)	0.02 (1)	2.62 (4)	0.40 (4)	3.93 (5)	2.57 (8)
	检出物总相对含量/%（检出物个数/出峰数）	57.07 (47/115)	40.21 (30/108)	43.15 (42/132)	38.84 (40/126)	59.49 (30/56)	73.10 (48/90)

注：◇表示倍半萜类成分；△表示2-(2-苯乙基)色酮类化合物；☆表示芳香族成分；○表示脂肪族成分。

结果显示，自然结香（1～3 号）所得白木香中倍半萜类成分的种类和含量以及白木香醛的含量均高于人工结香（4～6 号），且其色酮类化合物与倍半萜类成分的相对含量之比也高于人工结香；其中白木香醛是白木香中含量最高的倍半萜类成分，2 –（2 – 苯乙基）色酮类化合物作为白木香主要成分之一，且仅在结香部位出现；二者的含量对白木香的品质评价具有一定的意义；色酮属于黄酮类化合物，倍半萜类属于萜类，二者均具有消炎、抗菌作用，临床应用意义较大。由上述结果可知，天然结香的白木香中倍半萜类成分种类较多、含量较高，人工结香的 2 –（2 – 苯乙基）色酮类化合物种类较多、含量较高。

吴泽青等人选用白木香经自然结香、人工诱导与传统火烫 3 种方法所得的沉香药材，分别采用可见分光光度法测定沉香药材试液中总色酮、HPLC 法测定沉香药材试液中 5 种色酮的含量。结果显示，总色酮含量自然结香组＞人工诱导组＞传统火烫组；自然结香组中 5 种色酮含量除 Aquilarone A 外，其他成分的含量均高于人工诱导组和传统火烫组；人工诱导组除 Aquilarone E 外，均高于传统火烫组；表明人工诱导组白木香结香质量优于传统火烫法，接近于结香周期较长的自然结香组。

二、国产沉香与进口沉香化学成分的比较

沉香为瑞香料植物沉香或白木香含有黑色树脂的木质部。前者主产于越南、柬埔寨和马来西亚等地，我国称其为进口沉香；后者主产于我国海南、广东、广西等省区，称为国产沉香。含树脂多的沉香能沉于水中或半沉半浮，含树脂少的沉香大多不能沉于水中。正品沉香具有特殊香气，味苦，燃烧时有油渗出，香气浓烈。

国产沉香心材中分离可得白木香醇（baimuxinol）、去氢白木香醇（dehydrobaimuxinol）、白木香酸（baimuxinic acid）、白木香醛（baimuxinal）、沉香螺旋醇（agarospirol）、异白木香醇（isobaimuxinol）、苄基丙酮（benzylacetone）、对甲氧基苄基丙酮（p – methoxybenzylacetone）、茴香酸（anisic acid）及 β – 沉香萜呋喃类（β – agarofuran）；以及 9 个色酮类化合物，为 6 – 羟基 – ［2 –（4 – 甲氧基苯）乙基］色酮、2 –（2 – 苯乙基）色酮、6 – 甲氧基 – 2 –（2 – 苯乙基）色酮、6,7 – 二甲氧基 – 2 –（2 – 苯乙基）色酮、6 – 甲氧基 – 2 – ［2 –（3′ – 甲氧基苯）乙基］色酮、6 – 羟基 – 2 –（2 – 苯乙基）色酮、5,8 – 二羟基 – 2 –（2 – 苯乙基）乙基色酮、5,8 – 二羟基 – 2 – ［2 –（4 – 甲氧基苯）乙基］色酮

及 6,7 - 二甲氧基 - 2 - ［2 - (4 - 甲氧基苯) 乙基］色酮。挥发油中含倍半萜化合物呋喃木香醛和呋喃木香醇。

　　进口沉香含有树脂。其醇浸提物 (达 48%) 经皂化后，通过水蒸气蒸馏得挥发油约 13%，油中含有苄基丙酮 (benzylacetone)、对甲氧基苄基丙酮、倍半萜烯醇等；蒸馏后的残渣中有氢化桂皮酸 (hydrocinnamic aicd)、对甲氧基氢化桂皮酸。受霉菌感染的沉香挥发油中，可分离得沉香螺醇 (agarospirol)、沉香萜醇 (agarol)、β - 沉香萜呋喃 (β - agarofuran)、二氢沉香萜呋喃 (dihydroagarofuran)、去甲基沉香萜呋喃酮 (nor - ketoagarofuran)、4 - 羟基二氢沉香萜呋喃 (4 - hydroxydihydroagarofuran)。据报道，未受霉菌感染的沉香挥发油中，尚可分离出沉香萜醇、芹子烷 (selinane) 等萜类化合物以及癸烯的异构物，并含鹅掌楸碱。

　　郭晓玲等利用气相色谱 - 质谱联用技术 (GC - MS) 对国产沉香与进口沉香所含成分进行对比分析，其中进口沉香 1 批 (1 号)、国产沉香 2 批 (2 号、5 号) 由广东省信宜市珍稀沉香发展有限公司提供；2 批国产沉香 (3 号、4 号) 购自广州清平药材市场。样品来源分别为：印度尼西亚 (1 号)，海南 (2、3、4 号)，广东 (5 号)。结果见表 4 - 8。

表 4 - 8　5 批沉香药材挥发性成分及相对含量 (%)

序号	化合物名称	1	2	3	4	5
1	苄基丙酮	1.055	0.329	0.472	0.895	1.292
2	氢化桂皮醛	1.674	–	–	–	1.318
3	α - 甲基苯甲醇	0.579	–	–	–	–
4	十四烷	–	–	–	0.282	0.725
5	对甲氧基苄基丙酮	0.242	0.197	0.58	0.982	0.732
6	2 - 甲基色原酮	–	–	–	–	0.603
7	(正) 十五烷	–	–	–	0.537	1.057
8	2,4 - 二叔丁基苯酚	0.789	–	–	–	–
9	4 - 乙基苯甲醇	–	–	–	0.386	–
10	2,4,5 - 三甲苯酚	–	–	1.145	–	–
11	马兜铃酮	–	2.398	0.376	–	0.374
12	檀香醇	–	–	–	0.77	–
13	1,3 - 二甲基金刚烷	–	–	–	–	0.444

续表

序号	化合物名称	1	2	3	4	5
14	2,4 – 二甲氧基苯基氰	1.589	–	–	–	–
15	沉香螺旋醇	–	2.585	1.336	0.428	0.354
16	β – 愈创木烯	–	–	0.81	2.415	–
17	β – 马阿里烯	–	1.034	–	–	–
18	十六烷	–	–	–	0.488	0.279
19	2 – 甲基十四烷	–	–	–	–	0.401
20	别香橙烯	–	–	0.48	–	–
21	（＋）g – 蛇床烯	–	–	–	1.024	–
22	香橙烯	–	–	1.885	1.275	0.185
23	β – 桉叶油醇	–	2.924	–	–	–
24	愈创木醇	–	2.808	0.767	–	0.515
25	4 – （4 – 羟基 – 3 – 甲氧基）2 – 2 丁酮	–	–	0.342	–	–
26	苄硫尿嘧啶	–	–	–	0.497	–
27	（–）– α – 木香醇	1.547	0.265	–	–	–
28	菖蒲酮	–	–	0.697	–	–
29	2 – 乙基 – 4 – 甲氧基苯甲醇	–	–	0.271	–	–
30	2 – 乙基 – 4,5 – 二甲基苯酚	–	–	1.941	1.703	–
31	3,4 – 二氢 – 2,2 – 二甲基 – 2H – 1 – 苯并吡喃	0.357	–	–	–	–
32	7,9 – 二甲基 – 十六烷	–	–	–	–	0.354
33	十三烷	0.31	–	–	–	–
34	2,3 – 二氢 – 1,3 – 二甲基 – 茚（苯并环丙烯）	3.792	–	–	–	–
35	瓦伦烯	–	1.129	–	–	–
36	白木香醛	–	5.431	12.708	10.863	2.731
37	顺式 – 8a – 甲基 – 8 氢 – 2H – 1 – 萘酮	1.097	–	–	–	–
38	邻苯二甲酸二异丁酯	–	–	–	–	0.708
39	8 – 凯普酮	–	–	0.727	2.703	0.763
40	匙叶桉油烯醇	–	0.672	–	–	–

续表

序号	化合物名称	1	2	3	4	5
41	4,4-二甲基-3,4-二氢-2-羟基-2H-1-苯并吡喃	–	–	2.969	–	–
42	4-甲氧基-2-甲基肉桂酸	–	–	3.821	–	–
43	对羟基丙烯酸	0.757	–	–	–	–
44	3-（2-氯-2-甲基）丙基-1-环戊烯	–	–	0.369	–	–
45	异土木香内酯	1.103	–	–	–	–
46	(Z)-3-十七碳烯-5-炔	–	1.74	–	–	–
47	异绒白乳菇醛	–	–	–	4.027	–
48	邻苯二甲酸二丁酯	–	–	–	0.734	1.619
49	2-（2-甲氧基）丙烯基-1,4-二甲基-苯	–	–	1.47	–	–
50	2,5-二甲基苯胺	2.14	–	–	–	–
51	2,2-二异丁正丁巴比妥-3-环庚烯-1-酮	–	1.089	–	–	–
52	圆柚酮	–	1.779	–	0.934	–
53	异胚芽呋烯环氧化物	–	–	2.476	–	–
54	对苯甲硫基苯酚	–	–	1.001	–	–
55	棕榈酸	–	2.252	–	–	1.222
56	十四烷酸	–	–	–	–	1.533
57	8-EPT-12-降龙涎内酯	–	2.182	–	–	–
58	liguhodgsonal	–	–	1.113	3.119	–
59	2,2,4-三甲基呋喃［6,7c］-1,3,8H-甘葡环	–	–	–	–	1.952
60	2,5-二苯基噁唑	–	0.861	–	–	–
61	2-甲基-5-硝基-6-羟基色酮	–	2.679	–	–	–
62	8,9-去氢,9-甲酰基-环异长叶烯	0.616	–	–	–	–
63	去氢雪莲内酯	–	1.163	–	–	–

续表

序号	化合物名称	1	2	3	4	5
64	5 – 甲氧基 – 7 – 甲基 – 1,2 – 萘醌	1.219	–	–	–	–
65	1 – 碳酸 – 8 – 十七碳烯	–	–	–	0.207	–
66	十五酸	0.384	–	–	–	–
67	13 – 甲基 – 十八碳烯酸酯	–	1.081	–	–	–
68	9 – 十八碳烯酸	0.278	–	–	–	–
69	硬脂酸	–	–	–	–	0.506
70	(3E,5E,8Z) 3,7,11 – 三甲基 – 1,3,5,8,10 十二戊烯	–	0.544	–	–	–
71	2 – (2 – 苯乙基)色酮	–	1.274	–	1.411	6.295
72	1H – 6 – 氨基 – 2 – 氟苯甲基嘌呤	–	–	0.288	–	–
73	(1,2 – 二甲氧基)乙基苯	–	–	–	–	1.652
74	1,2,3 – 三苯基 – 3 – 甲基环丙烯	1.18	–	–	–	–
75	8 – 甲氧基 – 2 – (2 – 苯乙基)色酮	2.561	2.826	–	0.574	8.082
76	1 – 甲氧基 – 4 – 辛基苯	–	–	–	0.325	–
77	N,3 – 联苯 – 1 – 氨基喹啉	–	–	–	–	1.462
78	豆甾 – 4 – 烯 – 3 酮	–	1.082	–	–	–
79	α – 甲基,α – 2,5,7 – 三烯辛醇酯苯甲醇	1.011	–	–	–	–
80	4,4 – 二甲基 – 5α – 雄甾 – 1 – 烯 – 3 – 酮	0.39	–	–	–	–
81	对戊基苯甲醚	–	–	–	–	1.391
82	4 – 甲氧基苯甲醇甲酸酯	0.325	–	–	–	–
83	2 – 苄基 – 4,5 – 二苯咪唑	–	–	–	3.82	–
84	11 – 苯基 – 11H – 吲哚[3,2 – C]喹啉 – 6 (5H) – 酮	–	1.406	0.516	–	–
85	甘二烷基三氯硅烷	–	0.564	2.229	–	–
86	1 – 甲氧基 – 4 – 丙基苯酚	–	–	–	–	1.016

续表

序号	化合物名称	1	2	3	4	5
87	2,6,10,15,19,23 – hexa-methyl – 角鲨烯	0.648	–	–	–	–
88	1 – 苯甲基 – 5 – 丁氧基 – 2 – 苯并咪唑酮	5.891	–	–	–	–
89	1,1′ – （1,10 – 烷醚）双十氢萘	–	–	–	–	1.205
90	5 – 对甲氧苯基 – 3 – 甲基 – 2 – 戊烯基腈	–	–	–	2.501	–
91	1,1′ – （1,2 – 乙烷醚）双甲氧基苯酚	–	–	–	–	2.211
92	豆甾醇	1.669	–	–	–	–
93	β – 谷甾醇	0.72	–	–	–	–
	芳香化合物	22.94 (15)	2.79 (4)	10.65 (10)	11.84 (9)	27.35 (13)
	倍半萜	2.65 (2)	22.19 (11)	20.17 (9)	24.86 (9)	4.16 (5)
	2 –（2 – 苯乙基）色酮	2.56 (1)	4.1 (2)	0	1.99 (2)	14.4 (2)
	脂肪酸酯及脂肪烷类	1.73 (4)	6.18 (5)	6.05 (2)	1.51 (4)	6.08 (8)
	检出物总相对含量	33.3	42.3	40.8	52.9	53.8
	检出物个数/出峰数	26/70	26/78	21/88	25/72	31/57

以上结果表明，进口沉香（1 号）和广东沉香（5 号）以芳香族化合物为主要成分，倍半萜成分相对较少；海南沉香（2，3，4 号）的倍半萜类成分含量均较高，为主要成分，而芳香族化合物含量相对较低；5 批沉香样品所含 2 –（2 – 苯乙基）色酮的种类区别不大，但广东沉香所含 2 –（2 – 苯乙基）色酮含量明显高于其他产区，高达 14.4%，为其他样品的 3 倍以上。

三、不同人工结香方法对沉香化学成分的影响

在正常情况下，健康的白木香茎干在不受任何损伤或刺激的情况下是不会结香的。在自然界中，常见白木香被虫蚁啃食或发生病腐、风倒、风断及雷击，造成树干枯烂腐朽或枯死，这些部位常常结香。我国古籍中已有"因木朽而结者"，"因蠹隙而结者"的记载。由于白木香自然结香周期长，并且依靠偶然因

素结香概率很低，且古籍中已有记载白木香树"有香者百无一二"，这说明天然结香的很少。为此，人们在生产实践中总结出了一些人工结香的方法，其中物理（创伤）法包括砍伤法、半断干法、凿洞法、打钉法、火烧法等；化学（诱导）法包括化学法、输液法、人工接菌法等。这些人工结香方法得到的沉香所含化学成分在种类和含量上有所差别。

1. 物理结香法 林峰等采用乙醚浸提法对 3 种不同结香方法（打钉法、砍伤法、凿洞法）所得沉香样品提取挥发油，并进行 GC – MS 分析测定其化学成分及相对含量。结果显示，经打钉法、砍伤法、凿洞法结香的沉香样品中，分别鉴定出 19、24 和 23 个化合物，并且分别占各自总挥发油量的 34.46%、76.30%、59.97%。3 种结香法所得挥发油中均含有倍半萜、芳香族化合物和脂肪酸等 3 类成分，但各成分所占比例及各成分含量不同。结果见表 4 – 9。

表 4 – 9　3 种不同结香方法所得沉香挥发油化学成分及含量比较（%）

成分	打钉法	砍伤法	凿洞法
苯甲酸	0.06	–	–
$E – 2 –$ 癸烯醛	0.05	–	–
十二醛	–	0.36	0.25
丁基卡必醇	–	0.13	0.03
$3 –$ 苯基 $– 2 –$ 丁酮	0.17	–	–
苄基丙酮	–	0.68	0.20
$4 –$ 甲基 $– 2,6 –$ 二叔丁基苯酚	0.12	2.97	0.17
$2,6 –$ 二叔丁基 $– 4 –$ 羟基 $– 4 –$ 甲基 $–$ $2,5 –$ 环己二烯 $– 1 –$ 酮	–	2.27	0.37
沉香螺旋醇	–	–	4.19
苍术醇	1.94	–	–
马兜铃烯	1.97	–	0.94
愈创醇	3.52	0.23	2.11
$\gamma –$ 古芸烯	–	–	0.51
$\alpha –$ 蛇床烯	0.32	–	–
对甲氧基苄基丙酮	0.20	0.30	0.16
$3,5 –$ 二叔丁基苯酚	–	–	1.03
苯并二恶烷	1.94	–	–

续表

成分	打钉法	砍伤法	凿洞法
2,4 - 二叔丁基苯酚	-	7.50	1.45
α - 异甲基紫罗兰酮	-	0.22	-
马兜铃酮	1.96	-	-
白木香醇	0.70	-	-
十二烷酸	-	0.14	-
2,4 - 二环己基 - 1 - 丁烯 - 3 - 炔	0.48	-	-
2 - 羟甲基 - 2,6,8,8 - 四甲基三环十一烷	1.21	-	-
二苯胺	-	0.26	-
β - 桉叶醇	-	0.66	-
苯基丙酸	-	1.11	0.58
白木香醛	11.04	7.32	16.77
肉豆蔻酸	-	13.06	3.83
7,9 - 二叔丁基 - 1 - 氧杂螺旋 [4,5] - 6,9 - 壬二烯 - 2,8 - 二酮	-	2.47	-
dehydrosanssurea lactone	-	-	3.28
绒白乳菇醛	-	3.41	4.70
棕榈酸	1.54	15.32	5.37
异香橙烯	-	2.78	-
二十烷醇	-	1.12	-
石竹烯氧化物	1.07	-	1.76
1 - 苄氧基 - 8 - 萘酚	-	-	7.36
硬脂酸	1.44	8.01	2.27
油酸	4.73	4.24	1.28
亚油酸	-	1.03	-
3,3,5 - 三甲基 - 5 - 苯 - 环己酮	-	0.71	1.36
倍半萜相对总含量（倍半萜数目）	22.52（8）	14.40（5）	34.26（8）
芳香族成分相对总含量（芳香族成分数目）	2.49（5）	13.53（7）	12.31（8）
脂肪酸相对总含量（脂肪酸数目）	7.71（3）	41.80（6）	12.75（4）
已鉴定化合物数	19	24	23
已鉴定化合物的相对总含量	34.46	76.30	59.97

由上表可知，3 批沉香样品中倍半萜、芳香族化合物和脂肪酸这 3 种成分所占的比例是不同的，打钉法和凿洞法所得到的沉香挥发油均以倍半萜成分为主，芳香族化合物和脂肪酸的含量较低；而砍伤法样品则以白木香植物中的脂肪酸为主要成分，倍半萜和芳香族化合物的含量较低。这初步反映了打钉法和凿洞法样品的质量要好于砍伤法样品的质量。比较已鉴定的化合物种类可知，砍伤法和凿洞法含有 16 个相同成分，较为相似；而打钉法结香则与砍伤法和凿洞法所含成分有较大差异，有 10 个成分是以上 2 种样品中均没有的。其原因可能在于砍伤法和凿洞法的本质都是通过在白木香树中制造创伤面促进结香，而打钉法除了使白木香树受伤结香外，铁钉生锈所产生的 Fe_2O_3 等成分还可能对沉香中的一些成分发生了氧化作用，从而产生了其他方法所产沉香中没有的新成分。在生产实践中，打钉法的挥发油得率最高，并且对植物造成的直接伤害较小，可应用于树龄较小的植株。

2. 化学结香法　通体结香技术（输液法）是一种化学结香法，即将结香液输送到整棵树的各个部位，利用白木香树抵抗和排斥这种结香液的天然机理形成香腺，在短时间内通体连结成香。刘洋洋等随机抽取 4 批通体沉香药材并进行水蒸气蒸馏提取挥发油，采用气相色谱 – 质谱联用仪对其挥发油进行分析。4 批通体沉香药材产地为，A：海南琼中，B：海南海口，C：广东廉江，D：广东化州，结香时间分别为 12、15、11、12 个月，CK 为市售沉香对照药材。沉香挥发油特征成分及其相对含量见表 4 – 10。

表 4 – 10　沉香挥发油的特征化学成分及其相对含量/%

序号	化合物名称	CK	A	B	C	D
1	苄基丙酮	0.39	0.50	0.31	0.29	0.32
2	沉香螺旋醇	2.85	2.21	4.03	1.22	1.58
3	马兜铃烯	3.69	3.05	6.52	2.74	4.37
4	愈创木醇	9.24	9.17	18.25	6.98	11.29
5	白木香醛	4.98	9.49	5.66	8.68	6.79
6	以上 5 种成分相对含量之和	21.15	24.42	34.77	19.91	24.35
7	全部 38 种成分相对含量之和	93.98	93.59	97.53	91.37	95.62

结果发现，A、B、C、D 4 批通体结香沉香药材所得挥发油含量分别为 0.28%、0.19%、0.36% 和 0.30%。可见，4 个不同产地的 4 批抽检沉香样品虽结香时间不等，但其挥发油含量高低与结香时间长短不呈正相关性，其原因可能与其

产地、气候以及树木种质等因素有关。由上表可知，从 CK 和 A、B、C、D 4 批通体结香沉香药材挥发油中均鉴定出了 38 个成分，所鉴定总挥发性成分相对含量总和分别为 93.98%、93.59%、97.53%、91.37% 和 95.62%，5 种成分相对含量之和分别为 21.15%、24.42%、34.77%、19.91%、24.35%。说明结香 12 个月（A 和 D）的通体结香沉香药材挥发油的总挥发性成分与特征性成分的相对含量与沉香对照药材相近，结香 15 个月（B）的通体结香沉香药材挥发油的总挥发性成分与特征性成分的相对含量超过对照药材。

第三节　沉香中主要单体化学成分的介绍

沉香的树脂、树干、叶、树皮、果实、果皮等含有 100 余种化学成分，主要包括倍半萜、芳香族化合物、黄酮类和脂肪酸等成分，其中部分成分已经证实有明显的药理作用。现就以下沉香的单体成分药理作用做相关介绍，以为沉香药效学研究提供依据。

一、槲皮素

【化学名】4H – 1 – benzopyran – 4 – one,2 – （3,4 – dihydroxyphenyl）– 3,5, 7 – trihydroxy

【分子式与相对分子质量】$C_{15}H_{10}O_7$；302.24

【理化性质】二水合物为黄色针状结晶（稀乙醇），在 95～97℃成为无水物，熔点 314℃。易溶于无水乙醇，溶于冰醋酸，碱性水溶液呈黄色，难溶于水，乙醇溶液味很苦。

【药理作用】

1. 对中枢神经系统的影响

（1）抗神经功能障碍作用。

（2）神经元保护作用：黄酮类化合物能稳定和清除自由基，减轻细胞的氧化损伤，起到抗氧化作用。槲皮素对大鼠星形神经胶质细胞及脑脂质过氧化均有较强的保护作用。并且槲皮素有一定改善学习记忆功能的作用。

（3）改善脑缺血再灌注损伤作用。

（4）抗炎作用：槲皮素是一种有效清除体内活性氧簇和活性氮簇物质的生物黄酮类化合物。

2. 对内脏系统的影响

（1）改善心肌缺血再灌注损伤作用。

（2）对心肌细胞的保护作用。

（3）降血脂作用：对新西兰白兔喂以胆固醇饮食，发现槲皮素不但能降低血脂，还能减少硫代巴比妥酸反应物质和过氧化胆固醇酯的含量，提示槲皮素能通过降低血脂以及减轻脂质过氧化反应抑制动脉粥样硬化的发展。

（4）降压作用。

（5）抑制血管平滑肌细胞增生作用。

（6）抗血栓形成作用。

（7）对肝脏的保护作用。

（8）对呼吸系统的影响：槲皮素可通过抑制 IL-1β 剂量依赖性下调 ICAM-1 的 mRNA 和蛋白表达水平，进而发挥抗肺部感染作用。还可通过调节 NF-κB 的活化而抑制 IL-1β 诱导 A549 细胞表达 ICAM-1，提示槲皮素可能通过对炎症因子负性调控而发挥其抗炎作用。

3. 降血糖作用

4. 抗病原微生物作用

（1）抗细菌作用：槲皮素具有广谱抗菌性，并且对革兰阴性菌的抗菌作用强于革兰阳性菌。研究表明，槲皮素对金黄色葡萄球菌的抗菌效果最好，对胶质芽孢杆菌抗菌效果次之，对大肠杆菌、苏云金芽孢杆菌、枯草芽孢杆菌、铜绿假单胞菌也有较为明显的抗菌效果。

（2）抗病毒作用：槲皮素对 HBV 具有抑制作用，对 HepG2.2.2.15 细胞分泌的 HBsAg 抑制率较高（64.3%），但对 HBeAg 的抑制率较低（25.8%）。

5. 抗肿瘤作用 槲皮素可抑制包括结肠癌、肝癌、胃癌、宫颈癌、前列腺癌、卵巢癌、膀胱癌、食管癌、肺癌、大肠癌、视网膜细胞瘤和胰腺癌等多种肿瘤细胞的增殖。

6. 增强免疫功能作用

7. 对眼的影响 槲皮素可显著抑制高糖状态下 BRPC 细胞凋亡的发生，对糖尿病视网膜病变可能有防治作用。槲皮素在 $50\mu mol/L$ 时可抑制氧化应激对视网膜色素细胞 RPE 的损伤，通过阻止细胞凋亡的发生发挥保护作用。

二、芒果苷

【化学名】$9H$ – xanthen – 9 – one,2 – β – D – glucopyranosyl – 1,3,6,7 – tetrahydroxy

【分子式与相对分子质量】$C_{19}H_{18}O_{11}$；422.33

【理化性质】淡黄色结晶粉末（稀乙醇），熔点267～269℃（分解），$[\alpha]_D^{22}$ + 43.3°（C＝0.9，吡啶）。可溶于热稀甲醇、热稀乙醇，略溶于甲醇、乙醇、水，不溶于非极性溶剂。

【药理作用】

1. 对中枢神经系统的影响

（1）神经保护作用。

（2）镇痛作用：芒果苷诱发痛觉缺失并非依赖于阿片受体，其镇痛作用显著，对外周神经影响轻微。

（3）解热作用：芒果苷对内毒素致热有明显解热作用，且与剂量呈正相关，对热损失起到较好的保护作用。

（4）抗炎作用：通过口服芒果苷50～200mg/kg可以减轻由花生四烯酸和PMA引起的耳水肿。在体外模型研究中，证明了芒果苷对肥大细胞介导的炎症反应可起到抑制作用。

2. 对内脏系统的影响

（1）降血脂作用：口服芒果苷30mg/kg加锻炼，2周后，可降低2型糖尿病鼠的三酰甘油水平和血液胆固醇。

（2）对肝脏的保护作用。

（3）促进胆汁排放，利胆作用。

3. 降糖作用　研究表明，芒果苷根茎水提物能降低2型糖尿病KK－Ay模型小鼠血糖，有降低血清胰岛素水平的趋势。芒果苷和芒果苷－7－O－β－配糖物可用于治疗非胰岛素依赖的糖尿病，并且可改善鼠的高胰岛素血症，芒果苷和芒果苷－7－O－β－配糖物可能是通过增加胰岛素敏感性发挥抗糖尿病活性。

4. 抗病原微生物作用

（1）抗细菌作用。

（2）抗病毒作用：芒果苷具有体外抗Ⅰ型单纯疱疹病毒作用，空斑减少率为56.8%，其抗病毒作用归因于它抑制细胞内病毒复制的能力。芒果苷还具有抗Ⅱ型单纯疱疹病毒活性，并且对乙型肝炎病毒DNA也有明显抑制作用。在体外，芒果苷可以对抗HIV的细胞病理效应。

5. 抗肿瘤作用　在正常和肿瘤老鼠体内或体外治疗中，芒果苷能够提高脾脏细胞、腹膜巨噬细胞的肿瘤细胞毒性。在肿瘤老鼠脾脏细胞体外的治疗中使用芒果苷,可增大对肿瘤细胞的杀伤力。

6. 对免疫系统的影响　芒果苷使鼠体液抗体的滴度和迟发型超敏反应增强,在鼠巨噬细胞内的噬菌作用和 ROS 制造活性上有抑制效应;因此,它们对表现为噬菌细胞过度激活的免疫病原性疾病,如某些自体免疫紊乱的治疗,可能有价值。芒果苷可拮抗环磷酰胺对 ConA 诱导的 T 淋巴细胞增殖反应的抑制作用,芒果苷还能显著增强小鼠脾细胞和腹腔巨噬细胞的增殖。

7. 其他作用　芒果苷还具有抗应激作用、抗氧化作用、抗肥胖效应、止咳、祛痰、平喘等药理作用。

三、木犀草素

【化学名】$4H-1-$ benzopyran $-4-$ one, $2-$ (3,4 $-$ dihyelroxyphenyl) -5, $7-$ dihydroxy

【分子式与相对分子质量】$C_{15}H_{10}O_6$;286.23

【理化性质】一水合物为黄色针状结晶(乙醇),熔点 328～330℃(分解),高真空下升华。可溶于热水、热甲醇,溶于碱溶液成黄色,微溶于水,不溶于氯仿、乙醚、苯、石油醚。

【药理作用】

1. 抗炎作用

2. 对心血管系统的作用

(1)降血压作用:早期研究表明,木犀草素具有降低实验动物血压、降低狗冠脉阻力、增加狗冠脉流量的作用。在黄酮类物质动脉血管舒张活性与结构分析中,发现木犀草素具有显著的血管舒张作用,其作用强度超过槲皮素。对内皮完整和去内皮的大鼠胸主动脉环,木犀草素均能浓度依赖性地降低去氧肾上腺素预收缩血管的张力,拮抗高钾引起的血管收缩,而且可以显著地对抗无钙、无钾环境下逐渐恢复钙后由 NE 引起的血管收缩,表明木犀草素是一个有效的舒张血管活性物质,这可能是其降血压作用的主要机制。

(2)抗动脉粥样硬化作用。

(3)对心肌细胞的保护作用。

3. 解痉作用　木犀草素(浓度 1.09×10^{-4} mol/L 与 2.18×10^{-4} mol/L)能明显抑制致敏豚鼠离体平滑肌过敏性收缩反应。木犀草素也可剂量依赖性地抑制电刺激引起的大鼠输精管收缩，此作用是直接的解痉作用。木犀草素对兔离体小肠平滑肌有解痉作用，但不及罂粟碱，并有轻度利尿作用。

4. 抗病原微生物作用

（1）抗细菌作用：木犀草素对金黄色葡萄球菌、枯草芽孢杆菌、啤酒酵母菌和大肠杆菌具有高效抗菌活性，且随浓度增加而增强；对卡他菌、白色念珠菌、变形杆菌、肺炎双球菌、铜绿假单胞菌也有抑制作用。

（2）抗病毒作用：木犀草素对多种病毒（如单纯疱疹病毒、脊髓灰质炎病毒、HIV－1 病毒、柯萨奇 B3 病毒、猪传染性胃肠炎病毒等）有不同程度的抑制作用。对 HIV－1 的整合酶和蛋白酶有一定程度的抑制作用。

5. 抗肿瘤作用 木犀草素可以通过抗增殖和诱导凋亡抑制恶性肿瘤细胞的生长，在体外对人肝癌细胞、结肠直肠癌细胞、宫颈癌细胞、黑色素瘤细胞、卵巢囊腺癌细胞、人中枢神经肿瘤细胞、胃癌细胞、腹水癌细胞、白血病细胞、平滑肌瘤细胞、上皮细胞癌细胞 A431 等 10 多种癌细胞有抑制增殖作用，还可诱导一些癌细胞发生凋亡。

6. 对免疫功能的影响 木犀草素 30mg/kg 和 60mg/kg 肌内注射给药 30 天，能增加豚鼠的实验性过敏性脑脊髓炎的发病率。木犀草素对免疫功能低下的小鼠抗体生成量以及免疫应答早期阶段均有明显的促进作用，但对正常小鼠免疫功能无明显影响，提示木犀草素有一定的免疫恢复作用。

7. 其他作用 木犀草素对慢性支气管炎症状，如咳嗽、咳痰、哮喘等都能有效缓解，对试验性咳嗽以及病理性咳嗽均能抑制；其天然品已应用于临床，对止咳、祛痰有较好的疗效。木犀草素具有很强的抗氧化活性，在芝麻油中显示出良好的抗氧化性，有效浓度为 0.02%。

四、熊果酸

【化学名】3－hydroxy－12－ursen－28－oic aicd

【分子式与相对分子质量】$C_{30}H_{48}O_3$；456.68

【理化性质】白色针状细结晶（乙醇），熔点 277～278℃，$[\alpha]_D^{31} + 65.3°$（C＝0.45，甲醇），易溶于二氧六环、吡啶，溶于甲醇、乙醇、丁醇、丁酮，略溶于丙酮，微溶于苯、氯仿、乙醚，不溶于水和石油醚。

【药理作用】

1. 对中枢神经系统的影响 熊果酸有明显的安定与降温作用，能明显降低大鼠正常体温，减少小鼠活动，可协同戊巴比妥的睡眠作用和对抗戊四唑的惊厥作用。并且有明显的协同镇静作用。

2. 对内脏系统的影响

（1）对心血管系统的影响：熊果酸能抑制损伤血管内膜新生和中膜中血管平滑肌的迁移和增殖，降低增殖细胞核抗原的表达，抑制血管 β - 微管蛋白和弹性蛋白等细胞骨架蛋白的结构破坏，具有抗动脉粥样硬化及血管成形术后血管的再狭窄的价值。熊果酸不具有直接降低血压的作用，但用药 6 周后，熊果酸能阻止严重高血压病情的进展，这可能与其利尿、保护心脏、抗高血脂和降血糖作用有关。

（2）对肝脏的保护作用。

（3）降血脂作用：经药物治疗的动物三酰甘油含量明显减少，血清 β 脂蛋白含量增多，表明熊果酸有明显降血脂作用。

3. 抗菌作用 熊果酸体外对革兰阳性菌、革兰阴性菌和酵母菌有抗菌活性。

4. 抗炎作用 大鼠每天腹腔注射熊果酸 12.5mg/kg 共 7 天，有延缓植入羊毛球的发炎过程，增加肝糖原，降低心肌和横纹肌糖原，以及糖皮质激素样作用。

5. 抗肿瘤作用 熊果酸对体外肝癌细胞培养具有非常显著的抑制率，能提高艾氏腹水癌小鼠的生命延长率。熊果酸能改善前列腺癌细胞对雄激素的反应性，对 LNCaP 和 DU145 两种前列腺癌细胞的生长呈剂量及时间依赖性抑制。熊果酸可抗妇科肿瘤，对白血病细胞 P - 388 与 L - 1210、人肺腺肿瘤细胞 A - 549、肿瘤细胞 KB、人结肠肿瘤细胞 HCT - 8、乳腺肿瘤细胞 MCF - 7 和 CCRF - CEM 均具有细胞毒作用。

6. 对免疫系统的影响 熊果酸可以显著抑制 ConA 介导的小鼠 T 细胞的活化和增殖。

7. 其他作用 熊果酸含药血清明显抑制 LPS 刺激的大鼠肾小球系膜细胞增殖、TGF - β_1 分泌及 TGF - β_1 mRNA 表达，抑制作用呈一定的剂量相关性。

8. 毒性作用 小鼠腹腔注射 LD_{50} 为 680mg/kg。

五、丹参酮ⅡA

【化学名】phenanthro［1,2 - b］furan - 10,11 - dione,6,7,8,9 - tetrahydro - 1,6,6 - trimethyl

【分子式与相对分子质量】$C_{19}H_{18}O_3$；294.33

【理化性质】橘红色针状结晶（乙酸乙酯），熔点 209～210℃。易溶于乙醇、丙酮、乙醚、苯等有机溶剂，微溶于水。

【药理作用】

1. 对神经细胞保护作用　丹参酮ⅡA可明显减轻凝闭大鼠一侧大脑中脑组织充血、水肿和缺血坏死，推测其是通过促进机体对氧自由基代谢，降低自由基水平发挥作用。

2. 心血管药理作用

（1）抗动脉粥样硬化。

（2）缩小心肌梗死面积。

（3）降低心肌耗氧量。

（4）心肌保护作用。

（5）抗心律失常。

（6）抑制高血压左室肥厚的作用。

（7）对慢性心力衰竭心输出量的影响：改善慢性心力衰竭患者的心功能。

（8）其他心血管作用：丹参酮ⅡA对小鼠和大鼠体外血栓形成、血小板聚集功能均有抑制作用；丹参酮ⅡA能抑制血管中醛固酮合酶 CYP11B2 mRNA 的表达而抑制醛固酮合成；丹参酮ⅡA还能抑制高钾引起的钙内流，同时对静息状态下红细胞内钙的浓度也有影响；丹参酮ⅡA可通过抑制交感神经节细胞，使交感神经的紧张性降低，而使这些神经所支配的血管平滑肌松弛、血管扩张。

3. 对肝脏的保护作用

4. 对出血性休克再灌注肾损伤的保护作用

5. 抗肿瘤作用　诱导分化作用，诱导肿瘤细胞凋亡作用。

6. 其他作用　丹参酮ⅡA是一种新的有效的细胞内脂质过氧化产物与 DNA 相互作用的抑制剂，它对 DNA 的保护作用很可能是通过消除脂类自由基而阻断脂质过氧化的链式反应，抑制 DNA 加成物的生成，从而减少了后者的细胞毒性。

六、常春藤皂苷元

【化学名】$(3\beta,4\alpha)$ – 3,23 – dihydroxy – olean – 12 – en – 28 – oic acid

【分子式与相对分子质量】$C_{30}H_{48}O_4$；472.70

【理化性质】白色结晶粉末，有吸湿性，味苦。一般可溶于水，易溶于热水、热甲醇及热乙醇，不溶于乙醚等极性小的有机溶剂。

【药理作用】抗肿瘤作用 常春藤皂苷元对人早幼粒白血病细胞 HL-60 具有增殖抑制、周期阻滞及凋亡诱导作用。常春藤皂苷元在较低浓度（10~40μmol/L）条件下，对 HL-60 细胞增殖具有良好的抑制作用；在较高浓度（40~50μmol/L）条件下，对 HL-60 细胞具有致死作用；同时，常春藤皂苷元对 HL-60 细胞的 G_1 期阻滞和凋亡诱导作用极可能是其实现增殖抑制和致死作用的主要途径。

七、葫芦素 D

【化学名】17-［(3E)-1,5-dihydroxy-1,5-dimethyl-2-oxohex-3-en-1-yl］-2,16-dihydroxy-4,4,9,14-tetramethylestr-5-ene-3,11-dione

【分子式与相对分子质量】$C_{30}H_{44}O_7$；516.65

【理化性质】白色结晶（醋酸乙酯-苯），熔点 149~150℃，$[\alpha]_D^{22}$ +48°（C=1.0，乙醇）。

【药理作用】

1. 对中枢神经系统的影响 葫芦素 D 可增强戊巴比妥钠对小鼠的催眠作用，表明葫芦素 D 对中枢神经系统具有抑制作用。

2. 对内脏系统的影响

（1）对心血管系统的影响：葫芦素 D 能增加毛细血管通透性，降低循环血容量和动脉压，LD_{50} 为 1mg/kg。但长期使用，可引起呼吸-心脏衰竭（肺源性心力衰竭），导致死亡。

（2）对胃肠道的作用：葫芦素 D 能增强在体肠管运动，而对离体肠管未呈现明显活性。葫芦素 D 还可刺激胃液分泌。

3. 抗病毒作用 葫芦素 D 对肝炎病毒具有抑制作用。

4. 抗肿瘤作用 研究发现，葫芦素 D 通过 Caspase-3 和 JNK 磷酸化诱导肝癌细胞凋亡。

八、葫芦素 I

【化学名】19-norlanosta-1,5,23-triene-3,11,22-trione,2,16,20,25-tetrahydroxy $-9-$ methyl $-(9\beta,10\alpha,16\alpha)$

【分子式与相对分子质量】 $C_{30}H_{42}O_7$；514.64

【理化性质】 白色结晶（醋酸乙酯 – 苯），熔点 146~148℃，$[\alpha]_D^{22}-56°$（C = 1.0，乙醇）。

【药理作用】

1. 抗病毒作用 葫芦素 I 对流感病毒、乙肝病毒有一定的抑制作用。

2. 抗肿瘤作用 葫芦素 I 在体内对 S_{180} 和 Ehrlich 瘤的生长有抑制作用，在体外对人鼻咽癌 KB 细胞和宫颈癌 Hela 细胞均有细胞毒活性。

3. 抗氧化作用 葫芦素 I 的抗脂质过氧化作用的抑制率是 23%。

九、山柰酚

【化学名】 $4H-1-$ benzopyran $-4-$ one, $3,5,7-$ trihydroxy $-2-(4-$ hydroxyphenyl)

【分子式与相对分子质量】 $C_{15}H_{10}O_6$；286.23

【理化性质】 山柰酚属于黄酮醇类，黄色针状结晶，熔点 276~278℃，微溶于水，溶于热乙醇、乙醚或碱。

【药理作用】

1. 对外周神经系统的作用 山柰酚对正常和缺氧时大鼠海马 CA_1 区神经元电压依赖性钾通道有抑制作用，其对钾通道的抑制作用可能与脑缺血保护有关。

2. 对血液系统的作用 体外给药均能明显抑制 PAF 诱导的兔洗涤血小板聚集，并呈剂量依赖性。

3. 抗病原微生物作用 山柰酚对金黄色葡萄球菌和伤寒、痢疾杆菌及铜绿假单胞菌等均有抑制作用，且有抑制大鼠植入羊毛球的发炎作用，对动物有消炎作用及维生素 P 活性。

4. 对免疫系统的作用 山柰酚对正常小鼠溶血素的产生可能也有一定作用，并使环磷酰胺引起的免疫功能低下小鼠的溶血素水平恢复正常，对绵羊红细胞致敏的正常小鼠迟发性过敏反应有极显著的增强作用，并能使环磷酰胺引起的免疫功能低下小鼠的迟发型过敏反应恢复正常。

5. 其他作用 山柰酚具有终止孕卵着床及抗小鼠早孕等作用，可能与其雌激素活性有关。此外，山柰酚还有抑酶活性的作用，可抑制醛糖还原酶，有利于糖尿病、白内障的治疗；并具有诱变剂活性的作用，可抑制淋巴细胞增殖。山奈酚含有多个酚羟基，具有较强的抗氧化作用。

十、沉香醇

【化学名】 2,6 – dimethylocta – 2,7 – dien – 6 – ol；3,7 – dimethyl – 1,6 – octa-dien – 3 – ol

【分子式与相对分子质量】 $C_{10}H_{18}O$，154.24

【理化性质】 属于链状萜烯醇类，广泛存在于植物的挥发油中。有 α – 和 β – 两种异构体。还有左旋、右旋两种光异构体。消旋体比重 0.865（15℃），沸点 195～200℃，比旋度 +19.30；左旋体比重 0.8622，沸点 198℃，比旋度 – 20.10。无色液体，具香气。

【药理作用】

1. 抗炎作用 沉香醇能抑制白细胞进入关节间隙从而减轻关节水肿，还能阻止白细胞流入滑膜层保护膝关节软骨不受损伤。对肥大细胞组胺的释放亦有良好的抑制作用。此外，还发现沉香醇在体外有很强的 Th2 倾向和抗炎作用。沉香醇通过诱导 Nrf2 活化的抗氧化防御和通过 NF – κB 抑制减少炎症反应，能防止 LPS / D – 氨基半乳糖诱导的肝损伤。

2. 抗氧化作用 沉香醇在液态环境显示出对羟基和超氧自由基的清除活性，及对脂质过氧化反应的抑制作用。对缺氧/复氧（OGD/R）诱导的皮质缺血性脑卒中的神经损伤有治疗作用。沉香醇可明显减轻 OGD/R – evoked 皮质神经元损伤或死亡。沉香醇能显著降低细胞内氧化应激 OGD 再灌注损伤，清除过氧自由基。沉香醇具有抗氧化活性，吸入沉香醇可以增加腕管综合征（CTS）患者抗氧化活性，降低血压和脉率。

3. 抗菌杀虫作用 沉香醇对革兰阴性菌有良好抑制作用，对革兰阳性菌也有抗菌活性，对芽孢杆菌有一定的抑制作用。同时，对表皮葡萄球菌也有抗菌杀菌的效果。沉香醇还有杀虫作用，对嗜卷书虱和埃及伊蚊幼虫有抑制杀灭作用。

4. 镇静作用 含沉香醇的精油对大鼠有镇静和抗焦虑作用，同时沉香醇及其分解产物对睡眠剥夺大鼠也有一定的镇定作用。

5. 对中枢神经的作用 沉香醇可以影响吗啡耐受性和依赖性，在诱导和表达阶段提高伤害阈值，可减少戒断反应。这种作用可能是部分通过 NMDA 受体介导的抑制。

6. 其他作用 沉香醇对钙离子流有抑制作用，从而产生止痉疗效。沉香醇可以影响血管平滑肌舒张血管，从而降低血压。

十一、沉香螺醇

【结构式】

agarospirol

【分子式与相对分子质量】$C_{15}H_{26}O$；222.37

【理化性质】沉香螺醇属于倍半萜类化合物，由 3 个异戊二烯单位的碳链形成的二环萜类化合物。在白木香、沉香中以醇的形式存在于挥发油中，属于分子中含 15 个碳原子的天然萜类化合物，分子结构中含有一个含氧醇基，故可细分为属于倍半萜醇类化合物。其熔点 56 ~ 58℃，沸点 311 ~ 312℃。

【药理作用】

1. 对中枢神经的作用 沉香螺醇通过腹膜和脑室内给药，能对中枢神经系统产生正面效应，减少由脱氧麻黄碱和阿朴吗啡诱导的自发性运动，增加大脑内的高香草酸含量，而单胺及其他代谢物的含量不发生改变。类似的结果也能从服用氯丙嗪的小鼠身上获得，因此，沉香螺醇被认为是沉香木中具有安定神经作用的活性成分。

2. 镇静和镇痛作用 沉香螺醇能延长环己烯巴比妥诱导的睡眠时间，降低体温，对乙酸的扭体效应有抑制作用，并可减少小鼠的自发性运动。

3. 抗菌作用 沉香挥发油提取物中的沉香螺醇对耐甲氧西林金葡菌具有抗菌活性。

>> **参考文献**

[1] 梅全喜，汪科元，林焕泽，等 . 沉香的结香、采收与鉴别方法 [J] . 中国医药指南，2013，11（12）：268－269

[2] 梁食，梅全喜，吴惠妃，等 . 沉香资源质量的研究现状与等级划分的方法 [J] . 时珍国医国药，2013，24（7）：1735－1737

[3] 吴惠妃，梅全喜，冯淑霞，等 . 沉香质量考察 [J] . 今日药学，2013，23（2）：84－86

［4］ 吴惠妃, 梅全喜, 李庆国, 等. 白木香种子挥发油化学成分及抗氧化性研究
［J］. 中药材, 2013, 36 (9): 1463－1466

［5］ 傅立国. 中国植物红皮书: 稀有濒危植物 ［M］. 北京: 中国科技出版社,
1992: 670－671

［6］ 杨骏山. 沉香化学成分的研究概况 ［J］. 天然产物研究与开发, 1996, 10
(1): 99－103

［7］ Neaf R. The volatile and semi－volatile constituents of agarwood, the infected he-
artwood of *Aquilaria species*: A review ［J］. Flavour Fragr J, 2011, 26 (2):
73－87

［8］ Chen H Q, Wei J H, Yang J S, et al. Chemical constituents of agarwood origina-
ting from the endemic genus *Aquilaria plants* ［J］. Chem Biodiv, 2012, 9 (2):
236－250

［9］ 徐维娜, 高晓霞, 郭晓玲, 等. 白木香果皮挥发性成分及抗肿瘤活性的研究
［J］. 中药材, 2010, 33 (11): 1736－1740

［10］ 杨懋勋, 陈河如. 土沉香 (白木香) 叶片抗肿瘤活性成分的研究 ［C］. 2011
年全国药物化学学术会议论文摘要集, 北京: 中国药学会, 2011: 230－230

［11］ 王红刚, 周敏华, 路晶晶, 等. 沉香叶抗肿瘤活性化学成分研究 ［J］. 林
产化学与工业, 2008, 28 (2): 1－5

［12］ Men W L, Lin F, Zuo W J, et al. Cucurbitacins from fruits of Aquilaria sinensis
［J］. Chin J Nat Med, 2012, 10 (3): 234－237

［13］ 刘俊, 梅文莉, 崔海滨, 等. 白木香种子挥发油的化学成分及抗菌活性研
究 ［J］. 中药材, 2008, 31 (3): 340－342

［14］ 李浩华, 章卫民, 高晓霞, 等. 白木香果皮提取物的抗菌活性 ［J］. 中国
实验方剂学杂志, 2011, 17 (7): 100－103

［15］ Zhou M H, Wang H G, Suolangjiba, et al. Antinociceptive and anti－inflam-
matory activities of *Aquilaria sinensis* (Lour.) Gilg leaves extract ［J］. J Ethno-
pharmacol, 2008, 117 (2): 345－350

［16］ Qi J, Lu J J, Liu J H, et al. Flavonoid and a rare benzophenone glycoside
from the leaves of Aquilaria sinensis ［J］. Chem Pharm Bull, 2009, 57
(2): 134－137

［17］ Hara H, Ise Y, Morimoto N, et al. Laxative effect of agarwood leaves and its mechanism［J］. Biosci Biotechn Biochem, 2008, 72 (2): 335 – 345

［18］ Jiang S, Jiang Y F, Guan Y F, et al. Effects of 95% ethanol extract of Aquilaria sinensis leaves on hyperglycemia in diabetic db/db mice［J］. J Chin Pharm Sci, 2011, 20 (6): 609 – 614

［19］ Chen D, Bi D, Song Y L, et al. Flavanoids from the stems of Aquilaria sinensis ［J］. Chin J Nat Med, 2012, 10 (4): 287 – 291

［20］ Yang X B, Feng J, Yang X W, et al. Aquisiflavoside, a new nitricoxide production inhibitor from the leaves of Aquilaria sinensis［J］. J Asian Nat Prod Res, 2012, 14 (9): 867 – 862

［21］ Feng J, Yang X W, Wang R F, et al. Bio – assay guided isolation and identification of α – glucosidase inhibitors from the leaves of Aquilaria sinensis［J］. Phytochemistry, 2011, 72 (2/3): 242 – 247

［22］ Chen D, Song Y L, Nie C X, et al. Chemical constituents from *Aquilaria sinensis* (Lour.) Gilg［J］. J Chin Pharm Sci, 2012, 21 (1): 88 – 92

［23］ 彭可. 白木香次生代谢产物及其内生真菌生物转化作用的研究［D］. 海口: 海南大学, 2010: 30 – 34

［24］ Wang Q H, Peng K, Tan L H, et al. Aquilarin A: A new benzenoid derivative from the fresh stem of Aquilaria sinensis［J］. Molecules, 2010, 15 (6): 4011 – 4016

［25］ 李薇, 梅文莉, 王昊, 等. 白木香树干的化学成分研究［J］. 中国中药杂志, 2013, 38 (17): 2826 – 2831

［26］ 冯洁, 杨秀伟. 白木香叶化学成分的研究［J］. 中国中药杂志, 2012, 37 (2): 230 – 234

［27］ Chen C T, Yeh Y T, Chao D, et al. Chemical constituents from the bark of Aquilaria sinensis［J］. Chem Nat Comp, 2013, 48 (6): 1074 – 1075

［28］ Chen C T, Yeh Y T, Chao D, et al. Chemical constituents from the wood of Aquilaria sinensis［J］. Chem Nat Comp, 2013, 49 (1): 113 – 114

［29］ Peng K, Mei W L, Zhao Y X, et al. A novel degraded sesquiterpene from the fresh stem of Aquilaria sinensis［J］. J Asian Nat Prod Res, 2011, 13 (10): 951 – 955

［30］ 冯洁, 杨秀伟. 白木香叶脂溶性化学成分研究［J］. 中国中药杂志,

2011, 36 (15): 2092 – 2095

[31] 刘娟, 刘颖. 丹参药理活性成分研究进展 [J]. 辽宁中医药大学学报, 2012, 12 (7): 15 – 17

[32] Cheng J T, Han Y Q, He J, et al. Two new tirucallane triterpenoids from the leaves of Aquilaria sinensis [J]. Arch Pharm Res, 2013, 36 (9): 1084 – 1089

[33] 杨世杰, 昌友权, 郑丽华, 等. 葫芦素 B 对四氯化碳致小鼠急性肝损伤的保护作用 [J]. 食品科学, 2005, 26 (9): 524 – 526

[34] 魏凤辉, 曲红光, 王红, 等. 葫芦素 B 对急性酒精性黄疸保护作用的研究 [J]. 食品科学, 2005, 26 (9): 487 – 489

[35] 吉宏. 葫芦素及其药理学研究 [J]. 国外医学: 中医药分册, 1996, 18 (6): 13 – 14

[36] 张美侠, 张洪亮, 孙春艳, 等. 葫芦素 B 在体内外对乳腺癌细胞的生长抑制作用 [J]. 现代肿瘤医学, 2009, 17 (1): 16 – 19

[37] 杨凯, 郑刚. 葫芦素 BE 的药理作用研究进展 [J]. 国际中医中药杂志, 2006, 28 (1): 27 – 29

[38] 刘颖菊, 刘文清. 葫芦素的药理与临床应用 [J]. 中草药, 1992, 23 (11): 605 – 608

[39] 凌冰, 向亚林, 董易之, 等. 葫芦素 B 对美洲斑潜蝇成虫产卵和取食的抑制作用研究 [J]. 天然产物研究与开发, 2006, 18 (1): 29 – 32

[40] 向亚林, 凌冰, 王国才, 等. 苦瓜茎叶中葫芦烷三萜化合物对小菜蛾幼虫的拒食作用 [J]. 华南农业大学学报, 2009, 30 (3): 13 – 17

[41] 黄镜, 孙燕, 陆士新, 等. 芦笋有效成分熊果酸诱导 HL – 60 细胞凋亡的实验研究 [J]. 中国中西医结合杂志, 1999, 19 (5): 296 – 298

[42] 张秋平, 谢珞琨, 邓涛, 等. 熊果酸促进 K562 细胞凋亡 [J]. 基础医学与临床, 2004, 24 (4): 414 – 417

[43] 樊明文, 王苗, 边专, 等. 熊果酸对人舌鳞癌细胞株 TSCCa 的抑制作用及其机制探讨 [J]. 武汉大学学报: 医学版, 2004, 25 (1): 1 – 3

[44] Bernard P, Scior T, Didier B, et al. Ethnopharmacology and bioinformatic combination for leads discovery: Application to phospholipase A2 inhibitors [J]. Phytochemistry, 2001, 58 (6): 865 – 874

［45］ Ismaili H, Sosa S, Brkic D, et al. Topical anti - inflammatory activity of ex-tracts and compounds from Thymus broussonettii ［J］. J Pharmacol, 2002, 54 (8): 1137 - 1140

［46］ 陶正明, 丁立生, 彭树林, 等. 乌泡子根的三萜成分 ［J］. 中草药, 2002, 33 (2): 99 - 101

［47］ 田丽婷, 马龙, 堵年生. 齐墩果酸的药理作用研究概况 ［J］. 中国中药杂志, 2002, 27 (12): 884 - 886, 901

［48］ Quéré L, Wenger T, Schramm H J. Triterpenes as potential dimerization inhibi-tors of HIV - 1 protease ［J］. Biochem Biophys Res Commun, 1996, 227 (2): 484 - 488

［49］ Kashiwada Y, Nagao T, Hashimoto A, et al. Anti - AIDS agents: 38. Anti - HIV activity of 3 - O - acyl ursolic acid derivatives ［J］. J Nat Prod, 2002, 63 (12): 1619 - 1622

［50］ 苗抗立, 张晓康, 董颖. 雷公藤根皮三萜成分研究 ［J］. 天然产物研究与开发, 2000, 12 (4): 1 - 7

［51］ Chen K, Shi Q, Yoshiki K, et al. Anti - AIDS agents: 61. Salaspermic acid, an anti - HIV principle from Tripterygium wilfordii, and the structure - activity corre-lation with its related compounds ［J］. J Nat Prod, 1992, 55 (3): 483 - 489

［52］ 林峰, 梅文莉, 左文健, 等. 白木香果实化学成分研究 ［J］. 热带亚热带植物学报, 2012, 20 (1): 89 - 91

［53］ 聂春晓, 宋月林, 陈东, 等. 白木香叶化学成分的研究 ［J］. 中国中药杂志, 2009, 34 (7): 858 - 860

［54］ 彭可, 梅文莉, 吴娇, 等. 白木香树干中的黄酮类成分 ［J］. 热带亚热带植物学报, 2010, 18 (1): 97 - 100

［55］ 路晶晶, 戚进, 朱丹妮, 等. 白木香叶中黄酮类成分结构与抗氧化功能的相关性研究 ［J］. 中国天然药物, 2008, 6 (6): 456 - 460

［56］ 梁鑫, 曹现平, 钟惠民. 白木香果实中的黄酮类成分 ［J］. 青岛科技大学学报: 自然科学版, 2012, 33 (6): 584 - 586

［57］ Noro T, Oda Y, Miyase T, et al. Inhibitors of xanthine oxidase from the flow-ers and buds of Daphne genkwa ［J］. Chem Pharm Bull, 1983, 31 (11): 3984 - 3987

［58］杨小凤，刘长欣，王秋芬，等．芫花中芫花素的提取工艺与杀虫试验［J］．化学研究与应用，2002，14（5）：601－602

［59］夏芳，孙建，姜勇，等．白木香叶的化学成分研究（二）［J］．中国中药杂志，2013，38（19）：3299－3303

［60］张伟，倪斌．白木香叶挥发油化学成分的 GC－MS 分析［J］．安徽农业科学，2011，39（26）：15948－15949，15951

［61］刘玉峰，杨秀伟，刘铜华．沉香叶挥发油化学成分的 GC－MS 分析［J］．中国现代中药：中药科技版，2007，9（8）：7－9

［62］杨懋勋，梁耀光，陈河如，等．野生白木香叶化学成分研究［J］．中草药，2014，45（14）：1989－1992

［63］Jie Feng, XiuWei Yang, RuFeng Wang. Bio－assay guided isolation and identification of a－glucosidase inhibitorsfrom the leaves of Aquilaria sinensis. Phytochemistry, 2011, 72：242－247

［64］Jian Sun, Shu Wang, Fang Xia, et al. Five new benzophenone glycosides from the leaves of Aquilaria sinensis［J］, Chin. Chem. Lett, 2014, 3075, 4

［65］陶美华，李冬利，章卫民，等．白木香内生真菌 Fimetariella rabenhorstii 化学成分研究［J］．中药材，2011，34（2）：221－223

［66］李冬利，吴正超，陈玉婵，等．白木香内生真菌多节孢 Nodulisporium sp. A4 的化学成分研究［J］．中国中药杂志，2011，36（23）：3276－3280

［67］刘军民，高幼衡，徐鸿华，等．沉香的化学成分研究（Ⅰ）［J］．中草药，2006，37（3）：325－327

［68］陈亚．沉香化学成分和质量评价研究［D］．广州：广州中医药大学，2005

［69］刘军民，高幼衡，徐鸿华，等．沉香化学成分研究（Ⅱ）［J］．中草药，2007，38（8）：1138－1140

［70］杨峻山，陈玉武．国产沉香化学成分的研究 Ⅱ．白木香醇和去氢白木香醇的分离和结构［J］．药学学报，1986，21（7）：516－520

［71］杨峻山，陈玉武．国产沉香化学成分的研究 Ⅰ．白木香酸和白木香醇的分离和结构测定［J］．药学学报，1983，18（3）：191－198

［72］杨峻山，王玉兰，苏亚伦．国产沉香化学成分的研究 Ⅴ．三个 2－（2－苯乙基）色酮衍生物的分离和鉴定［J］．药学学报，1990，25（3）：186－190

［73］杨峻山，王玉兰，苏亚伦，等．国产沉香化学成分的研究Ⅲ．异白木香醇的结构测定和低沸点成分的分离与鉴定［J］．药学学报，1989，24（4）：264－268

［74］杨林，乔立瑞，谢丹，等．国产沉香中的倍半萜类和单萜类化学成分［J］．中国中药杂志，2012，37（13）：1973－1976

［75］杨林，乔立瑞，谢丹，等．国产沉香中的二萜类化学成分［J］．中国中药杂志，2011，36（15）：2088－2091

［76］林立东，戚树源．国产沉香中的三萜成分［J］．中草药，2000，31（2）：89－90

［77］梅文莉，刘俊，李小娜，等．海南国产沉香的化学成分研究［J］．热带亚热带植物学报，2010，18（5）：573－576

［78］奥·乌力吉，王青虎，代那音台．蒙药山沉香化学成分的鉴测［J］．中国医院药学杂志，2013，33（18）：1544－1546

［79］曾孝杰，王国才，吴霞，等．山沉香化学成分研究［J］．中草药，2013，44（13）：1721－1725

［80］Wen Li Mei, Yan Bo Zeng, Jiao Wu, et al. Chemical composition and anti－MRSA activity of the essential oil from Chinese eaglewood［J］. Journal of Chinese Pharmaceutical Sciences, 2008, 17: 225－229

［81］Yi Wu, Chang Liu, HuiFen Li, et al. A novel neolignan glycoside from Aquilaria sinensis［J］. Biochemical Systematics and Ecology, 2014, 55: 41－45

［82］DeLan Yang, Hao Wang, ZhiKai Guo, et al. Fragrantagarofuranand eremophilane sesquiterpenes in agarwood "Qi－Nan" from Aquilaria sinensis［J］. Phytochemistry Letters, 2014, 8: 121－125

［83］Dong Chen, YueLin Song, ChunXiao Nie, et al. Chemical constituents from *Aquilaria sinensis*（Lour.）Gilg［J］. Journal of Chinese Pharmaceutical Sciences, 2012, 21: 88－92

［84］张兴，陶美华，陈玉婵，等．白木香果皮化学成分及其生物活性研究［J］．中草药，2013，44（10）：1248－1252

［85］张兴．白木香果皮中的五个葫芦素类化合物及其细胞毒活性［J］．天然产物研究与开发，2014，26：354－357，363

［86］李薇，梅文莉，左文健，等．白木香的化学成分与生物活性研究进展［J］．

热带亚热带植物学报，2014，22（2）：201－212

[87] 郭晓玲，田佳佳，高晓霞，等.不同产区沉香药材挥发油成分 GC－MS 分析 [J].中药材，2009，32（9）：1354－1358

[88] 陈晓颖，高英，李卫民.不同结香方法与国产沉香挥发性化学成分的相关性研究 [J].中国药房，2012，23（11）：1017－1020

[89] 吴泽青，能礼燕，帅欧，等.3 种不同方法形成的沉香药材色酮含量测定 [J].中药新药与临床药理，2015，（3）：356－360

[90] 林峰，梅文莉，吴娇，等.人工结香法所产沉香挥发性成分的 GC－MS 分析 [J].中药材，2010，33（2）：222－225

[91] 刘洋洋，杨云，林波，等.四批通体香沉香药材的挥发油成分分析 [J].化学与生物工程，2014，31（5）：67－70

[92] 季宇彬.中药有效成分药理与应用 [M].北京：人民卫生出版社，2011：86，143，275，278，280，521，559，708，858

第五章　沉香的药理作用

近年来，国内外许多学者对沉香及沉香的药用部位（包括树叶、树干、果实、果皮及花），运用各种实验技术和方法，进行了一系列的药理作用研究。研究证实，其对消化系统、循环系统、呼吸系统及中枢神经系统均有作用，此外，还具有镇痛、抗炎、抗菌、抗氧化、降血糖及抗肿瘤等多方面作用。现综合介绍如下。

第一节　对消化系统的作用

药理实验证明，沉香提取物不仅能抑制胃肠平滑肌收缩，还能促进胃肠蠕动，具有泻下通便的作用。同时研究还发现，沉香叶醇提物也具有促进小肠推进作用，并且在一定剂量下，促进肠推进作用比沉香药材更为显著。

一、对肠管平滑肌收缩的抑制作用

在国内，周永标最早对沉香药材的药理作用进行了实验性探索，发现沉香的水煎液（浓度为 1.0×10^{-2} g/mL）对体外豚鼠回肠的自主收缩有抑制作用，并能对抗组胺、乙酰胆碱引起的痉挛性收缩。具体方法是，根据肠管对组织胺或乙酰胆碱的反应，选择合适的剂量使回肠收缩高度与组织胺或乙酰胆碱成正比例关系，向适应好的豚鼠离体肠管中加入一定量的沉香水煎液和组织胺或乙酰胆碱，比较收缩高度和抑制百分率。结果见表 5-1，表 5-2。

表 5-1　沉香对抗组织胺兴奋平滑肌的作用

沉香浓度/（mg/mL）	组织胺收缩高度（mm）	沉香＋组织胺收缩高度（mm）	抑制百分率（%）
2	50	38	24.0
4	54	23	57.4
6	57	14	75.4

注：组织胺浓度为 1.8×10^{-8} g/mL。

表5-2　沉香对抗乙酰胆碱兴奋平滑肌的作用

沉香浓度/（mg/mL）	乙酰胆碱收缩高度（mm）	沉香＋乙酰胆碱收缩高度（mm）	抑制百分率（%）
2	53	30	43.4
4	45	18	60.0
6	45	16	64.4

注：乙酰胆碱浓度为 1.0×10^{-8} g/mL。

由表可见，加入沉香水煎液后，豚鼠回肠收缩高度降低，并呈浓度依赖性，沉香样品的剂量越大，抑制组织胺和乙酰胆碱对肠管的收缩作用越强。表明沉香具有抑制组织胺和乙酰胆碱对肠管的收缩作用，有解痉作用。药典记载，沉香性温，归脾、胃、肾经，中医用于降气温中、行气止痛，其对胃肠平滑肌的作用可能与沉香之降气温中、行气止痛功效有关。

有学者对沉香的复方制剂进行研究，得出了与上述相似的结论。刘和莉等研究了沉香复方制剂暖宫七味胶囊对兔离体平滑肌的作用。实验结果显示，暖宫七味胶囊各剂量组（0.2mg/mL、0.4mg/mL、0.8mg/mL）对肠平滑肌的收缩功能均有明显的抑制作用，可使收缩幅度降低，收缩频率减慢。

二、对胃肠蠕动的作用

周永标等探索了沉香对小鼠胃肠蠕动的影响，方法是将健康小鼠20只随机分2组，试验前24小时禁食；一组腹腔注射生理盐水，另外一组腹腔注射沉香水煮酒沉液0.2mL；15分钟后小鼠灌胃墨汁0.2mL/只，同时腹腔注射新斯的明0.1mL；15分钟后处死动物，打开腹腔剪下幽门至回盲部小肠，用尺量出墨汁的长度，再重复实验一次。结果见表5-3。

表5-3　沉香对小鼠肠道墨汁移动速度的影响

样品	小鼠数量	墨汁移动百分率（$\chi \pm s\%$）
①沉香＋新斯的明	10	17.6±2.5*
②生理盐水＋新斯的明	10	80.4±4.9
③沉香＋新斯的明	10	17.8±2.8*
④生理盐水＋新斯的明	10	89.9±2.9

注：与生理盐水对照组比较，* $P < 0.01$。

表中结果显示，与生理盐水组比较，注射沉香液组墨汁在肠道中移动距离明显减小，移动速度明显减慢，可见沉香能降低新斯的明引起的肠痉挛，此作用可能为沉香对胃肠平滑肌的直接作用。

陈风琴等通过考察胃肠动力障碍的影响因子，如小肠 Cajal 间质细胞（ICC）及肌肉神经丛，探讨沉香化气胶囊调控糖尿病（DM）大鼠胃肠动力障碍的作用机制。具体方法是制造糖尿病大鼠模型，DM 模型＋中药组每天给予中药灌胃，连续 4 周，给予印度墨汁灌胃测定小肠传输速率，观察十二指肠 c - Kit、突触素、蛋白基因产物（PGP）9.5 的表达等指标。沉香化气胶囊可使 DM 大鼠小肠传输速度减慢，改善小肠动力，促进小肠传输功能，也能促进糖尿病大鼠小肠肌间神经丛 c - Kit、突触素和 PGP 9.5 的表达，从而对受损的 DM 大鼠小肠 ICC、肌间神经丛有部分恢复作用，可见沉香化气胶囊对 DM 大鼠的胃肠动力障碍有一定的改善效应，此效应可能与沉香本身具有行气功能有关。

李红念等通过炭末小肠推进实验法针对沉香叶促进小肠推进作用与沉香药材进行了对比研究。研究发现，不仅沉香药材，沉香叶也具有促进小肠推进作用。结果见表 5 - 4。

表 5 - 4 沉香药材及沉香叶醇提物对小肠推进运动的影响（$\bar{x} \pm s$，$n = 10$）

组别	剂量 （g 生药/kg）	小肠全长 （cm）	肠推进距离 （cm）	推进百分率 （%）
空白对照组	–	46.0 ± 5.2	28.9 ± 6.8	61.7 ± 11.4
多潘立酮对照组	0.39	46.7 ± 4.1	38.1 ± 6.0	80.2 ± 9.0 * * *
沉香药材组	2	48.5 ± 4.5	35.9 ± 5.3	73.8 ± 6.9 *
沉香叶醇提物（低）	2	46.1 ± 2.9	38.7 ± 5.1	84.4 ± 12.0 * * * △
沉香叶醇提物（中）	4	45.0 ± 4.6	34.0 ± 5.4	76.2 ± 13.1 * *
沉香叶醇提物（高）	8	45.6 ± 4.1	35.3 ± 6.0	77.5 ± 12.4 * *

注：与空白对照组比较，* $P < 0.05$，* * $P < 0.01$，* * * $P < 0.001$；与沉香药材组比较，△ $P < 0.05$。

研究结果显示，多潘立酮对照组、沉香叶醇提物各剂量组与空白对照组比较，对小肠推进率在统计学上均具有极显著性差异（$P < 0.01$ 或 $P < 0.001$）；沉香药材组与空白对照组比较，也具有显著性差异（$P < 0.05$）。由此提示，沉香叶醇提物各剂量及沉香药材组均可促进小肠推进，加快胃肠蠕动；并且沉香叶低剂量组效果最为明显，促进肠推进作用效果优于沉香药材组。沉香本身具有行气纳气的功效，与其促进胃肠蠕动，加快小肠推进运动密切相关。

三、泻下作用

早期有学者采用小鼠灌服炭末混悬药液，观察记录其排便时间、数量、性状，观察沉香叶对小鼠排便的影响。结果见表5-5。

表5-5　沉香叶醇提物对正常小鼠排便时间和数量的影响（$\bar{x} \pm s$, $n = 10$）

组别	剂量 （g/kg）	首次排黑便 时间（min）	6h内排 黑便次数	粪便性状
正常对照组	–	241.00 ± 17.36	1.50 ± 0.34	干燥
沉香叶醇提物	1.25	193.16 ± 18.70	3.17 ± 0.65	干燥
	2.5	158.57 ± 14.05**	3.29 ± 0.71*	软、成形
	5	155.83 ± 9.70**	4.66 ± 1.08*	软、成形
比沙可啶	0.0025	188.33 ± 10.56*	3.00 ± 0.58*	干燥

注：与对照组组比较，** $P < 0.01$，* $P < 0.05$。

结果显示，沉香叶醇提取物可使小鼠排便时间提前，排黑便数量增加，使粪便软化。并且从表中数据可见，沉香叶对小鼠排便时间、数量的影响呈浓度依赖性，即沉香叶醇提取物浓度越大，首次排便的时间越提前，排便次数越多。

国外学者 Hideaki HARA 等研究了沉香叶的通便作用以及机制，沉香叶用丙酮或甲醇进行提取，口服给予小鼠番泻叶（阳性对照药）、沉香叶丙酮提取物、沉香叶甲醇提取物，观察小鼠的排便反应。结果显示，沉香叶丙酮提取物和番泻叶组都有增加排便频率和粪便重量的作用，但沉香叶甲醇提取物没有明显作用，并且沉香叶丙酮提取物的泻下作用比蒽醌类衍生物作用缓和，并且没有引起腹泻的副作用。实验证明，沉香叶由丙酮提取后含有芫花素（$5 - O - \beta -$桑色素酊）的成分为通便作用的主要成分，其成分通便的作用机制可能是通过乙酰胆碱刺激肠道蠕动。

第二节　对心血管系统的作用

藏医在临床应用中，常将沉香制成复方制剂，例如八味沉香散，作为藏医临床治疗各种急慢性心脑血管系统疾病最常用的药物之一。药理实验研究发现，沉香制剂具有抗心肌缺血、抗心律失常、降压、降血脂、抗缺氧等方面作用，为其临床应用于治疗心脑血管方面疾病提供了充分依据。

一、抗心肌缺血作用

程振芳等通过心肌缺血动物模型观察了以沉香为主药的八味沉香散抗心肌缺血作用。具体方法是给大鼠舌下静脉注射垂体后叶素构建心肌缺血的动物模型，注射后立刻观察并连续记录 30 秒的心电图，以注射 30 秒内心电图 ST 段升高最高段与注射前正常 ST 段的差值来评价抗心肌缺血作用。实验结果证实，沉香八味散对抗垂体后叶素引起的大鼠心肌缺血有显著作用。王建新等又多次通过制备大鼠心肌缺血损伤模型，观察了八味沉香散对异丙肾上腺素所致实验大鼠心肌损伤的保护作用。结果表明，八味沉香散组的心电图 ST 段移位、T 波抬高、心率变化值和心肌梗死范围明显低于生理盐水组，可见八味沉香散对异丙肾上腺素引起的心肌缺血损伤有保护作用。八味沉香散中药味多含挥发油成分，具有芳香理气、开通心窍、行气活血、养心安神之功效，藏医常用于治疗心脑血管疾病，其抗心肌缺血作用可能源于其芳香理气、行气活血等功效。

二、抗心律失常作用

李锐锋等通过对氯化钡心律失常的预防作用、对乌头碱所致心脏停搏的作用以及对氯仿诱发小鼠室颤等实验，考察了八味清心沉香口服液的抗心律失常作用。八味清心沉香口服液及其散剂对氯化钡所致心律失常均表现为心律失常时间缩短，且均能增加乌头碱对大鼠心脏停搏剂量，降低氯仿所致小鼠室颤发生率。其剂型由散剂改为口服液后具有良好的疗效。

三、降压作用

有研究表明，沉香水煎剂（浓度为 1.8g/kg）给麻醉猫静注，血压暂时性下降 3.2~3.6kPa，4~11min 后恢复正常；但沉香水煮酒沉液不能阻断乙酰胆碱引起的麻醉猫血压下降。该作用可能与沉香中含有的黄酮类化合物具有降压降脂等生理活性有关。

四、降血脂作用

吴祎等采用高脂饲料喂养制造高血脂小鼠模型，然后测定小鼠血清中胆固醇（TC）、甘油三酯（TG）、高密度脂蛋白（HDL－C）含量的变化，考察了沉香叶水提物对血脂的影响。分组为基础饲料空白对照组、高脂饲料模型组、沉香叶水提物对照组、辛伐他汀阳性药物对照组、芒果苷对照组。开始给药物，按照人体推荐用量辛伐他汀、沉香叶水提物、芒果苷灌胃给药，灌胃量 100mg/次。实验至 15 天和 36 天分别采血测定血清 TC、TG、HDL－C 含量。结果显示，实验至第 15 天和 36 天时，3 个给药组的 TC 含量均低于高脂模型组，且差异均具有显著性（$P < 0.05$）；3 个给药组的 TG 含量均低于高脂模型组，且差异均具有显著性（$P < 0.05$）；3 个给药组的 HDL－C 含量均高于高脂模型组，且差异均具有显著性。提示沉香叶、芒果苷、辛伐他汀均具有降低血清总胆固醇、甘油三酯，升高高密度脂蛋白胆固醇的作用。沉香叶中含有黄酮类化合物，其对高脂血症具有治疗作用，有资料显示，芒果苷是一种黄酮类多酚化合物，在沉香叶中含量可达 6%。因此，该实验研究证明芒果苷可能为沉香叶降血脂的有效成分。

五、抗缺氧作用

李生花等观察了复方制剂藏药二十味沉香散对低氧大鼠的影响。实验具体方法为将 30 只 Wistar 大鼠随机分成给药组、高原对照组（给药组和高原对照组则运至花石峡海拔 4500m 进行测定）和常氧对照组（在西宁海拔 2260m 进行测定）。灌胃给药，每天 1 次，每周进行 1 次体重和血红蛋白测定。30 天后测定大鼠血红蛋白（Hb）、红细胞压积（Hct）和血清促红细胞生成素（EPO）等指标。结果显示，高原对照组大鼠高原暴露后 Hb 和 Hct 水平较平原对照组有所升高，但明显低于高原给药组；高原对照组血清 EPO 表达随大鼠暴露时间延长而增强，高原给药组血清 EPO 表达在大鼠暴露 15 天左右略有升高，但 30 天时又恢复至正常水平。给药组 Hb 升高速度明显低于高原对照组，提示该药可能在慢性低氧环境下具有防止红细胞过度增生的作用。在高原环境下适当提高 Hb 浓度，有利于组织供氧，减轻低氧对机体的损害，但 Hb、Hct 升高又会使血液黏滞度增加，导致血液流速变慢，加重组织缺氧。提示该药有抗慢性低氧作用，主要作用机制是防止 Hb 浓度增高，降低低压低氧暴露大鼠的 Hb 和 Hct 水平，干预血清 EPO 的表达。这一研究结果正好与以沉香为主药的药剂具有调和气血、活血化瘀的临床功效相符合。

第三节　对呼吸系统的作用

沉香对呼吸系统的作用，主要表现在其具有良好的平喘作用。沉香药材本身具有纳气平喘之功效，并且沉香药材含有苄基丙酮，沉香叶含有黄酮类成分（如芫花素和木犀草素），这些成分均具有止咳平喘的功效。沉香的药材和树叶均含有止喘的有效成分，但此方面的药理实验研究却较少见，主要总结如下。

有学者研究发现，沉香醇提取物浓度为 $1.0 \times 10^{-4} \mathrm{g/mL}$，能促进体外豚鼠气管抗组胺作用，而发挥止喘效果。其平喘作用的机制可能与沉香含有苄基丙酮有关，此成分是止咳的有效成分。

吴秀荣等通过豚鼠组胺致喘法，对沉香叶与沉香药材的平喘作用进行了比较研究。具体方法是，将豚鼠放入体积为 4L 的喷雾箱内，（以 66.6kPa，即 500mmHg 压力）喷入 0.2% 磷酸组胺 1 分钟；观察哮喘潜伏期并选合格豚鼠分为 6 组，模型组（0.9% 生理盐水）、沉香叶低中高剂量组（2.0，4.0，8.0g/kg）、沉香药材组（2g/kg）及氨茶碱对照组（0.1g/kg）；灌胃 1 次/天，连续 4 天；末次给药 2 小时，测定哮喘潜伏期。结果见表 5－6。

表 5－6　沉香药材及沉香叶醇提物对豚鼠哮喘潜伏时间的影响（$\bar{x} \pm s$，$n = 10$）

组别	剂量（g/kg）	动物数（只）	给药前哮喘潜伏期（秒）	给药 4 天哮喘潜伏期（秒）	潜伏期延长率（%）
模型对照组	－	10	94.70 ± 15.99	97.70 ± 12.95	－
氨茶碱对照组	0.1	10	88.60 ± 7.71	201.30 ± 91.43 **	106.04
沉香药材组	2	10	88.10 ± 14.11	157.80 ± 40.54 *	61.51
沉香叶醇提物组（低）	2	10	86.10 ± 11.82	152.70 ± 45.16 *	56.29
沉香叶醇提物组（中）	4.0	10	84.00 ± 15.00	160.70 ± 38.35 *	64.48
沉香叶醇提物组（高）	8.0	10	82.50 ± 16.22	191.10 ± 87.92 **	95.60

注：与空白对照组比较，$^*P < 0.05$，$^{**}P < 0.01$。

由表中数据可知，沉香叶醇提物从小剂量到大剂量延长哮喘潜伏期的作用有逐渐增强的趋势，给药各组哮喘潜伏期显著延长，沉香叶醇提物对组胺所致豚鼠哮喘潜伏期最大可延长 95.60%，而沉香药材延长 61.51%。说明沉香药材及沉香叶醇提物对磷酸组胺所致哮喘具有一定的平喘作用，疗效呈剂量依赖性，沉香叶相当于沉香药材或者略优于沉香药材的平喘效果。沉香药材具有平喘作用，与其含有的苄基丙酮具有止咳、纳气平喘作用有关；而沉香叶具有平喘功能，则是因为沉香叶中含具止咳平喘作用的黄酮类成分，如芫花素和木犀草素，且芫花素在沉香叶中含量较高。

第四节 对中枢神经系统的作用

有学者研究证明，沉香苯提取物可降低环戊巴比妥睡眠小鼠直肠温度，能使小鼠睡眠时间延长，沉香螺旋醇也有一定的神经系统活性，具有氯丙嗪样的安定作用。沉香的这些作用可能与中枢抑制有关。

一、镇静作用

早期药理实验表明，天然的沉香呋喃化合物 4 - 甲基取代物 α - 沉香呋喃有轻度的中枢镇静与催眠活性。刘倩等以沉香精油成分 α - 沉香呋喃为先导化合物，寻找具有神经系统作用的新化合物，合成了 12 个 4 位取代的 α - 沉香呋喃衍生物，然后对这类化合物进行小鼠睡眠时间实验、小鼠光电自主活动实验、小鼠悬尾试验、小鼠爬梯实验等一系列中枢神经系统活性考察。实验结果表明，部分该类化合物具有抗焦虑作用和轻度的中枢神经抑制作用。α - 沉香呋喃衍生物中，4 位烷基碳为 4～6 个时，抗焦虑作用和中枢镇静、催眠作用明显，其抗焦虑的有效剂量为 0.5～2mg/kg，中枢镇静、催眠的有效剂量为 5～20mg/kg。

毕力格等将沉香制成复方制剂八味清心沉香，并观察了其不同剂型（胶囊和散剂）对小鼠的镇静作用。对戊巴比妥钠的镇静作用的实验结果表明，给药组小鼠随剂量增加翻正反射消失率增加，散剂组、胶囊高剂量组、胶囊等剂量组催眠翻正反射消失率分别为 30%、60% 和 40%，表明本品可明显加强戊巴比妥钠的镇静作用。对抖笼法镇静作用实验，测定小鼠 10 分钟内静止时间，活动抑制率分别为散剂组 52.1%、胶囊高剂量组 72.2%、胶囊等剂量组 66.7%、对照组 23.4%。可见，八味清心沉香胶囊与散剂均有明显的镇静作用，并且八味清心沉香胶囊高剂量组的药理作用强度明显高于低剂量组；相比于同等剂量的散剂组，胶囊优于散剂。

二、抗抑郁作用

史圣华等通过小白鼠自主活动实验、小白鼠悬尾实验、小白鼠强迫游泳实验、小白鼠利血平拮抗实验观察了沉香四味散的抗抑郁作用。给药方法及剂量：沉香四味散大剂量组均为 1.04g/kg，小剂量组均为 0.26g/kg（相当于成人用量）；氟西汀组给药剂量为 0.02g/kg，均灌胃给药，对照组/正常组给予等体积的蒸馏水。结果表明，与对照组比较，沉香四味散大、小剂量组均能明显缩短小鼠悬尾时间（沉香四味散大、小剂量组 6 分钟内小鼠悬尾不动时间分别为 79.0 ± 46.47 秒、67.2 ± 28.01 秒，对照组为 118.3 ± 28.29 秒）及强迫游泳实验的不动时间（沉香四味散大、小剂量组 6 分钟内小鼠不动时间分别为 43.3 ± 23.84 秒、58.1 ± 42.90 秒，对照组为 101.1 ± 33.03 秒）；亦均可拮抗利血平引起的小鼠眼睑下垂（沉香四味散大、小剂量组 2 分钟眼睑下垂积分分别为 0.40 ± 0.97、0.60 ± 1.08，对照组为 2.80 ± 1.32）、体温下降（沉香四味散大、小剂量组肛温分别为 34.00 ± 2.00℃、33.93 ± 2.36℃，正常小鼠为 35.63 ± 0.63℃）；但对小鼠自主活动无明显影响。说明沉香四味散有明显的抗抑郁作用，沉香四味散包含沉香、广枣、木香、肉豆蔻 4 味中药，具有补心安神作用，在蒙医中主治心慌心跳、失眠多梦、心神不安等，其抗抑郁作用可能与其本身具有的养心安神作用有关。

第五节　抗炎镇痛作用

现代研究表明，沉香有抗炎镇痛作用。沉香叶中含有挥发油、黄酮及其苷类、酚类、三萜类、多糖及氨基酸等成分，这些成分具有抗炎镇痛等多种生理活性。近年来，不少学者对沉香叶的抗炎镇痛作用进行了药效学研究，现总结如下。

余伯阳等对沉香叶的抗炎药理作用进行了研究，主要通过角叉菜胶致小鼠足跖肿胀实验以及二甲苯致小鼠耳郭肿胀实验。实验将小鼠分为 5 组，分别为空白对照组，阳性对照组，沉香叶醇提物低、中、高剂量组。结果见表 5 - 7、5 - 8。

表 5 - 7　沉香叶醇提物对角叉菜胶致小鼠足跖肿胀的影响（$\bar{x} \pm s$，$n = 10$）

组别	剂量 （g/kg）	注射角叉菜胶后致足跖肿胀率（%）		
		1h	3h	5h
空白对照组	-	19.9 ± 2.0	36.0 ± 4.5	33.2 ± 1.9
沉香叶醇提物	1.25	19.9 ± 4.1	22.3 ± 5.8	31.9 ± 3.5
	2.5	17.4 ± 4.1	25.0 ± 6.0	24.3 ± 3.2
	5	13.1 ± 2.3*	17.4 ± 2.9*	16.4 ± 2.4**
吲哚美辛	0.02	12.6 ± 2.8*	17.2 ± 2.3*	14.8 ± 1.6**

注：*$P < 0.05$，**$P < 0.01$，与对照组比较。

表 5 - 8　沉香叶醇提物对二甲苯致小鼠耳郭肿胀的影响（$\bar{x} \pm s$, $n = 10$）

组别	剂量（g/kg）	肿胀率（%）	抑制率（%）
空白对照组	–	74.4 ± 7.5	
沉香叶醇提物	1.25	57.2 ± 7.4	23.1
	2.5	51.0 ± 7.4	31.2
	5	37.6 ± 26.2 * *	49.5
吲哚美辛	0.02	26.8 ± 5.1 * *	64.0

注：* $P < 0.05$, * * $P < 0.01$, 与对照组比较。

结果表明，沉香叶醇提物 5g/kg 时可明显降低角叉菜胶所致小鼠足跖肿胀的肿胀率；沉香叶醇提取物 5g/kg、2.5g/kg 剂量给药后，可明显降低二甲苯致小鼠耳郭肿胀，呈现良好的抗炎作用。

同时，余伯阳观察了沉香叶水提物、沉香叶 50% 乙醇提取物、沉香叶 70% 乙醇提取物，对醋酸所致小鼠扭体反应产生的不同效果。水提物和 50% 乙醇提取物镇痛效果较好，分别为 57.7% 和 56.9%；并且沉香叶乙醇提取物 5g/kg、2.5g/kg 剂量可以明显减少醋酸致小鼠扭体反应。另外，热板法所致小鼠疼痛反应实验结果显示，沉香叶醇提取物 5g/kg、2.5g/kg 剂量给药后，可以延长热板刺激小鼠的痛阈值，显示出明显的中枢镇痛作用。

Minhua Zhou 等对白木香叶提取物的抗炎镇痛进行了系统的研究，通过二甲苯致小鼠耳肿胀实验、角叉菜胶诱导足跖肿胀实验、CMC - Na（羧甲基纤维素钠）引起小鼠腹腔白细胞游走实验、LPS（脂多糖）刺激小鼠腹腔巨噬细胞体外释放炎症因子实验，考察了白木香叶乙醇提取物对炎症因子的影响。结果显示，848mg/kg 的白木香叶乙醇提取物可以显著抑制二甲苯所致小鼠耳肿胀（抑制率 51.0%）和角叉菜胶诱导的足跖肿胀以及抑制小鼠腹腔注射羧甲基纤维素钠诱导的白细胞游走（抑制率 90.6%）；白木香叶乙醇提取物（50、100、200μg/mL）可呈浓度依赖性抑制炎症因子，并且其半数抑制浓度 IC_{50} 为 80.4μg/mL。同时进行的镇痛实验结果显示，白木香叶乙醇提取物 424、848mg/kg 可以明显抑制小鼠醋酸所致疼痛产生的扭体反应，抑制率分别达到 62.2%、66.9%；848mg/kg 的白木香叶乙醇提取物在给药 2 小时后小鼠痛阈值提高，痛阈值提高率为 57.1%。

吴秀荣等利用 LPS（脂多糖）刺激巨噬细胞 RAW264.7 建立体外炎症模型，

深入研究了白木香叶提取物（ASPE）的抗炎作用及其作用机制。实验观察了
RAW264.7 的细胞活性，ASPE 对 IL－6、iNOS、COX－2 蛋白的作用。结果显
示，与正常组相比，不同浓度 ASPE（5、10、50μg/mL）对 RAW264.7 细胞株 48
小时后，细胞活性无明显影响；与 LPS 相比，不同浓度的 ASPE 能抑制 IL－6 的
表达，并呈浓度依赖性降低；经 LPS 刺激，不同浓度的 ASPE 能抑制 iNOS、COX－
2 蛋白的表达，使其表达明显上调，并呈浓度依赖性。可见，白木香叶提取物能
抑制 LPS 刺激 RAW264.7 产生的炎症反应，其抑制炎症的机制可能与其抑制 iN-
OS、COX－2 蛋白的表达有关。

又有学者更深入研究了沉香叶有效部位的抗炎镇痛作用。首先从沉香（莞
香）叶中分离得到芒果总苷部位，实验中设计芒果总苷高、中、低 3 个剂量
组，给药剂量分别相当于莞香叶芒果总苷量 56、28、14mg/kg。结果见表 5－9～
表 5－12。

表 5－9　莞香叶芒果总苷对醋酸致小鼠腹腔毛细血管通透性增加的影响（$\bar{x} \pm s$，$n = 10$）

组别	剂量（mg/kg）（以芒果总苷计）	OD 值
空白对照组	－	0.200 ± 0.025
醋酸地塞米松组	2	0.143 ± 0.047
莞香叶芒果总苷高剂量组	56	0.150 ± 0.039 *
莞香叶芒果总苷中剂量组	28	0.164 ± 0.027 *
莞香叶芒果总苷低剂量组	14	0.198 ± 0.024 *

注：与空白对照组比较，* $P < 0.05$；与醋酸地塞米松组比较，** $P < 0.05$。

表 5－10　莞香叶芒果总苷对二甲苯致小鼠耳肿胀抑制作用的影响（$\bar{x} \pm s$，$n = 10$）

组别	剂量（mg/kg）	耳肿胀度（mg）	抑制率（%）
空白对照组	－	13.85 ± 1.41	－
醋酸地塞米松组	2	7.06 ± 1.39 *	49.03
莞香叶芒果总苷高剂量组	56	7.39 ± 1.96 *	46.64
莞香叶芒果总苷中剂量组	28	7.60 ± 2.53 *	45.13
莞香叶芒果总苷低剂量组	14	9.35 ± 1.75 *	32.49

注：与空白对照组比较，* $P < 0.05$；与醋酸地塞米松组比较，** $P < 0.05$。

表 5 – 11　莞香叶芒果总苷对热刺激小鼠痛阈提高百分率的影响（$\bar{x} \pm s$，$n = 10$）

组别	30min	60min	90min	120min
空白对照组	– 18. 72 ± 16. 28	– 17. 56 ± 20. 19	– 17. 34 ± 12. 87	– 19. 91 ± 12. 85
罗通定组	73. 43 ± 21. 88 *	82. 32 ± 32. 61 *	86. 52 ± 22. 02 *	87. 68 ± 26. 94 *
莞香叶芒果总苷高剂量组	42. 48 ± 11. 27	68. 14 ± 21. 62 *	78. 08 ± 13. 59 *	81. 62 ± 13. 84 *
莞香叶芒果总苷中剂量组	26. 81 ± 20. 67	44, 78 ± 19, 22	55. 84 ± 16. 95 *	58. 28 ± 21. 06 *
莞香叶芒果总苷低剂量组	6. 52 ± 3. 89	7. 67 ± 2. 83	35. 55 ± 13. 13	37. 86 ± 12. 25

注：与空白对照组比较，$^*P < 0.05$。

表 5 – 12　莞香叶芒果总苷对醋酸所致小鼠扭体反应的影响（$\bar{x} \pm s$，$n = 10$）

组别	给药剂量（mg/kg）	扭体潜伏期（s）	20min 内扭体次数	镇痛抑制率（%）
空白对照组	–	211. 9 ± 31. 7	51 ± 8	–
罗通定组	60	405. 3 ± 40. 6 *	26 ± 5 *	49. 01
莞香叶芒果总苷高剂量组	56	267. 7 ± 24. 8 *#	26 ± 4 *	49. 01
莞香叶芒果总苷中剂量组	28	247. 1 ± 39. 1 *#	28 ± 7 *	45. 10
莞香叶芒果总苷低剂量组	14	219. 8 ± 26. 4 #	30 ± 5	41. 18

注：与空白对照组比较，$^*P < 0.05$；与罗通定组比较，$^\#P < 0.05$。

　　上表显示，与空白对照组比较，莞香叶芒果总苷高、中剂量给药能够显著抑制小鼠腹腔毛细血管通透性，并能够显著提高小鼠热板法痛阈百分率；莞香叶芒果总苷各剂量组均可显著降低二甲苯致炎小鼠的耳肿胀度，以及显著减少小鼠 20min 内扭体次数，表现出良好的抗炎镇痛效果。莞香叶中含有大量的以芒果苷为代表的双苯吡酮类化合物——芒果总苷（包括芒果苷、异芒果苷、高芒果苷等）。此类化合物属于黄酮类，而黄酮类化合物一般具有抗炎、抗氧化、抗菌、降压、降脂等多重药效活性，本实验结果也恰好证明了沉香叶抗炎镇痛作用的有效成分为芒果总苷。

　　以上药理实验均证明了沉香叶具有抗炎镇痛作用，但却未见沉香药材抗炎镇痛作用的研究。林焕泽等通过抗炎镇痛经典实验法对比观察了沉香叶与沉香药材对炎症和疼痛的影响，具体结果见表 5 – 13 ~ 表 5 – 16。

表 5-13　沉香药材及沉香叶醇提物对小鼠二甲苯耳郭肿胀的影响（$\bar{x} \pm s$, $n=10$）

组别	剂量（g 生药/kg）	肿胀度（mg）	肿胀抑制率（%）
空白对照组	-	23.0 ± 5.7	-
消炎痛对照组	0.013	11.2 ± 5.7 **	51.30
沉香药材组	2.0	15.9 ± 8.7 *	30.87
沉香叶醇提物组（低）	2.0	14.1 ± 5.2 **	38.70
沉香叶醇提物组（中）	4.0	12.7 ± 5.8 **	44.78
沉香叶醇提物组（高）	8.0	15.6 ± 5.4 **	32.17

注：与空白对照组比较，$^* P < 0.05$，$^{**} P < 0.01$。

结果表明，沉香叶醇提物各剂量组及沉香药材组与空白对照组比较，对二甲苯致小鼠耳郭肿胀度在统计学上均具有极显著性差异（$P < 0.01$，$P < 0.05$），沉香叶醇提物各剂量组与沉香药材组间无显著性差异。由此提示，沉香药材和沉香叶醇提物对二甲苯致小鼠耳郭急性炎性肿胀均具有明显抑制作用，并且与剂量无关。

表 5-14　沉香药材及沉香叶醇提物对小鼠腹腔毛细血管通透性的影响（$\bar{x} \pm s$, $n=10$）

组别	剂量（g 生药/kg）	OD 值	抑制率（%）
空白对照组	-	0.984 ± 0.186	-
消炎痛对照组	0.013	0.482 ± 0.264 **	51.02
沉香药材组	2.0	0.776 ± 0.269 *	22.15
沉香叶醇提物组（低）	2.0	0.887 ± 0.228	9.86
沉香叶醇提物组（中）	4.0	0.706 ± 0.271 *	28.25
沉香叶醇提物组（高）	8.0	0.708 ± 0.345 *	28.05

注：与空白对照组比较，$^* P < 0.05$，$^{**} P < 0.01$。

结果表明，沉香叶醇提物高、中剂量组及沉香原药材与空白对照组比较有显著性差异（$P < 0.05$），沉香叶醇提物各组与沉香药材醇提物组间无显著性差异。可见，沉香药材与沉香叶对小鼠腹腔毛细血管通透性有明显抑制作用，且抑制作用相当。

表 5 – 15　沉香药材及沉香叶醇提物对小鼠热板痛阈的影响（$\bar{x} \pm s$，$n = 10$）

组别	剂量 (g/kg)	给药前痛阈 (s)	给药后痛阈 (s)					
			30min	60min	90min	120min	150min	180min
对照组	–	14.68 ± 5.64	14.26 ± 3.08	14.37 ± 5.78	12.69 ± 4.39	12.26 ± 3.38	13.03 ± 6.72	16.07 ± 10.68
消炎痛组	0.013	14.33 ± 5.37	18.87 ± 6.20*	24.69 ± 13.98*	23.64 ± 13.93*	24.53 ± 12.99*	26.23 ± 16.69*	28.71 ± 17.72
沉香药材组	2.0	14.84 ± 4.13	15.54 ± 4.40	16.16 ± 6.38	20.94 ± 15.08	23.97 ± 16.98	28.28 ± 17.69*	26.72 ± 16.29
沉香叶（低）	2.0	14.11 ± 5.30	15.53 ± 5.22	22.30 ± 13.12	17.58 ± 4.1	21.97 ± 15.13	26.34 ± 8.87*	20.63 ± 11.39
沉香叶（中）	4.0	12.54 ± 2.36	14.90 ± 6.33	16.90 ± 7.25	20.09 ± 15.41	23.43 ± 17.34	29.11 ± 19.94*	25.46 ± 18.72
沉香叶（高）	8.0	14.19 ± 4.87	15.43 ± 4.13	16.18 ± 7.01	15.96 ± 4.39	17.28 ± 11.21	22.03 ± 9.40	19.39 ± 10.13

注：与空白对照组比较，*$P < 0.05$。

结果表明，沉香叶醇提物低剂量组、中剂量组及沉香药材组在给药后 150min 痛阈值提高，与对照组比较有显著性差异（$P < 0.05$）；沉香叶醇提物低剂量组、中剂量组与沉香药材组间无显著性差异，提示沉香叶与药材在给药的某个时间段均有镇痛作用，并且镇痛作用无明显差异。

表 5 – 16　沉香药材及沉香叶醇提物对小鼠醋酸致痛扭体的影响（$\bar{x} \pm s$，$n = 10$）

组别	剂量（g生药/kg）	扭体次数	抑制率（%）
空白对照组	–	49.50 ± 16.43	–
消炎痛对照组	0.013	10.20 ± 6.51**	79.39
沉香药材组	2.0	30.90 ± 6.90**	37.58
沉香叶醇提物组（低）	2.0	36.20 ± 19.40*	26.87
沉香叶醇提物组（中）	4.0	33.70 ± 12.64*	31.92
沉香叶醇提物组（高）	8.0	39.20 ± 15.60	20.81

注：与空白对照组比较，*$P < 0.05$，**$P < 0.01$。

结果表明，沉香叶与沉香药材对小鼠醋酸所致疼痛产生的扭体反应有明显抑制作用。沉香叶醇提物低、中剂量组与空白对照组比较有显著性差异（$P < 0.05$）；沉香高剂量组与空白对照组比较无显著性差异（$P > 0.05$）；沉香原药材与空白对照组比较有显著性差异（$P < 0.01$）。沉香叶醇提物各组与沉香药材醇提物组间无显著性差异。此结果与热板法一致说明，沉香药材及沉香叶低、中剂量与沉香药材组对小鼠物理性及化学性疼痛均有拮抗作用。

以上对比实验证明，沉香叶与沉香药材均具有抗炎镇痛作用，并且二者效果相当。已有实验证实，沉香叶发挥抗炎镇痛的有效成分为芒果总苷；而沉香药材为树脂，多含挥发油、三萜类等，其具体起效成分有待进一步研究。

第六节　抗菌作用

早期有学者进行的实验研究表明，沉香煎剂对结核杆菌、伤寒杆菌、福氏痢疾杆菌均有较强的抗菌作用。现代研究发现，沉香不同部位的提取物对金黄色葡萄球菌、枯草杆菌、绿脓杆菌等细菌有抑制作用，并且对青霉菌、绿色木霉、黑曲霉、黄曲霉等真菌也有明显的抑制作用。

廖建良等采用滤纸扩散法、平板稀释法分别对沉香木、沉香叶、沉香皮的提取物进行了体外抑菌活性观察，实验采用了金黄色葡萄球菌、枯草杆菌、绿脓杆菌、青霉菌、黑曲霉菌等 5 种作为供试菌种。结果见表 5 – 17，表 5 – 18。

表 5 – 17　沉香粗提物对细菌的抑菌效果

提取液来源	抑菌圈直径（mm）					
	金黄色葡萄球菌		枯草杆菌		绿脓杆菌	
	培养 24h	培养 48h	培养 24h	培养 48h	培养 24h	培养 48h
种植沉香叶	15. 60	13. 00	12. 95	9. 60	14. 90	9. 65
野生沉香叶	27. 25	14. 00	14. 90	9. 00	15. 50	12. 30
野生沉香木	11. 90	6. 00	10. 80	6. 00	14. 30	6. 00
野生沉香皮	13. 10	6. 00	11. 40	9. 35	13. 90	12. 35
对照（60%乙醇）	6. 00	6. 00	6. 00	6. 00	9. 25	6. 00

注：圆滤纸片直径为 6.00mm；表中数据为 3 次重复的平均值。

表 5 – 18　沉香粗提物对霉菌的抑菌效果（培养 48h）

提取液来源	抑菌圈直径（mm）	
	青霉	黑曲霉
种植沉香叶	13. 50	14. 10
野生沉香叶	11. 80	14. 75

提取液来源	抑菌圈直径（mm）	
	青霉	黑曲霉
野生沉香木	12.70	13.50
野生沉香皮	13.65	13.00
对照（60%乙醇）	8.60	9.10

注：圆滤纸片直径为6.00mm；表中数据为3次重复的平均值。

实验结果表明，沉香叶、沉香木、沉香皮提取物均有很强的抑菌作用，种植沉香叶、野生沉香叶、野生沉香皮提取液的抑菌效果远大于对照组，其中种植沉香叶、野生沉香叶、野生沉香皮提取液对金黄色葡萄球菌、枯草杆菌、绿脓杆菌24小时后的抑菌圈大于或略低于13.9mm，而对照组60%乙醇对金黄色葡萄球菌、枯草杆菌无抑制作用，对绿脓杆菌抑菌圈仅为9.25mm，沉香叶提取液的抑菌效力又大于沉香其他部位，并且以野生沉香叶提取液对细菌的抑制作用最强。沉香各部位提取液对青霉菌、黑曲霉菌的抑制作用实验，也呈现出明显的抑制作用。另外，最低抑菌浓度实验也证实了沉香粗提物有较强的抑菌能力，并且不同浓度的沉香各部分提取液在浓度为0.5g/mL以上时，对5种供试菌种有较强的抑制作用。研究表明，沉香叶的抑菌效果最好，其含有的有效抑菌物极具开发价值，可作为天然抑菌剂，以扩大沉香的药用资源。

李浩华等单独对白木香果皮进行提取，通过滤纸片法和生长速率法观察其对不同细菌和真菌的抗菌活性，采用连续稀释法观察其最低抑菌浓度。结果见表5-19、5-20。

表5-19　白木香果皮不同浓度提取物对细菌的抑菌圈直径（$\bar{x} \pm s$，$n = 6$）

样品	剂量/ （g/L）	抑菌圈直径/（mm）			
		金黄色葡萄球菌	枯草芽孢杆菌	铜绿假单胞菌	大肠埃希菌
空白对照	-	6 ± 0.15	6 ± 0.26	6 ± 0.33	6 ± 0.21
硫酸卡那霉素	-	12.38 ± 0.16	16.62 ± 0.15	7.96 ± 0.62	12.06 ± 0.22
白木香果皮提取物	50	18.25 ± 0.23	14.92 ± 0.36	11.47 ± 0.56	6 ± 0.15
	25	12.33 ± 0.11	12.44 ± 0.81	10.82 ± 0.82	6 ± 0.43
	10	10.62 ± 0.62	11.55 ± 0.72	9.46 ± 0.66	6 ± 0.31
	5	6 ± 0.12	8.86 ± 0.21	8.42 ± 0.42	6 ± 0.76
	0.5	6 ± 0.79	6 ± 0.23	7.81 ± 0.19	6 ± 0.22
	0.25	6 ± 0.52	6 ± 0.14	6 ± 0.31	6 ± 0.62

表 5-20 白木香果皮不同浓度提取物对真菌的抑制率（$\bar{x} \pm s$, $n=3$）

样品	剂量/（g/L）	抑菌率/%		
		绿色木霉	黑曲霉	黄曲霉
制霉菌素	–	46.70 ± 0.62	46.15 ± 0.36	18.28 ± 0.11
白木香果皮提取物	50	83.33 ± 0.29	53.85 ± 0.56	31.82 ± 0.62
	25	50.0 ± 0.33	28.21 ± 0.82	18.18 ± 0.76
	10	18.18 ± 0.23	28.21 ± 0.29	4.54 ± 0.21
	5	3.04 ± 0.72	12.82 ± 0.41	4.54 ± 0.51
	0.5	0	2.56 ± 0.83	0
	0.25	0	2.56 ± 0.75	0

结果表明，白木香果皮提取物对金黄色葡萄球菌、枯草芽孢杆菌、铜绿假单胞菌有显著抑制作用，最小的抑菌浓度分别为 6.25、6.25、12.5g/L，对大肠杆菌则没有抑制效果。对绿色木霉、黑曲霉、黄曲霉等真菌也有明显的抑制作用，最小的抑菌浓度分别为 6.25、6.25、12.5g/L。以上实验证实，沉香药材、叶及果皮均有抗菌作用，但其具体机制尚不明确，有待进一步研究开发，以扩大其临床应用。

第七节 抗氧化作用

沉香叶的主要化学成分是黄酮类成分，而黄酮类化合物一般具有抗炎、抗氧化、抗菌、降压、降脂等多方面药理活性。路晶晶等研究了白木香叶中黄酮类成分的抗氧化作用，方法是从白木香叶中分离出 6 种黄酮类化学成分，观察其黄酮类成分清除超氧离子（$O_2^{\cdot-}$）、过氧化氢（H_2O_2）、羟自由基（$\cdot OH$）的能力。结果发现，由白木香叶中分离的黄酮类成分具有明显地清除自由基活性，可能为白木香叶的主要抗氧化活性成分。

林芳花等对野生沉香叶和栽培沉香叶分别进行提取，并观察其体外的抗氧化活性。结果见表 5-21。

表 5-21　体外抗氧化活性结果（$\bar{x} \pm s$，$n=3$）

	样品浓度（mg/mL）	氧化时间（s）	超氧阴离子的清除率（%）	吸光值
栽培沉香叶	2	11.53 ± 0.08*	36.26 ± 0.96*	0.188 ± 0.008△
野生沉香叶	2	9.98 ± 0.16*	35.67 ± 1.25*	0.129 ± 0.011△
维生素 C	1	16.45 ± 0.25	50.29 ± 1.36	0.685 ± 0.012

注：与对照组比较，*P < 0.05，△P < 0.01。

实验结果显示，野生沉香叶和栽培沉香叶的氧化时间分别为（9.98 ± 0.16）秒和（11.53 ± 0.08）秒，超氧阴离子的清除率分别为 35.67% ± 1.25% 和 36.26% ± 0.09%，总还原力的吸光度分别为 0.129 ± 0.011 和 0.188 ± 0.008。实验结果提示，沉香叶野生和栽培品种都具有较好的体外抗氧化活性。

在此基础上，林芳花等又以维生素 C 为对照对沉香叶再次进行了抗氧化活性测定，同时以果蝇寿命试验研究了沉香叶延缓衰老作用。研究结果表明，沉香叶可提高果蝇平均寿命（P < 0.05），再次证实了沉香叶具有体外抗氧化作用，并且能够延缓果蝇衰老。结果见表 5-22。

表 5-22　沉香叶延缓衰老实验结果（$n=100$）

剂量/（g/mL）	果蝇性别	半数死亡时间/天	最高寿命/天	平均寿命/天
0.02	♀	34.2 ± 8.5	56.9 ± 0.3	43.1 ± 10.9*
	♂	32.5 ± 5.4	54.4 ± 1.2	38.2 ± 10.4*
0.04	♀	37.9 ± 8.9	57.5 ± 2.6*	45.9 ± 10.4*
	♂	32.2 ± 6.3	55.8 ± 10.5*	40.9 ± 9.4*
0.08	♀	32.6 ± 5.6	56.6 ± 0.8	39.6 ± 9.5*
	♂	32.5 ± 5.5	54.5 ± 2.1	37.0 ± 9.4*
0.00（对照组）	♀	32.2 ± 7.3	55.4 ± 0.7	38.8 ± 10.4
	♂	32.9 ± 6.9	53.8 ± 1.0	36.5 ± 10.4

注：与对照组比较，*P < 0.05。

此外，又有学者对沉香制剂的抗氧化作用进行了研究，朱艳媚等利用大鼠肾动脉缺血再灌注模型观察了八味沉香散对肾缺血再灌注引起的血清丙二醛（MDA）、超氧化物歧化酶（SOD）、谷胱甘肽过氧化物酶（GSH - Px）、一氧化氮（NO）含量及肾组织形态学变化的影响，以考察八味沉香散对大鼠肾缺血再灌注损伤的抗氧化作用。结果见表 5-23。

表 5-23　各组大鼠血清 MDA、SOD、GSH-Px、NO 含量检测结果（$n=10$）

组别	MDA（mmol/L）	SOD（U/L）	GSH-Px（mmol/L）	NO（μmol/L）
正常对照组	7.80 ± 0.96*	247.62 ± 6.27*	198.17 ± 10.42*	7.82 ± 0.25#
缺血组	9.65 ± 1.30*#	229.43 ± 4.72*#	171.25 ± 1.14*#	7.43 ± 0.74#
再灌组	11.32 ± 0.48	210.24 ± 3.72	159.38 ± 7.34	4.24 ± 0.92
八味沉香散组	10.39 ± 0.86*#	237.32 ± 4.48*#※	169.72 ± 2.52*#	6.51 ± 0.46#

注：* 与正常组相比，$P<0.01$；# 与再灌组相比，$P<0.01$；※ 与缺血组相比，$P<0.01$。

由结果可见，大鼠血清 MDA、SOD、GSH-Px 含量在缺血组、再灌组、八味沉香散组与正常组均有显著性差异（$P<0.01$）；缺血组、八味沉香散组大鼠血清 MDA、SOD、GSH-Px 含量与再灌组比较有显著性差异（$P<0.01$）；再灌组大鼠血清 NO 含量与正常组相比明显降低，表明八味沉香散具有抗缺血再灌注损伤作用。其作用机制可能与保护抗氧化酶的活性、清除氧自由基、抑制体内的脂质过氧化反应以及提高机体的抗氧化能力有关。

又有学者以广东地产白木香叶为原料制成沉香茶，采用体外抗氧化法测定其水浸液的抗氧化能力。实验结果显示，沉香茶水浸液具有较强的体外抗氧化能力。其水浸液具有清除羟自由基、超氧阴离子、DPPH 自由基以及络合亚铁离子和还原磷钼酸的能力，进一步证实了制成沉香茶的白木香叶具有抗氧化作用。

第八节　降血糖作用

药理实验证明，沉香叶醇提物具有一定的降血糖作用，沉香叶含有 2α-羟基熊果酸和丹参酮等降血糖的有效成分。

有学者研究了沉香叶对四氧嘧啶所致高血糖小鼠的降血糖作用。具体方法是：尾静脉注射四氧嘧啶造模，选取空腹血糖大于 150mg/mL 的模型小鼠，随机分成沉香叶醇提物 1.25、2.5g/kg，生理盐水对照组和二甲双胍组；连续灌胃 7 天，观察空腹血糖变化值。实验结果表明，沉香叶醇提物高剂量组（2.5g/kg）可以使四氧嘧啶小鼠空腹血糖明显降低，呈现出一定的降血糖作用。

姜珊等也研究了白木香叶 95% 乙醇提取物的降血糖作用。结果表明，醇提物高剂量组（600mg/kg）具有降低小鼠空腹血糖和糖化血红蛋白水平，改善糖耐量的作用，并且降糖机制可能是通过激活腺苷酸活化蛋白激酶，从而改善胰岛素抵抗；且在降低血糖的同时，并未表现出引起动物体重增加的副作用。

梅全喜等在以上实验的基础上进行了沉香叶与沉香药材降血糖作用的对比研究，考察了小鼠体重、饮水量、空腹血糖值等糖尿病指标。具体方法是：造模成功后将小鼠分为模型组（等容量生理盐水）；阳性对照组（二甲双胍1.0g/kg）；沉香叶低、中、高剂量组（2.0、4.0、8.0g/kg）；沉香药材组（2.0g/kg）。另取正常小鼠10只作为空白对照组（等容量生理盐水）。各组灌胃2次/天，连续15天，末次给药前禁食不禁水12小时，给药2小时后割尾取血1μL，测小鼠空腹血糖值。实验结果见表5-24~表5-26。

表5-24 沉香药材及沉香叶醇提物对四氧嘧啶诱发
糖尿病小鼠体重的影响（$\bar{x} \pm s$，$n = 10$）

组别	剂量（g/kg）	体重（g）		
		给药前	给药7天	给药14天
正常对照组	–	18.28 ± 1.15	30.31 ± 1.63**	34.03 ± 2.02**
模型对照组	–	17.71 ± 1.04	22.78 ± 2.22	23.14 ± 3.92
二甲双胍组	1.0	17.48 ± 0.65	20.43 ± 2.72	21.53 ± 3.10
沉香叶（低）	2.0	17.38 ± 0.94	21.90 ± 2.23	23.87 ± 3.09
沉香叶（中）	4.0	17.68 ± 1.08	21.85 ± 3.58	23.24 ± 4.05
沉香叶（高）	8.0	17.78 ± 1.10	21.10 ± 2.81	22.06 ± 4.75
沉香药材组	2.0	17.42 ± 1.36	21.93 ± 3.56	20.91 ± 3.06

注：与模型组组比较，**$P < 0.01$。

沉香药材及沉香叶醇提物对四氧嘧啶诱发糖尿病小鼠体重的影响：与模型组比较，正常组有显著性差异（$P < 0.01$）；各给药组与模型组比较，均无显著性差异。说明糖尿病模型小鼠体重比正常小鼠明显减轻，并且各给药组对糖尿病模型小鼠体重减轻均无明显的影响。

表5-25 沉香药材及沉香叶醇提物对四氧嘧啶诱发
糖尿病小鼠饮水量的影响（$\bar{x} \pm s$，$n = 10$）

组别	剂量（g/kg）	饮水量（mL）		
		给药前	给药7天	给药14天
正常对照组	–	4.75	8.09	9.08
模型对照组	–	28.96	31.00	37.50
二甲双胍组	1.0	22.04	18.91	19.91
沉香叶（低）	2.0	31.09	25.09	25.58

续表

组别	剂量 (g/kg)	饮水量（mL）		
		给药前	给药 7 天	给药 14 天
沉香叶（中）	4.0	24.97	30.45	28.50
沉香叶（高）	8.0	25.20	20.91	16.36
沉香药材组	2.0	28.50	31.17	29.42

沉香药材及沉香叶醇提物对四氧嘧啶诱发糖尿病小鼠饮水量的影响：糖尿病模型小鼠的饮水量明显高于正常小鼠，给药后饮水量有所下降，各给药组的饮水量均低于模型组。说明相比于正常组，糖尿病小鼠饮水量增加，呈现口渴多饮的现象。

表 5 – 26　沉香药材及沉香叶醇提物对四氧嘧啶诱发
糖尿病小鼠空腹血糖值的影响（$\bar{x} \pm s$，$n = 10$）

组别	剂量 (g/kg)	给药前血糖值（mmol/L）	给药后血糖值（mmol/L）
正常对照组	–	4.90 ± 1.04 **	4.98 ± 0.81 **
模型对照组	–	17.59 ± 6.12	22.41 ± 3.52
二甲双胍组	1.0	20.07 ± 4.63	14.39 ± 3.79 **
沉香叶（低）	4.0	17.55 ± 4.05	19.98 ± 4.27
沉香叶（中）	8.0	17.74 ± 4.19	19.23 ± 5.50
沉香叶（高）	2.0	16.44 ± 6.44	15.29 ± 4.16 **
沉香药材组	2.0	18.10 ± 6.83	18.22 ± 3.79 *

注：与模型组比较，**$P < 0.01$，*$P < 0.05$。

沉香药材及沉香叶醇提物对四氧嘧啶诱发糖尿病小鼠空腹血糖值的影响：给药前与模型组比较，正常组血糖值有显著性差异（$P < 0.01$），说明糖尿病小鼠模型造模成功。给药后，模型组小鼠血糖处于较高水平，与模型组相比，沉香叶醇提物高剂量组血糖值有显著性差异（$P < 0.01$），沉香药材组也有明显差异（$P < 0.05$），沉香叶醇提物高剂量组与沉香药材组无明显差异。说明沉香药材和沉香叶醇提物高剂量组可以明显降低四氧嘧啶诱发的糖尿病小鼠空腹血糖值，并且二者疗效相当。

有研究表明，沉香叶含有 2α – 羟基熊果酸和丹参酮，其中熊果酸已被证实有降血糖的作用；而丹参酮与酚妥拉明及降糖药联用治疗糖尿病，降糖效果更好，有效率更高，故丹参酮是治疗糖尿病的辅助药。因此，沉香叶降血糖作用可

能与沉香叶含有 2α - 羟基熊果酸和丹参酮有关，其降血糖的机制有待进一步研究。

第九节　抗肿瘤作用

药理实验证明，沉香的树叶、树丁、果实、果皮及化的提取物具有一定抑制肿瘤活性，其中以沉香叶提取物抗癌活性的研究最为普遍。

余伯阳进行了小鼠 H_{22} 肝癌的肿瘤生长抑制实验，研究表明，沉香叶醇提物 5.00g/kg 可明显抑制小鼠 H_{22} 肝癌的肿瘤生长，活性与阳性药 5 - 氟脲嘧啶相当，并且小鼠体重无明显变化，提示其用于抗肿瘤时副作用较小。结果见表 5 - 27。

表 5 - 27　沉香叶醇提物对小鼠 H_{22} 肝癌的肿瘤生长的影响（$\bar{x} \pm s$，$n = 10$）

组别	剂量（g/kg）	体重（g）		瘤重（g）	抑制率（%）
		第 1 天	第 9 天		
正常对照组	–	21.6 ±4.4	29.3 ±2.5	1.09 ±0.43	
沉香叶醇提物	2.50	21.2 ±3.8	24.8 ±3.5	0.65 ±0.34	40.3
沉香叶醇提物	5.00	20.9 ±2.9	25.4 ±4.9	0.54 ±0.31 *	50.5
5 - 氟脲嘧啶	0.025	22.0 ±1.9	23.2 ±3.1 **	0.42 ±0.50 *	61.5

注：与对照组比较，** $P < 0.01$，* $P < 0.05$。

在此研究基础上，王红刚等将沉香叶总提取物按极性大小分为石油醚、乙酸乙酯、正丁醇、水层4 个部位进行抗肿瘤活性筛选，发现乙酸乙酯部位是白木香叶抑制肿瘤细胞生长的有效部位，通过动物实验研究证实，该部位对小鼠 H_{22} 肝癌的瘤生长有一定的抑制作用。沉香叶的抑制癌细胞生长作用可能与其所含的多糖成分具有抗癌、增强免疫作用有关。

杨懋勋等探索了白木香叶抗癌活性的机制。首先分别用丙酮（A）、甲醇（M）、乙醇（E 在前）、蒸馏水（W）提取白木香叶片，得浸膏；再依次用石油醚（P）、乙酸乙酯（E 在后）、正丁醇（B）萃取各浸膏，得到各种浸膏的不同提取部位，分别表示为：AP，AE，AB，MP，ME，MB，EP，EE，EB，WP，WE，WB。其中前一字母代表提取所用的溶剂，后一字母代表萃取分离时所采用的溶剂。然后采用分光光度法通过模拟人体胃液，分析了白木香叶不同溶剂提取物的不同极性部位对 NO_2^-（亚硝酸根离子）的清除作用。结果见表 5 - 28。

表 5 − 28　白木香叶不同溶剂提取物不同极性部位样品对 NO_2^- 的清除率

样品	清除率/%
AP	21.6
AE	35.3
AB	90.4
MP	− 80.0
ME	84.2
MB	82.1
EP	− 30.1
EE	62.0
EB	79.0
WP	− 13.9
WE	76.1
WB	62.4

由表中数据可见，白木香叶丙酮提取物的正丁醇部位（AB）对 NO_2^- 的清除率最高，达 90.4%，远高于中、低极性部位的清除率。而极性大的水、甲醇、乙醇溶剂提取物的中、高极性部位对 NO_2^- 的清除率也处于较高的水平。说明白木香叶提取物清除 NO_2^- 的活性物质，很可能主要是极性较大的物质（白木香叶主含的黄酮或苷类）。白木香叶不同溶剂提取物的不同极性部位对 NO_2^- 均有一定的清除作用，亚硝基化合物中约 90% 具有致癌作用，提示清除亚硝胺或其前体物 NO_2^- 作用的白木香叶提取物可能具有防癌作用。

在此研究基础上，杨懋勋等又对白木香叶采用 3 种不同工艺进行前处理，探索了白木香叶的防癌活性。工艺 1：白木香叶置于烘箱中 100℃ 烘烤；工艺 2：白木香叶置于烘箱中 60℃ 烘烤；工艺 3：白木香叶置于冷冻干燥机中冷冻干燥 12 小时。结果见表 5 − 29。

表 5 − 29　不同前处理后白木香叶提取物亚硝酸根清除率

前处理	校零 A	吸光度 A′	A′ − A	亚硝酸根清除率/%
原亚硝酸根	0.008	0.349	0.341	−
100℃烘烤	0.009	0.137	0.128	62.50
60℃烘烤	0.010	0.129	0.119	65.10
冷冻干燥	0.000	0.062	0.062	81.80

结果表明，3 种处理工艺得到的白木香叶提取物均有清除亚硝酸根的作用，即具有防癌活性。冷冻干燥处理的白木香叶提取物清除亚硝酸根的能力最强，为 81.8%；60℃烘烤干燥作为前处理工艺时，清除亚硝酸根的能力次之；100℃烘烤干燥作为前处理工艺时，清除能力最弱。

为进一步研究白木香各个部位中提取物对亚硝酸盐是否具有清除作用，杨懋勋等又利用高速逆流色谱法分离白木香的树叶、树干、果实和花等部位的洋芹素 -7,4′- 二甲醚，并在不同 pH 条件下检测其体外清除亚硝酸盐的作用。结果表明，在 pH 3.0 条件下，洋芹素 -7,4′- 二甲醚清除率较好（为 12.40%）；在 pH 7.0 条件下，清除率稍弱（为 8.72%）。

也有学者对白木香叶的其他部位进行抗肿瘤作用实验研究。徐维娜等以三氯甲烷提取白木香果皮的挥发性成分，然后进行药理实验，采用四甲基偶氮唑盐（MTT）法考察了白木香果皮提取物对人乳腺癌细胞（MCF-7）的增殖抑制作用。结果显示，不同浓度的白木香果皮提取物对细胞 MCF-7 的增殖具有不同程度的抑制作用，当浓度为 500μg/mL 时抑制作用最强，抑制率可达 99.6%；浓度为 250μg/mL 时抑制作用次之，抑制率 71.5%；浓度为 0.5 ~ 50μg/mL 时抑制率在 50% 左右。其 IC_{50} 为 5.15μg/mL。提示白木香果皮提取物对人乳腺癌细胞增殖具有显著抑制作用。

第十节　其他作用

除了上述药理作用外，沉香还具有止血和抗过敏等作用。

一、止血作用

将沉香叶醇提物分成 3 个剂量组，加生理盐水对照组和酚磺乙胺 750mg/kg 组。小鼠给药后眼眶取血，记录首次出现凝血的时间。结果见表 5-30。

表 5-30　沉香叶醇提物对小鼠凝血时间的影响 （$\bar{x} \pm s$, $n = 10$）

组别	剂量（g/kg）	凝血时间（s）
正常对照组	-	107.7 ± 6.9
沉香叶醇提物	1.25	81.3 ± 7.3*
	2.50	76.8 ± 7.3*
	5.00	63.3 ± 2.6**
酚磺乙胺	0.75	72.4 ± 4.5**

注：与对照组比较，** $P < 0.01$，* $P < 0.05$。

结果表明，沉香叶醇提物5、2.5、1.25g/kg剂量组可以显著缩短小鼠凝血时间；并且沉香叶醇提物剂量越大，凝血时间缩短的越多。沉香叶醇提物可起到促凝止血的作用。

二、抗过敏作用

研究发现，2-苯乙基色酮类作为沉香主要活性成分之一，具不同程度的抗过敏作用和神经保护作用。此外，沉香中含有的沉香螺旋醇成分能减少由脱氧麻黄碱和阿普吗啡诱导的自发性运动，增加大脑内的高香草酸含量，而单胺及其他代谢物的含量不发生改变。并且沉香所含的苍术醇具有提高大脑血液循环和新陈代谢等作用。

第十一节 沉香的药代动力学

呋喃类化合物是沉香抗焦虑有效成分，其代谢分布的实验结果表明，服药25分钟后，主要集中在肝、肾、心、胰、脾，肌肉次之，血、脑中较低，肺、生殖器官未检出；服药45分钟后，肝、肾、心、肌肉、血、脑含量均下降，脾、胰未检出。沉香呋喃类化合物能通过血脑屏障，给药3小时后在大鼠脑中仍可检测到。

代谢终产物多是次级代谢物，多是游离型产物，原药在0~24小时的尿中未检出，在0~48小时的粪、胆汁、尿中的排出量仅占给药量的0.22%。

沉香呋喃类化合物主要在肝中代谢，且香豆素、红霉素、酮康唑、奎尼丁及罂粟碱等选择性抑制剂可使其在肝中的代谢降低，而苯巴比妥钠能提高其在肝中的代谢率。肝是其主要代谢场所，肾是其主要排泄器官。

沉香呋喃类化合物在卵磷脂中以口服方式可以较好地被吸收代谢。原药在胆汁中含量少，不存在肝肠循环。经肝代谢后的代谢物在大鼠体内存在分布和消除两阶段，具有二室开放模型的特征，分两阶段自体内消除。

沉香提取物可以显著降低小鼠的血浆总胆固醇（TC）、甘油三酯（TG）和低密度脂蛋白（LDL-C）水平，减少主动脉流出道斑块面积，升高高密度脂蛋白（HDL-C）含量，能显著降低金黄地鼠动脉粥样硬化指数，表明沉香提取物可以通过改善脂代谢紊乱抑制动脉粥样硬化的发展。沉香提取物也可显著降低金黄地鼠的附睾脂肪指数，并显著降低金黄地鼠的体脂率，抑制高脂血症诱发的肥胖，可有效地抑制金黄地鼠肝组织中性脂肪的堆积，具有潜在的改善非酒精性脂肪肝作用。沉香提取物能回调疾病状态下偏移的代谢物组。沉香给药后，磷脂酰胆碱、溶血磷脂酰胆碱、鞘磷脂、脂肪酸等成分也明显发生了变化，表明沉香主要通过甘油磷脂代谢发挥其药效作用。

第十二节　沉香的毒理学研究

白木香树干木块提取物在 24 小时内两次灌胃给药观察 14 天的结果表明，小鼠没有出现任何明显的中毒迹象，更无死亡，小鼠的经口急性毒性剂量大于 21.5g/（kg·BW），大于人体日摄入量的 100 倍，可判断白木香树干木块为无毒性食品。

按 1262.4mg/kg 剂量给大鼠连续灌胃 3 个月沉香提取物，结果表明大鼠体重、摄食量、临床血液学检查、生化检查、脏器系数及脏器病理组织学检查等无明显毒性反应，且剂量 1262.4mg/kg 约相当于人临床每日用药剂量的 80 倍。说明长时间服用沉香安全无毒。

现代采用通体结香技术所产沉香也是安全无毒的。对实验动物安全，无急性、慢性毒性，对孕鼠、胎仔无致畸、致突变毒性。

沉香作为药用和食用均无毒性。

沉香叶作茶用也是安全的。实验结果表明，用沉香叶袋泡茶的浓缩液 1mL（相当于 2.0g 海南沉香叶茶）灌胃给药 30 天，测试该茶叶的急性毒性、遗传毒性，结果表明实验期间动物行动灵活，反应敏捷，被毛整洁，目光有神，眼鼻口无分泌物，进食饮水正常，生长发育良好，均未见明显中毒反应，无一死亡。雌雄小鼠经口 MID 均大于 20.0g/kg 体重，属无毒级。小鼠骨髓微核试验结果为阴性，小鼠精子畸形试验结果为阴性，表明其对小鼠体内生殖细胞无致突变作用。基因突变的 Ames 试验结果显阴性，提示沉香茶对基因、哺乳类动物体细胞染色体及生殖细胞无损伤作用。30 天喂养试验结果表明，海南沉香茶无明显毒性作用，属无毒级物质，致突变试验结果为阴性，初步估计最大无作用剂量大于 18.0g/kg 体重，相当于人体推荐摄入量的 100 倍。

白木香叶提取物对小鼠的最大耐受致死剂量大于 30.0g/（kg·BW），其急性毒性属无毒级别。Ames 试验、小鼠骨髓嗜多染红细胞微核试验及小鼠精子畸形试验结果均为阴性，未观察到白木香叶提取物的遗传毒性。孕鼠体重增长、黄体数、着床数、活胎数、卵巢重、子宫连盘重、胎盘重，胎鼠体重、体长、尾长、死胎及吸收胎的发生率，以及胎鼠外观、骨骼及内脏发育等指标正常。白木香叶提取物喂养 90 天试验期间，动物生长发育情况良好，各剂量组大鼠的体重、增重、食物利用率、生化指标、血常规指标、脏器重量及脏体比正常，提示白木香叶提取物未见急性毒性与亚慢性毒性、遗传毒性及致畸性，白木香叶可作为一种新资源食品开发利用。

参考文献

［1］周永标 . 一种进口沉香的药理作用考察［J］. 中药材，1989，12（12）：40 - 41

［2］周永标 . 沉香对肠平滑肌的药理作用［J］. 中药通报，1988，13（6）：40

［3］刘和莉，武海军，徐继辉，等 . 暖宫七味胶囊对兔离体平滑肌的作用［J］. 包头医学院学报，2002，18（2）：91

［4］Hideaki H，Yasuaki I，Nobutaka M，et al. Laxative effect of Agarwood leaves and its mechanism［J］. Biosci Biotechnol Biochem，2008，72（2）：335 - 345

［5］陈凤琴，余跃，薛丹，等 . 沉香化气胶囊对糖尿病大鼠小肠 ICC 和肌间神经丛的影响［J］. 世界华人消化杂志，2012，20（20）：1858 - 1862

［6］李红念，梅全喜，林焕泽，等 . 沉香化学成分、药理作用和临床应用研究进展 . 中国药房，2011，22（35）：3349 - 3351

［7］李红念，江展增，梅全喜 . 沉香叶与沉香药材促进小肠推进作用的对比研究［J］. 亚太传统医药，2013，9（6）：24 - 25

［8］吴秀荣，李红念，梅全喜，等 . 沉香叶与沉香药材平喘作用的对比研究［J］. 今日药学，2013，23（6）：346 - 347

［9］吴秀荣，梅全喜，林焕泽，等 . 白木香叶提取物对 LPS 诱导 RAW 264.7 巨噬细胞炎症因子的影响［J］. 今日药学，2012，22（8）：471 - 473

［10］吴惠妃，梅全喜，李庆国，等 . 白木香种子挥发油化学成分及抗氧化性研究［J］. 中药材，2013，36（9）：1463 - 1466

［11］林焕泽，李红念，梅全喜 . 沉香叶与沉香药材抗炎作用的对比研究［J］. 中华中医药学刊，2013，31（3）：548 - 549

［12］李红念，梅全喜，林焕泽 . 沉香叶与沉香药材镇痛作用的对比研究［J］.

时珍国医国药, 2012, 23 (8): 1958 – 1959

[13] 梅全喜, 李红念, 林焕泽, 等. 沉香叶与沉香药材降血糖作用的对比研究 [J]. 时珍国医国药, 2013, 24 (7): 1606 – 1607

[14] 程振芳, 满达, 张红珺, 等. 沉香八味散抗心肌缺血的实验研究 [J]. 中国民族医药杂志, 2001, 7 (2): 36

[15] 王建新, 李永芳, 李生花, 等. 八味沉香散对心肌缺血大鼠的保护作用 [J]. 华西药学杂志, 2006, 21 (6): 550 – 551

[16] 李永芳, 杨梅, 寇毅英, 等. 八味沉香散对异丙肾上腺素诱导大鼠心肌缺血损伤的保护作用 [J]. 中药药理与临床, 2008, 24 (2): 63 – 65

[17] 王建新, 李永芳, 李生花. 八味沉香散对异丙肾上腺素致心肌缺血大鼠血流动力学影响 [J]. 青海医学院学报, 2006, 27 (4): 265 – 267

[18] 李锐锋, 顾凯, 朱明, 等. 八味清心沉香口服液抗心律失常作用研究 [J]. 中国民族医药杂志, 2002, 8 (2): 31

[19] 吴祎, 朱振锋, 林励, 等. 沉香叶降血脂有效成分研究 [A]. 天然中药药高峰论坛暨第十二届全国中药和天然药物学术研讨会 [C]. 2012: 274 – 278

[20] 李生花, 王建新, 靳国恩. 藏药二十味沉香散抗慢性低氧的实验研究 [J]. 青海医学院学报, 2008, 29 (2): 119 – 122

[21] 曹成珠, 靳国恩, 舒星宇, 等. 二十味沉香丸对低压低氧暴露大鼠血红蛋白、红细胞比容及血清 EPO 表达的影响 [J]. 山东医药, 2012, 52 (30): 16 – 18

[22] YAMAHARA J, LI Y H, TAMAI Y. Anti – ulcer effect in rats of bitter carda-mom constituents [J]. Chem PharmBul, 1990, 38: 3053

[23] 刘倩, 王东辉, 李春, 等. α – 沉香呋喃衍生物的合成及中枢神经系统活性 [J]. 中国药物化学杂志, 2003, 13 (3): 125 – 130

[24] 毕力格, 满达, 白音夫. 八味清心沉香胶囊与散剂对动物心血管与镇静作用的对比研究 [J]. 中国民族医药杂志, 2007, (3): 64 – 65

[25] 史圣华, 金星, 莫日根. 广枣七味散、十三味槟榔散、沉香四味散抗抑郁作用的实验研究 [J]. 中国民族医药杂志, 2012, (5): 41 – 43

[26] Minhua Zhou, Honggang Wang, Suolangjiba, et al. Antinociceptive and anti – inflammatory activities of *Aquilaria sinensis* (Lour.) Gilg Leaves extract [J]. Journal of Ethnopharmacology, 2008, (117): 345 – 350

[27] 余伯阳. 一种沉香叶提取物及其医药和保健用途 [P]. 中国专利: 200710019969.3, 2007

[28] 张炜华, 吴庆光, 曾宝. 莞香叶芒果总苷的制备及其抗炎镇痛药效学研究 [J]. 医学研究杂志, 2014, 43 (3): 48 - 51

[29] 廖建良, 吴国祥, 曾令达, 等. 沉香提取物的抑菌活性 [J]. 江苏农业科学, 2013, 41 (6): 285 - 287

[30] 李浩华, 章卫民, 高晓霞, 等. 白木香果皮提取物的抗菌活性 [J]. 中国实验方剂学杂志, 2011, 17 (7): 100 - 103

[31] 路晶晶, 戚进, 朱丹妮, 等. 自木香叶中黄酮类成分结构与抗氧化功能的相关性研究 [J]. 中国天然药物, 2008, 6 (6): 456 - 460

[32] 林芳花, 彭永宏, 江顺, 等. 沉香叶提取工艺及其抗氧化活性实验研究 [J]. 中国野生植物资源, 2011, 30 (4): 35 - 37, 40

[33] 林芳花, 彭永宏, 柯菲菲, 等. 沉香叶鞣质含量测定及抗氧化、延缓衰老作用的研究 [J]. 广东药学院学报, 2012, 28 (3): 259 - 262

[34] 朱艳媚, 王建新, 王丽华. 八味沉香散对肾缺血再灌注损伤的抗氧化作用研究 [J]. 青海医学院学报, 2008, 29 (2): 110 - 112

[35] 陈地灵, 吴祎, 林励, 等. 沉香茶提取物的体外抗氧化和体内降血脂作用评价 [J]. 现代食品科技, 2013, 29 (6): 1198 - 1201

[36] 姜珊, 姜勇, 管又飞, 等. 白木香叶95% 乙醇提取物在 db/db 糖尿病小鼠上的降糖作用 [J]. 中国医药科学杂志, 2011 (20): 609 - 614

[37] 冯洁, 杨秀伟. 白木香叶脂溶性化学成分研究 [J]. 中国中药杂志, 2011, 36 (15): 2092 - 2095

[38] 蔡丽萍, 习志刚, 杨红. 丹参酮的药理作用和临床研究进展 [J]. 广东药学院学报, 2008, 24 (3): 321 - 324

[39] 张明发, 沈雅琴. 齐墩果酸和熊果酸的抗糖尿病药理 [J]. 上海医药, 2010, 31 (8): 347 - 350

[40] 王红刚, 周敏华, 路晶晶, 等. 沉香叶抗肿瘤活性化学成分研究 [J]. 林产化学与工业, 2008, 28 (2): 1 - 5

[41] 杨懋勋, 毛双双, 陈河如. 白木香叶不同提取部位对 NO_2^- 的清除作用研究 [J]. 北华大学学报, 2012, 13 (4): 406 - 409

[42] 梁耀光, 吕巧莉, 郭洁萍, 等. 不同前处理工艺对白木香叶防癌活性的影

响［J］．广东化工，2013，40（14）：37－38

［43］杨懋勋，梁耀光，吕巧莉．高速逆流色谱法分离白木香叶片中的洋芹素－7，4′－二甲醚及其体外清除亚硝酸盐作用研究［J］．安徽农业科学，2013，41（5）：6648－6650

［44］徐维娜，高晓霞，郭晓玲，等．白木香果皮挥发性成分及抗肿瘤活性的研究［J］．中药材，2010，33（11）：1736－1740

［45］欧明．简明中药成分手册［M］．北京：中国医药科技出版社，2003：194

［46］Yagura T. Four new 2－（2－phenylethyl）chromone de－rivatives from withered wood of *Aquilaria sineniss*. Chem Pharm Bull（Tokyo），2003，51（5）：560

［47］张文江．药物代谢研究［D］．北京：中国协和医科大学，1994．

［48］霍会霞．沉香的化学成分分析及抗动脉粥样硬化作用机制研究［D］．北京：北京中医药大学，2019．

［49］李春林．白木香树干木块对小鼠经口给药急性毒性实验观察［J］．云南中医中药杂志，2018，39（8）：68－70．

［50］林春华，肖敏，董润璁，等．沉香提取物对SD大鼠灌胃3个月重复给药毒性试验［P］．中国毒理学会药物毒理与安全性评价学术大会，2019，209－210．

［51］侯文成，王灿红，冯剑，等．通体结香技术产沉香提取物对SD大鼠的慢性毒性研究［J］．中国药学杂志，2019，54（23）：1970－1975．

［52］侯文成，王灿红，杨云，等．通体结香技术产沉香提取物急性毒性和遗传毒性研究［J］．中国药学杂志，2019，54（23）：1965－1969．

［53］侯文成，王灿红，杨云，等．通体结香技术产沉香提取物致畸、致突变毒性研究［J］．中国药学杂志，2019，54（23）：1976－1979．

［54］吴爱琴，郑定仙，黄业宇，等．海南沉香茶的安全性毒理学评价［J］．中国热带医学，2007，7（7）：1226－1227．

［55］廖萍．白木香叶提取物毒理学安全性评价的实验研究［D］．长沙：中南大学，2014．

第六章　沉香的临床应用

　　沉香为瑞香科植物白木香 *Aquilaria sinensis*（Lour.）Gilg 含有树脂的木材，味辛、苦，性微温，归脾、胃、肾经。本品能行气止痛、温中止呕、纳气平喘，用于胸腹胀闷疼痛、胃寒呕吐呃逆、肾虚气逆喘急。近年来，沉香的临床应用日趋广泛，特别是在药理研究发现其新的药理作用后，其应用范围进一步扩大，除广泛应用于胃痛、呕吐、呃逆、哮喘等病症之外，还应用于肠易激综合征、粘连性肠梗阻、功能性消化不良、尿道综合征、输尿管结石、输卵管结石、肺心病急性发作、风湿性心脏病、冠心病、前列腺痛、胆囊炎、胰腺炎、视网膜静脉阻塞、脑溢血等病症。现将其近年来的临床应用情况总结如下。

第一节　消化系统疾病

　　中医认为沉香有行气止痛、温中止呕的作用，其在消化系统疾病防治方面的应用古代本草已有记载。《海药本草》中载其治"心腹痛、霍乱"；《日华子本草》言其"调中，补五脏，止吐泻，治心腹痛、气痢"；《本草纲目》云其治"大肠虚闭"。现代药理研究表明，沉香对肠平滑肌有解痉作用，能抑制组胺和乙酰胆碱引起的肠管的痉挛性收缩，其含有的苍术醇、圆柚酮有抗胃溃疡等药理作用。古代以沉香为主药的方剂如四磨汤、沉香饮、沉香化气丸等均为治疗消化系统疾病的名方，疗效显著。沉香在治疗消化系统疾病方面的应用最为广泛，可用于治疗胃痛、功能性消化不良、肠易激综合征、消化性溃疡、肠梗阻、胆汁反流性胃炎、胆汁反流性食管炎、肝硬化腹水、呃逆、非糜烂性反流病、胰腺炎、慢传输型便秘、顽固性嗳气等疾病，并取得较好的疗效。

一、胃痛

　　胃痛，又称胃脘痛、心痛、心下痛，是指以上腹胃脘部近心窝处经常发生疼痛的病证。西医的急性胃炎、慢性胃炎、消化性溃疡、胃痉挛、胃下垂、胃黏膜脱垂症、胃神经官能症等疾病都会表现出胃痛。中医将胃痛分虚实两类，如寒邪客胃、饮食伤胃、肝气犯胃、瘀血停胃等，多属实证，多痛急而拒按；如胃阴不足、脾胃阳虚，多属虚证，多痛缓而有休止，痛而喜按；若久病因虚而导致气滞血瘀者属本虚标实。沉香有行气止痛、温中止呕作用，故对胃痛有一定治疗作用，临床应用沉香为主药的方剂治疗胃痛的报道较多，也都取得显著疗效。

闫永彬在三仁汤的基础上加沉香、乌贼骨、瓦楞子、延胡索，名之"安痛三仁汤"，用以治疗小儿脾胃湿热型慢性胃炎，效果良好。曾治疗慢性胃炎1例，患儿胃脘部反复胀满疼痛近一年，近来因食入过多致上腹部胀满疼痛明显，伴恶心、纳差、口臭、便溏，舌质红，苔黄腻，辨证为湿热中阻证。治宜清热化湿、理气和胃。取杏仁、滑石、淡竹叶、沉香、延胡索各10g，通草、法半夏各6g，白蔻仁12g，薏苡仁、乌贼骨各30g，瓦楞子15g。水煎服。服药后患儿症状明显缓解，继服半月，症状基本消失。方中沉香行气降逆止痛，配合诸药合用，宣上、畅中、渗下，三焦分消，可使气畅湿去热清痛解。

吴鸿等用四磨汤加味，注重疏肝理气、降逆和中，治疗肝气犯胃所致胃脘痛（西医诊断为浅表性胃炎）1例。取党参12g，沉香6g，乌药12g，炒槟榔10g，枳壳9g，柴胡6g，木香5g，鸡内金9g。水煎服，每日1剂，分2次空腹温服。服药3剂，胃脘胀痛明显减轻，继以前方加砂仁6g，半夏9g，服5剂后诸症消失。

广东省阳江市中医院研制的胃痛宁汤具有理气、温胃、制酸止痛的功效，可用于治疗急慢性胃炎、胃溃疡、十二指肠溃疡、胃神经官能症等疾病所致的胃脘痛，对脾胃虚寒型胃脘痛的疗效尤佳。取党参100g，白术、茯苓、鸡内金、白及、白芍各50g，麦芽150g，沉香15g，木香20g，春砂仁30g，海螵蛸75g，甘草10g。加蒸馏水制成1000mL，口服，每次50mL，每日2次，或疼痛时服。治疗96例，治愈34例，好转52例，无效10例，总有效率为89.6%。

陈斌等用自拟补脾益气活血止痛方治疗慢性胃炎368例，效果良好。患者主要临床症状为上腹不适、饱胀、隐隐作痛，伴烧灼痛、食欲不振、嗳气、泛酸、恶心，舌质红，苔黄，脉沉细。西医诊断为慢性胃炎。予补脾益气活血止痛方，取党参、白术、当归、木香、玄胡、砂仁、山楂肉、神曲各15g，黄芪、煅瓦楞子各25g，黄连、沉香各10g，三七、吴茱萸、甘草各6g，茯苓18g，随症加减。水煎服，每日1剂，分3次服，治疗期间忌生冷食物，2月为1个疗程。痊愈

328 例，好转 40 例，全部有效。方中沉香理气止痛、温中，配合诸药合用，共奏清热、除湿、顺气、制酸、和胃、消炎、止痛之功。

二、功能性消化不良

功能性消化不良是指具有上腹胀痛、早饱、胃部烧灼感、嗳气、食欲不振、恶心呕吐、吐酸嘈杂等不适症状，经辅助检查未发现可用来解释患者临床症状的器质性疾病的一组临床综合征，是临床常见的功能性胃肠病之一。功能性消化不良属于中医学"痞满""胃脘痛""积滞""呕吐""嘈杂"等病证范畴，多由禀赋不足、脾胃虚弱、饮食不节、食滞胃脘、情志不舒、肝气郁结等因素所致，饮食积滞和情志不舒贯穿于整个疾病过程，脾虚气滞是病因病机的基础，中医治疗应注重健脾降胃、疏肝理气、消胀。沉香能行气止痛、降逆和胃，在此类疾病的治疗方面有着较好的疗效。

厉兰娜等用沉香化气胶囊治疗功能性消化不良 40 例，采用自身对照法，观察患者用药后主要症状的改善及对胃排空的影响。餐前 30 分钟予沉香化气胶囊，口服，每次 3 粒，每日 2 次。服药 3 天后，患者的各主要症状单项比较均有明显改善（$P < 0.01$），痊愈 27.5%，显效 42.5%，有效 22.5%，无效 7.5%，总有效率为 92.5%；患者的胃排空时间明显缩短，胃排空时间在 55 分钟以下者 37 例，55 分钟以上者 3 例，总有效率为 92.5%。方中沉香行气止痛、降逆和胃，配合诸药合用，共奏疏肝和胃、行气止痛、化积醒脾之功。

吕琪新用沉香化气丸（沉香、木香、广藿香、香附、砂仁、陈皮、莪术、六神曲、麦芽、甘草）加多潘立酮治疗功能性消化不良餐后综合征 37 例，并用多潘立酮对照治疗 35 例，全部患者均符合罗马Ⅲ中相应的诊断标准，2 组患者性别、年龄、病程等一般资料具有可比性。对照组餐前 30 分钟口服多潘立酮，每次 10mg，每日 3 次；治疗组每餐加服沉香化气丸，每次 6g，每日 2 次，服药时间均为 2 周。结果显示，治疗组治愈 23 例，显效 8 例，有效 4 例，无效 2 例，总有效率为 94.59%；对照组治愈 11 例，显效 8 例，有效 6 例，无效 10 例，总有效率为 71.43%；治疗组疗效优于对照组（$P < 0.05$），说明多潘立酮加用沉香化气丸能更好地治疗功能性消化不良餐后综合征。中医学认为，脾虚、肝郁、胃气不降是功能性消化不良发病的重要因素，与西医认为其是由胃肠道动力障碍所引起的观念基本一致，且临床单用西药治疗本病效果并不理想。沉香化气丸有疏肝理气、消积和胃、行气止痛之效，联合促胃动力药多潘立酮可提高疗效。值得

注意的是，沉香化气丸中药物稍偏温燥，对于舌红少苔、口干、大便燥结等阴虚的功能性消化不良患者并不适用。

张炜宁等用四磨汤加减治疗功能性消化不良 35 例，并用吗丁啉对照治疗 30 例，患者为门诊或住院病例，年龄在 18～65 岁。治疗组予四磨汤治疗，取西党参 15g，乌药 10g，槟榔 10g，沉香（后下）5g，随症加减，每日 1 剂，分两次水煎服；对照组予吗丁啉，口服，每次 10mg，每日 3 次，2 组均是 4 周为 1 疗程。结果显示，治疗组痊愈 12 例，显效 16 例，有效 5 例，无效 2 例，总有效率为 94.3%；对照组痊愈 8 例，显效 10 例，有效 5 例，无效 7 例，总有效率为 76.7%；治疗组疗效优于对照组（$P < 0.05$ 或 $P < 0.01$），说明四磨汤加减治疗功能性消化不良效果良好。方中沉香顺气降逆，配合诸药合用，共奏理气消胀、和胃降逆之功。

惠德生用四磨汤加马来酸曲美布汀治疗功能性消化不良 46 例，并用马来酸曲美布汀对照治疗 46 例，2 组患者在性别、年龄、病程等方面具有可比性。对照组予马来酸曲美布汀片，口服，每次 0.1g，每日 3 次；治疗组加服四磨汤，取人参、天台乌药、槟榔各 10g，沉香（后下）5g，随症加减，每日 1 剂，水煎服，餐前分两次服用，2 组服药时间均为 4 周。结果显示，治疗组显效 22 例，有效 19 例，无效 5 例，总有效率为 89.13%；对照组显效 11 例，有效 17 例，无效 18 例，总有效率为 60.87%；治疗组疗效优于对照组（$P < 0.05$），说明四磨汤加马来酸曲美布汀治疗功能性消化不良疗效确切。方中沉香顺气降逆，配合诸药合用，共奏行气降逆、益气扶正之功。

三、肠易激综合征

肠易激综合征是一种临床常见的胃肠功能紊乱性疾病，主要表现为腹部不适、大便次数及性状改变等症状，缺乏可解释症状的形态学改变和生化异常。肠易激综合征属于中医学"便秘""腹痛"等病证范畴，多因情志不舒、肝气郁结或横逆犯脾、肝脾不和所致气机郁滞、通降失常、传导失职。基本病机为肝郁气滞。沉香有调气解郁之功，治疗肠易激综合征效果良好。

蔡振寨等用沉香化气胶囊治疗便秘型肠易激综合征 25 例。患者餐前 30 分钟口服沉香化气胶囊，每日 2 次，每次 3 粒，共 4 周，治疗前后拍摄立位腹部平片，对肠道气体进行定量分析，比较治疗前后 GVS（肠道气体容积积分）值的变化，对患者腹痛、腹胀症状的严重程度进行评估。经统计学处理，发现治疗后患者的 GVS 明显小于治疗前（$P < 0.05$），腹痛症状积分和腹胀症状积分较治疗前有明显下降（$P < 0.05$），说明沉香化气胶囊能明显减少便秘型肠易激综合征患者肠道气体的潴留，可有效缓解腹痛、腹胀等症状。方中沉香理气止痛，配合诸药合用，共奏疏肝理气、消积和胃之功。

刘慧莉用六磨汤治疗便秘型肠易激综合征 31 例，并用西沙必利对照治疗 31 例，全部患者均为门诊病例，年龄在 32 ~ 67 岁。治疗组予六磨汤加味治疗，取木香、乌药、枳实各 10g，沉香（后下）、川楝子、生甘草各 6g，生大黄（后下）8g，槟榔、香附、莱菔子各 9g，柴胡 10g，每日 1 剂，水煎至 400mL，早晚各半，温服；对照组予西沙必利，口服，每天 3 次，每次 10mg，2 组均服药 1 月。结果显示，治疗组痊愈 20 例，显效 6 例，有效 2 例，无效 3 例，总有效率为 83.87%；对照组痊愈 16 例，显效 6 例，有效 4 例，无效 5 例，总有效率为 70.97%；治疗组疗效优于对照组（$P < 0.05$），说明六磨汤对便秘型肠易激综合征有较好的疗效。六磨汤为四磨饮去人参，加枳实、木香、生大黄而成，方中沉香理气和胃，配合诸药合用，共奏疏肝理气、解郁通便之功。

刘福文以西沙必利加沉香化气丸治疗便秘型肠易激综合征 26 例，并用西沙必利对照治疗 25 例，全部患者均为门诊病例，2 组在性别、年龄、病程方面具有可比性。治疗组予西沙必利，口服，每日 3 次，每次 5 ~ 10mg，加服沉香化气丸，每日 3 次，每次 6g；对照组单纯用西沙必利治疗，2 组服药时间均为 7 ~ 14 天，给药前给予生活指导，纠正不良习惯，3 ~ 4 天复诊 1 次，记录症状变化情况并进行比较。结果显示，治疗组痊愈 8 例，改善 14 例，无效 4 例，总有效率为 84.6%；对照组痊愈 5 例，改善 8 例，无效 12 例，总有效率为 52.0%；治疗组疗效优于对照组（$P < 0.05$），说明西沙必利加沉香化气丸能更好地治疗便秘型肠易激综合征。方中沉香理气止痛、和胃，配合诸药合用，共奏疏肝理气、消积和胃之功。西沙比利可增加胃肠收缩力，改善胃肠运动的协调性，增加胃肠道平滑肌的收缩蠕动，使肠内容物通过加快，联合沉香化气丸对便秘型肠易激综合征疗效满意。

吴鸿等用四磨汤加味，以疏肝理气、解郁散结之法治愈肠易激综合征 1 例。患者 2 年多来反复腹胀、腹痛，排便后缓解，纳差，稍进食辣、热、冷等刺激性食物，亦出现腹痛，有便意，但排便困难，精神欠佳，面色萎黄，形体偏瘦，心悸气短，夜寐差，舌质淡红，苔薄白，脉沉细，辨证为气秘。取党参、乌药、槟榔、莱菔子、炒麦芽、远志、夜交藤各 15g，柴胡、木香、当归、柏子仁各 10g，沉香5g，服药3剂，3天内大便2次，腹胀、腹痛、心悸气短等症状完全消失，周身轻松，继服原方6剂，痊愈。

四、消化性溃疡

消化性溃疡主要指发生于胃和十二指肠的慢性溃疡，是一种多发病、常见病，其中酸性胃液对黏膜的消化作用是溃疡形成的基本因素。实验与临床研究表明，胃酸分泌过多、幽门螺杆菌感染及胃黏膜保护作用减弱等因素是引起消化性溃疡的主要原因。消化性溃疡属于中医学"胃脘痛""嘈杂""腹痛"等病证范畴，属脾胃虚寒、气血瘀滞所致病证，治宜补脾健胃、行气止痛。沉香能行气止痛、降逆和胃，治疗消化性溃疡有较好的疗效。

邹志红等用胃疡片联合三联疗法治疗幽门螺杆菌（Hp）相关性消化性溃疡235例，并用三联疗法对照治疗235例，2组一般资料具有可比性。对照组用泮托拉唑、克拉霉素、阿莫西林以三联疗法进行治疗；治疗组加服胃疡片（黄芪、白芍各15g，丹参20g，蒲公英30g，柴胡、枳实各10g，黄连12g，吴茱萸、沉香、三七粉各6g，白及10g，制成片剂，每片80mg），饭前服，每日3次，每次2片。2周后对照组继服泮托拉唑；治疗组加服胃疡片，每日1次，服药4周。结果显示，治疗组痊愈186例，显效23例，有效26例，无效0例，总有效率为100%；对照组痊愈163例，显效30例，有效27例，无效15例，总有效率为93.6%；治疗组疗效优于对照组（$P < 0.05$），且发现治疗组胃镜疗效、Hp根除率优于对照组（$P < 0.05$），说明胃疡片联合三联疗法对幽门螺杆菌相关性消化性溃疡有较好的疗效。

曹立成等用乌贝散随症加减治疗消化性溃疡120例，其中胃溃疡65例，十二指肠球部溃疡55例。取乌贼骨250g，川贝母50g，沉香25g，白及、三七粉、玄胡各60g，黄芪150g，甘草20g，共研末，早晚冲服，每日3次，每次6g，服药4周，溃疡消失后继服4周巩固疗效。结果显示，治愈85例，显效26例，无效9例，总有效率为91.6%。方中沉香行气调中止痛，配合诸药合用，共奏制酸、解痉、生肌、止血及调中理气之功。

莫平用自拟加味沉香散随症加减治疗消化性溃疡65例，其中胃溃疡21例，十二指肠溃疡30例，复合性溃疡14例。取沉香60g，扁豆90g，浙贝母60g，茯苓90g，白及90g，海螵蛸30g，瓦楞子30g，琥珀30g，共研末，每日2次，早空腹和晚临睡前各服1次，每次5g，症状改善后只晚临睡前服1次，以20天为

1 个疗程，服药 3 个疗程。结果显示，治愈 30 例，好转 31 例，无效 1 例，总有效率为 93%。方中沉香能理气调中，行气而不伤气，温中而不助火，配合诸药合用，共奏理气健脾、止痛止血、化瘀生肌之功。

晏学才用疏肝和胃汤治疗消化性溃疡 32 例，并用陈香露白露片对照治疗 31 例，全部患者均为门诊病例，年龄在 21 ~ 61 岁，平均 45 岁，病史 1 ~ 13 年，平均 6 年。治疗组予疏肝和胃汤加减治疗，取柴胡、白及各 10g，白芍、煅瓦楞子、丹参各 15g，乌贼骨、神曲各 12g，陈皮、甘草各 3g，麦芽、沉香、木香、砂仁各 6g，延胡索、制香附各 9g，随症加减，水煎服，每日 1 剂，早晚分服；对照组予陈香露白露片，每日 3 次，每次 5 ~ 8 片，2 组均以 1 个月为 1 个疗程。结果显示，治疗组治愈 20 例，显效 11 例，无效 1 例，总有效率为 96.88%；对照组治愈 11 例，显效 13 例，无效 7 例，总有效率为 77.42%；治疗组疗效优于对照组（$P < 0.05$），说明疏肝和胃方具有疏肝、和胃、止痛、制酸愈疡的功效，且疗效优于陈香露白露片。方中沉香行气止痛，配合诸药合用，共奏疏肝和胃止痛之功。

五、肠梗阻

肠梗阻是指肠内容物在肠道中通过受阻，为常见急腹症，可由多种因素导致。病初，梗阻肠段先有解剖和功能性改变，接着发生体液和电解质的丢失，肠壁循环障碍、坏死和继发感染，最后可致毒血症、休克，甚至死亡。肠梗阻属于中医学"关格""结胸""肠结"等病证范畴，以"痛、吐、胀、闭"四大临床症状为特点，病机为气滞血瘀、痰湿互阻，病位在胃肠，治宜遵《素问·阴阳应象大论》之旨："其下者，引而竭之；中满者，泻之于内；其实者，散而泻之。"沉香能降气止痛，可用于肠梗阻的治疗，效果良好。

刘华用沉蜜饮治疗老年肠梗阻 20 例，获得满意效果。取沉香 6g，砸碎，加水 300mL，煎煮浓缩至 200mL；取蜂蜜 120g、猪油 150g 加热至沸腾，搅拌均匀；胃肠减压抽净胃内容物，先服沉香煎液，再服蜂蜜、猪油，服后安睡（最好半卧位），尽量减少活动。如欲呕吐，可提前 15 分钟在足双侧三里穴各注射阿托品 0.25mg，如服下药物已呕吐，可补服 1 次。沉蜜饮中沉香降气止痛，蜂蜜、猪油滑肠通便可缓急止痛，有着甘而滋润补中之特点，特别适合于患肠梗阻但不愿接受手术治疗，却又不宜服峻下药的老年人。

耿平用沉香化滞丸治疗粘连性肠梗阻 58 例，效果良好。患者均为住院病人，有腹部手术或外伤出血史，均禁食，输液维持水电酸碱平衡，并进行抗炎治疗；轻者口服沉香化滞丸，每日 3 次，每次 6g；重者胃肠减压，自胃管注入溶化的沉香化滞丸，每日 3 ~ 4 次，每次 6g，肠梗阻症状消失后停药。结果显示，58 例中有 56 例在治疗 8 ~ 32 小时症状消失，总有效率为 96.6%。方中沉香理气止痛，配合诸药合用，共奏理气活血、清理肠胃、攻下积滞之功。

侯俊明用自拟排气汤治疗肠梗阻，疗效显著。取枳实、槟榔各 15g，厚朴、沉香各 10g，莱菔子、火麻仁各 30g，桃仁 12g，玄参 6g，附片 5g，加 500mL 水煎煮，15 分钟后加大黄 15g，再煎 15 分钟，将药液与芒硝 15g 混匀，细纱布过滤；口服或灌胃 100mL，肛门注入 200mL，每日 2 次，每次 1 剂。通过临床观察，肠梗阻在 12 ~ 24 小时运用排气汤疗效最好，24 ~ 72 小时运用排气汤的同时要做好手术准备，超过 72 小时不宜再用。曾治机械性肠梗阻 1 例，患者因吃柿子、粽子后腹胀痛，疼痛呈持续性阵发性加剧，恶心，吐出胃内容物臭秽难闻，不排气，不排便，以排气汤上灌下注，2 天后症状明显好转，调理脾胃 3 天后出院。方中沉香降气止痛，配合诸药合用，共奏降气消痞、破积行瘀、疏通肠腑之功。临床上排气汤主要用于肠梗阻痞结型和瘀结型轻症，不适用于疽结型，应注意辨证用药。

六、胆汁反流性胃炎

胆汁反流性胃炎也称碱性反流性胃炎，是指胆汁反流入胃所引起的上腹痛、呕吐胆汁、腹胀、体重减轻等一系列表现的综合征，常见于胃切除、胃肠吻合术后。胆汁反流性胃炎属于中医学"胃脘痛""嘈杂""呕吐""吐酸"等病证范畴，多由寒邪客胃、饮食伤胃、肝气犯胃、脾胃虚弱等因素导致，主要病机在于肝胃不和、胃失和降、胆邪上逆。治疗应以疏肝理气，和胃降逆为主。沉香有行气止痛、温中止呕的作用，治疗胆汁反流性胃炎有较好的疗效。

马用江等用沉香降气散加味联合西药治疗胆汁反流性胃炎 280 例，并用西药对照治疗 194 例，2 组资料具有可比性。治疗组予沉香降气散加味（沉香 9g，香附、川楝子、白术、陈皮、茯苓、黄连各 15g，砂仁、柴胡、制半夏、焦山楂各 12g，炙甘草 6g），随症加减，每日 1 剂，同时予西沙比利，口服，每日 3 次，每次 10mg；对照组予西沙比利、思密达等西药常规治疗。结果显示，治疗组治愈 232 例，好转 48 例，总有效率为 100%；对照组治愈 112 例，好转 33 例，无效 49 例，总有效率为 74.7%；治疗组疗效优于对照组（P < 0.01），说明沉香降气

散加味联合西药治疗胆汁反流性胃炎的疗效值得肯定。方中沉香降逆和胃，配合诸药合用，共奏疏肝理气、和胃降逆之功。联合可加强并协调胃肠运动的胃肠道动力药西沙比利治疗胆汁反流性胃炎，疗效更优。

吴靖祺用沉香降气散、柴胡疏肝散、左金丸三方合方加味联合西药治疗胆汁反流性胃炎 68 例，并用西药对照治疗 68 例，全部患者均为住院病例，2 组患者在年龄、性别、病情等方面具有可比性。对照组静脉滴注法莫替丁注射液 40mg，每日 1 次；餐后 20 分钟嚼服铝碳酸镁，每日 3 次，每次 1.0g；服药 30 天。治疗组加服沉香降气散、柴胡疏肝散、左金丸三方合方加味（沉香、柴胡、黄连、吴茱萸、砂仁各 15g，芍药 25g，降香、川芎、陈皮、枳壳、广郁金、香附各 12g，白蒺藜、绿萼梅各 10g，甘草 8g），随症加减，水煎服，每日 1 剂，早晚分服，服药 28 天。结果显示，对照组显效 29 例，有效 20 例，无效 19 例，总有效率为 72.06%；治疗组显效 35 例，有效 26 例，无效 7 例，总有效率为 89.71%；治疗组的总有效率优于对照组（$P < 0.05$），说明中西医结合治疗胆汁反流性胃炎比单纯西医治疗效果更好。方中沉香降气和胃，配合诸药合用，共奏疏肝和胃降逆之功。

七、反流性食管炎

反流性食管炎是指胃和（或）十二指肠内容物反流入食管引起的食管炎症性病变，内镜下表现为食管黏膜的破损，即食管糜烂或食管溃烂，病程较长，缠绵难愈，甚至会引发食管狭窄。反流性食管炎属于中医学"胃脘痛""呕吐""吐酸"等病证范畴，多因情志不和、脾胃虚弱、饮食不节、嗜食辛辣刺激食物导致胃阴不足、升降失司、胃气上逆所致。沉香具有行气止痛、温中止呕之功效，可用于反流性食管炎的治疗。

杨春等用自拟沉香汤联合西药治疗反流性食管炎 128 例，并用西药对照治疗 124 例，其中 I 级 167 例，II 级 75 例，III 级 10 例。对照组用雷尼替丁、奥美拉唑、胃复安等常规西药治疗；治疗组加服自拟沉香汤，取三七粉 3g，黄连 6g，丹参 9g，沉香、柴胡、党参、白芍、厚朴、茯苓、紫苏梗、浙贝母各 10g，白及、蒲公英、乌贼骨各 15g，水煎服，每日 1 剂，分 3 次服，服药 60 天。结果显示，对照组痊愈 75 例，有效 27 例，无效 22 例，总有效率为 82.26%；治疗组痊愈 96 例，有效 26 例，无效 6 例，总有效率为 95.31%；2 组比较有显著性差异（$P < 0.05$），说明自拟沉香汤联合西药对反流性食管炎有较好的疗效。方中沉香

降气调中，配合诸药合用，共奏疏肝清热、降气和胃、活血生新之功。与抑制胃酸分泌、促进消化、减少胃及十二指肠内容物反流的西药雷尼替丁、奥美拉唑、胃复安联用，可提高治疗反流性食管炎的疗效。

梁馨予等用沉香降气散加味治疗反流性食管炎 32 例，并用西药对照治疗 32 例，全部患者均为门诊病例，2 组资料具有可比性。治疗组予沉香降气散加味，取沉香（后下）、吴茱萸各 4g，砂仁（后下）5g，香附、玄胡索各 10g，川楝子、刺猬皮各 15g，黄连 6g，太子参 12g，水煎服，早晚空腹温服；对照组用常规西药治疗，2 组均服药 4 周，期间停服其他药物，禁食刺激性食物。结果显示，治疗组显效 20 例，有效 10 例，无效 2 例，总有效率为 93.75%；对照组显效 19 例，有效 10 例，无效 4 例，总有效率为 90.62%；2 组比较差异具有显著性意义（$P < 0.05$），说明沉香降气散加味对反流性食管炎有较好的疗效。方中沉香降逆和胃，配合诸药合用，共奏和胃降逆之功，使胃气和降，诸症自除。

八、肝硬化腹水

肝硬化腹水俗称肝腹水，是指由于肝脏疾病导致肝脏反复炎症，纤维化及肝硬化形成后由于多种病理因素引起腹腔内积液的临床症状。肝腹水属于中医学"水臌""鼓胀"之范畴，以腹部胀大，皮色苍黄为特点。病理病机为正气虚损，气滞、血瘀、水湿结于腹内，久而久之形成虚实错杂之势。治宜以攻逐水饮、清除腹水为首务，攻补兼施。沉香行气止痛、温中止呕，在肝硬化腹水的治疗中有一定的应用。

杨富志用自拟益气散结消水汤联合西药保肝、支持疗法治疗肝硬化腹水 60 例，并用西药保肝、支持疗法对照治疗 40 例，全部患者均为门诊或住院病例，2 组一般资料具有可比性。对照组予卧床休息，调控饮食，限制水钠摄入，静脉滴注支链氨基酸等，口服氢氯噻嗪片等保肝、支持疗法；治疗组加服自拟益气散结消水汤，取茵陈 40g，黄芪、白茯苓、茯苓皮、猪苓、炒白术、丹参、泽泻、车前子、白茅根、大腹皮、炙鳖甲、炒麦芽各 30g，赤芍、厚朴、枳实各 15g，人参、郁金、川芎各 12g，炮穿山甲 9g，细辛、沉香（冲）各 3g，随症加减，水煎至 400mL，每日 1 剂，分 2~3 次服，4 周为 1 疗程，1 疗程后停用西药，2 组均治疗 2 疗程。结果显示，治疗组总有效率为 83.3%；对照组总有效率为 60%，治疗组疗效优于对照组（$P < 0.05$）；同时发现治疗组腹水消退时间较对照组短，腹水复发率低于对照组，肝脏功能、腹围、体质量变化均优于对照组，说明益气

散结消水汤结合西药对肝硬化腹水有较好的疗效。方中沉香治肝郁、降肝气、和脾胃、消湿气、利水开窍，配合诸药合用，共奏行气化瘀利水、补气健脾滋肾之功，祛邪的同时防止腹水再生，标本兼顾。

雷陵用中药敷脐治疗肝硬化腹水 41 例，取得较好效果。取沉香、甘遂、牵牛子、防己、槟榔、桂枝各等份，共研末，调匀，取 12g 药粉加适量鲜葱白共捣成膏，制成饼状，贴于肚脐上，外盖纱布，固定，昼用夜取，每日换药 1 次，10 天为 1 疗程，病情严重者同时予西医对症治疗。结果显示，显效 17 例，好转 19 例，无效 5 例，总有效率为 87.8%。

王悦阳用猪苓导水汤以解毒利湿、行气化瘀之法治疗慢性肝炎早期肝硬化腹水。取沉香 1g（研粉冲服），牵牛子 2g（研粉冲服），甘草 3g，生大黄 9g，淡竹茹、广陈皮各 10g，猪苓、茯苓、醋柴胡、醋香附各 12g，五味子、绵茵陈、山栀子、椒目、黄芪、制鳖甲（先煎）各 15g，大腹皮 18g，萹蓄、白茅根各 30g，大枣 7 枚为引，随症加减，水煎服，每日 1 剂。曾治肝硬化腹水 300 余例，有效率为 100%，30 余例患者随访 10 年，未复发。方中沉香行气疏肝解郁，配合诸药合用，共奏利水渗湿、行气化瘀、解毒扶正之功。

九、呃逆

呃逆即打嗝，是以气逆上冲、喉间呃声短而频、令人不能自制为主症的疾病；顽固性呃逆则是指呃逆频发，持续时间超过 48 小时，某些疗法无效的呃逆。中医认为，呃逆的产生有以下几种原因：饮食失节，如过食生冷及寒凉之物，寒邪直中，胃气凝滞，气失和降上逆动膈所致；情志不畅，导致肝气横逆脾胃，侮脾则运化失职，滋生痰浊，侮胃则胃失和降，胃气夹痰上逆动膈而发；久病正虚，损伤胃气，耗损胃阴，胃失和降，气逆冲膈而发；病深及肾，纳气功能失调，气上冲逆，夹胃气动膈导致。沉香具有行气止痛、温中止呕、纳气平喘之功效，用于治疗呃逆效果良好。

钟桂香等用沉香粉吸入法治疗呃逆 18 例，其中气机郁滞者 6 例，脾胃阳虚者 11 例，胃阳不足者 1 例。用纸将沉香粉卷成香烟状让患者以咽食的方式吸烟，1 次无效者间隔 30 分钟再次吸烟，直至症状消失，复发者再次吸烟。结果显示，吸烟 1 次症状消失者 10 例，2 次者 5 例，3 次者 1 例，4 次者 1 例，无效 1 例，共治愈 17 例，治愈率为 94.4%；吸烟 1 次症状消失的 10 例患者中，8 例为脾胃阳虚型，提示沉香粉吸入法对脾胃阳虚者疗效最好。沉香粉芳香辛散、温通祛寒、质重沉降，能行气止痛、降逆调中、温肾纳气，并且温而不燥、行而不泄，无破气之弊，为理气良药。

黄晶晶等用沉香粉联合甲氧氯普胺治疗原发性肝癌介入术后顽固性呃逆28例，并用甲氧氯普胺对照治疗28例，2组年龄及呃逆时间无差异。对照组肌注甲氧氯普胺注射液，每日1次，每次10mg；治疗组加用沉香研粉，冲服，每日3次，每次3g。结果显示，治疗组显效21例，有效6例，无效1例，总有效率为96.4%；对照组显效12例，有效8例，无效8例，总有效率为71.4%；治疗组优于对照组（P<0.05），说明沉香粉联合甲氧氯普胺对原发性肝癌介入术后顽固性呃逆有较好的疗效。沉香粉芳香辛散、温通祛寒、质重沉降，能行气止痛、降逆调中、温肾纳气，联合镇吐药甲氧氯普胺，调节胃肠功能，从而取得快速止呃的作用。

刘兰花等用针药结合法治疗气滞型呃逆68例，并用胃复安对照治疗28例，全部患者均为门诊病例，2组在年龄、病程等方面具有可比性。治疗组针药并用，针刺中脘、内关、足三里、膈俞、期门、太冲穴位；予丁赭五磨汤，取丁香6g，代赭石15g，沉香1g，木香、乌药、枳壳、槟榔、川楝子、郁金各10g，随症加减，水煎服，每日1剂，分2次服，服药17天；对照组予胃复安，口服，每日3次，每次5mg，服药14天。结果显示，治疗组治愈55例，好转7例，未愈6例，治愈率为80.88%，总有效率为91.18%；对照组治愈2例，好转5例，未愈21例，治愈率为7.14%，总有效率为25.00%；2组治愈率及总有效率比较，治疗组优于对照组（P<0.05），说明针药结合治疗气滞型呃逆可显著增强疗效。

慕延民等用自拟止呃汤治疗中风后呃逆20例。取制半夏、旋覆花、柿蒂各9g，陈皮、川楝子、郁金各10g，木香、沉香（冲服）各3g，枳实、甘草各6g，随症加减，水煎500mL，每日1剂，早晚分服，20例患者均获痊愈。方中沉香行气、降气，配合诸药合用，共奏疏肝解郁、降气止呃之功。

十、其他

李华铭等用奥美拉唑联合沉香化气胶囊治疗非糜烂性反流病60例，并用奥美拉唑对照治疗45例，患者为住院病例或门诊病例。对照组予奥美拉唑，口服，每次20mg；治疗组加服沉香化气胶囊，每次3粒；均空腹服，每日2次，服药期间忌辛辣、油腻食物，戒烟酒，服药4周。结果显示，治疗组显效45例，有效 10 例，无效 5 例，总有效率为 91.67%，症状改善的平均时间为 2.56 周；对照组显效 22 例，有效 14 例，无效 9 例，总有效率为 80.00%，症状改善的平均时间为 3.45 周；治疗组疗效明显优于对照组，且起效时间更快（$P < 0.01$，$P < 0.01$），说明沉香化气胶囊治疗非糜烂性反流病有着较好的疗效。方中沉香行气止痛、降逆和胃，配合诸药合用，共奏疏肝和胃、行气止痛、化积醒脾之功。

李剑等用藏药十九味沉香散联合常规疗法治疗轻症急性胰腺炎 80 例，并用常规疗法对照治疗 60 例，全部患者均为门诊病例，2 组患者的年龄、性别、发病诱因等具有可比性。对照组给予禁食、胃肠减压、抗休克、抗感染、纠正水电解质紊乱、维持酸碱平衡等常规综合治疗；治疗组加服藏药十九味沉香散，取余甘子 30g，沉香、白沉香、红沉香、川西小黄菊各 25g，肉豆蔻、丁香、木香、多刺绿绒蒿各 20g，毛诃子 14g，兔耳草、木棉花、藏木香、悬钩木、宽筋藤、姜各 12g，诃子 11g，马钱子、广枣各 10g，将制备好的散剂煎液至 250mL，胃管注入，每 4 小时 1 次，每次 50mL，注药后闭管 1 小时。结果显示，对照组显效 20 例，有效 30 例，无效 10 例，总有效率为 83.33%；治疗组显效 51 例，有效 26 例，无效 3 例，总有效率为 96.25%；2 组比较，差异具有统计学意义（$P < 0.01$），说明在常规非手术方法基础上加用藏药十九味沉香散能够提高对轻症急性胰腺炎的疗效。

毛丽华等用五磨饮加减治疗慢传输型便秘 30 例，并用枸橼酸莫沙比利片对照治疗 30 例，全部病例均为门诊病例，年龄 20～70 岁，平均 38.6 岁，病程 0.5～30 年，平均 11.6 年。治疗组予加味五磨饮，取制乌药、沉香、木香、甘草各 6g，槟榔 10g，枳壳、女贞子、炒麦芽各 12g，党参、火麻仁、肉苁蓉各 20g，黄芪 30g，制成袋装合剂，每袋 100mL，每剂 3 袋；对照组予枸橼酸莫沙比利片，每次 5mg，每日 3 次，2 组均服药 3 个月。结果显示，治疗组痊愈 15 例，显效 10 例，有效 3 例，无效 2 例，总有效率为 93.0%；对照组痊愈 3 例，显效 10 例，有效 9 例，无效 8 例，总有效率为 73.0%；治疗组优于对照组（$P < 0.05$），说明五磨饮加减治疗慢传输型便秘效果较好。方中沉香降气，配合诸药合用，共奏行气调中、补中益气、润肠通便之功。

许健用四磨饮治疗顽固性嗳气，屡获捷效。曾治嗳气 1 例，患者因生气先患咽部异感症，继而发生嗳气，与日俱增，严重时嗳气与呃逆并作，发无休止，腹无所苦，服用胃复安、丙谷胺、多虑平、安定等药，暂时有效，停药则复发，舌薄少苔，脉细，辨证为肝气横逆犯胃。予四磨饮加减，取太子参、茯苓、枳实各

15g，沉香 6g，槟榔、木香、姜竹茹各 10g，清半夏、乌药各 12g，干姜 3g，川黄连 5g，连服 20 剂，嗳气基本平复，予人参健脾丸、保和丸善后。嗳气乃胃气上逆所致，临床有轻重虚实之分，实者以食滞、肝郁常见，虚者以脾胃虚弱为主。方中沉香顺气降逆，配合诸药合用，共奏破滞降逆、补气扶正之功，故而对嗳气有较好的疗效。

第二节 呼吸系统疾病

中医认为，沉香有行气止痛、纳气平喘的作用，古代本草已有其用于呼吸系统疾病治疗的记载。《本草纲目》载其治"气逆喘息"，《医林纂要》云其"降逆气，凡一切不调之气皆能调之"。现代药理研究表明，沉香中含有的苄基丙酮是止咳的有效成分；而其提取物能增强豚鼠气管的体外抗组胺作用，提示有止喘作用。目前沉香主要用于咽异感症、慢性阻塞性肺病、支气管炎、支气管哮喘、慢性肺源性心脏病的治疗。

一、咽异感症

咽异感症是指咽喉中有异常感觉，但不影响进食，如梅核塞于咽喉，有团块阻塞感、烧灼感、痒感、紧迫感、黏着感等，咯之不出，咽之不下，时发时止的病症。咽异感症属于中医学"梅核气"范畴，关于其致病原因，《古今医鉴》中载其"始因喜怒太过，积热蕴隆，乃成厉痰郁结，致斯疾耳"，即因情志郁结、痰气凝滞所致，分为肝郁气滞型、脾虚痰聚型两类，治宜理气解郁化痰。沉香能行气止痛、降逆止呕，用于梅核气的治疗有较好的效果。

甘同杰用槐沉急香糖治疗咽异感症 34 例，并用西药对照治疗 36 例，全部患者均为门诊病例，2 组病情、职业基本相同。治疗组予槐沉急香糖，取沉香、槐肉、急性子、广木香、砂仁各 30g，共研粉，混匀；另取蜂蜜 150g，入锅加热后放入冰糖，继续加热至其色浅红时加入药粉搅拌成块状，制成每块 3g 的药糖，每日 3~5次，每次 2~3 块，严重者酌情增加，服药 1 周为 1 疗程；对照组予镇静剂及维生素类药物治疗。结果显示，治疗组治愈 8 例，显效 20 例，有效 4 例，无效 2 例，总有效率为 94.1%；对照组治愈 2 例，显效 8 例，有效 16 例，无效 10 例，总有效率为 69%；治疗组疗效优于对照组，说明槐沉急香糖治疗咽异感症效果良好。

李正文用半夏沉香旋覆代赭汤治疗咽异感症 2600 例，取得了很好的疗效。

取甘草4g，沉香（另煎）9g，法半夏、紫苏叶、柴胡、枳壳、（煨）木香各10g，香附12g，旋覆花（另包）、厚朴、白芍各15g，白豆蔻、代赭石（先煎）各20g，随症加减，水煎服，每日1剂，1周为1疗程。结果治愈2277例，其中1个疗程治愈者1612例，好转153例，无效170例，总有效率为93.5%。方中沉香降气和胃畅中，配合诸药合用，气血痰并治，肺肝胃同调，症状自除。

夏斌用梅核参常滚痰汤治疗梅核气60例。取乌梅、礞石（先煎）、党参各30g，橘核60g，黄芩20g，常山、甘草各15g，沉香（后下）5g，大黄3g，水煎服，每2日1剂，分6次温服，药后出现轻微副作用，不须停药（体质极差、妊娠等慎用或禁用）。结果显示，治疗1周而愈者2例，2周者5例，3周者16例，4周者19例，5周者10例，3月以上好转者3例，无效5例；大多数患者服药3~5周痊愈，平均治疗时间为25天，治愈率为86.7%，有效率为91.7%。方中沉香下气顺气，配合诸药合用，共奏因势利导、就近祛邪、吐泻顽痰、安蛔、调理气机之功。

二、慢性阻塞性肺病

慢性阻塞性肺病简称慢阻肺，是一种以气流受限呈渐进式发展为特征、不能完全逆转的、伴有气道对有害颗粒或气体异常炎症反应的常见呼吸系统疾病。慢阻肺属于中医学"肺胀""喘证"范畴，认为是肺系慢性疾病迁延失治、痰浊潴留、气还肺间，日久导致肺虚为本病的发病基础，肺虚及肾，导致气喘日益加重。沉香能行气止痛、纳气平喘，治疗慢性阻塞性肺病收到良好的疗效。

刘小虹等用加减皱肺汤治疗慢性阻塞性肺病稳定期患者26例，并与病情稳定的不进行干预治疗的25例患者进行对照，2组患者性别、年龄、病情分级等资料具有可比性。治疗组予加减皱肺汤，取党参20g，蛤蚧、桃仁各10g，桂枝8g，紫菀、款冬花、胡桃仁各15g，五味子6g，苦杏仁12g，沉香（后下）3g，羊肺1具，首煎加水800mL，文火煎40分钟，取汁400mL，再煎加水400mL，取汁200mL，2煎药汁混匀分成3等份，口服，每次1份，每天1次，3天1剂；对照组25例，不进行干预治疗。结果显示，治疗组的生存质量总均分（TMS）、日常生活能力因子分（F1S）、社会活动状况因子分（F3S）、焦虑心理症状因子分（F4S）与观察前相比，差异无统计学意义（$P > 0.05$），而对照组TMS、F1S、F3S、F4S评分较观察前高，差异有统计学意义（$P < 0.05$）；2组比较，相应评分差异有统计学意义（$P < 0.05$），说明加减皱肺汤能提高慢性阻塞性肺病稳定期患者的生存质量。方中沉香纳气平喘，配合诸药合用，共奏温肺纳气、化痰平

喘、活血化瘀之功。

沈其霖用金水交泰汤加减治疗慢性阻塞性肺病 78 例，其中原发病为慢性支气管炎 60 例，支气管哮喘 12 例，不明原因肺气肿 6 例。取南沙参 50g，黄精、紫苏子、赤芍、黄芩、夜关门各 30g，木蝴蝶 10g，地龙 12g，制南星、葶苈子、甘草各 15g，沉香（研末，分 6 次冲服）6g，随症加减，每日 1 剂，水煎服，分 3 次服，服药期间禁烟酒、腌卤食物。结果显示，临床控制 12 例，显效 51 例，好转 12 例，无效 3 例，总有效率为 96%；用药时间最长 90 天，最短 7 天。方中沉香纳气归肾，配合诸药合用，补泻并施、清温并用、标本兼顾，共奏扶正祛邪固正之功。

魏亚东等用平喘固金汤配合西药治疗慢性阻塞性肺病稳定期 48 例，并用西药对照治疗 44 例，全部患者均来自门诊病例，2 组性别、年龄、病程、病情程度等方面具有可比性。对照组吸入信必可都保，每日 2 次，每次 1 吸；治疗组加服平喘固金汤，取党参、黄芪、白术、茯苓、浙贝母、麦冬各 15g，姜半夏 8g，枳壳、厚朴、胡桃肉、丹参、红花、紫苏子、橘红各 10g，五味子 9g，炙甘草 6g，沉香 3g，每日 1 剂，水煎服，分 2 次服。结果显示，治疗组临床控制 14 例，显效 22 例，有效 8 例，无效 4 例，总有效率为 87.31%；对照组临床控制 9 例，显效 19 例，有效 9 例，无效 7 例，总有效率为 74.51%；治疗组疗效优于对照组（$P < 0.05$），说明平喘固金汤能改善慢性阻塞性肺病稳定期的临床症状，调节肺功能。方中沉香纳气平喘，配合诸药合用，共奏补肺益肾、健脾化痰、降气平喘、活血通络之功。

胡瑞霞等以中西医结合法治疗 Ⅲ、Ⅳ 级慢性阻塞性肺病 32 例，并用西医对照治疗 32 例，全部患者均为住院病例，2 组一般资料具有可比性。对照组予保持呼吸畅通等一般治疗，控制感染、止咳化痰、解痉平喘、纠正水电解质紊乱与酸碱平衡及营养支持治疗；治疗组加服中药，取红参、鱼腥草各 20g，黄芪、海浮石各 30g，麦冬、紫菀、款冬花、沉香、桑白皮、瓜蒌、知母各 15g，五味子、白果、细辛、炙甘草各 10g，射干、川贝母各 12g，蛤蚧 2 个，每日 1 剂，水煎至 400mL，分 2 次服，2 周为 1 疗程。结果显示，治疗组显效 9 例，有效 19 例，无效 4 例，总有效率为 87.5%；对照组显效 6 例，有效 14 例，无效 12 例，总有效率为 65.3%；2 组比较，差异有统计学意义（$P < 0.05$），说明中西医结合治疗 Ⅲ、Ⅳ 级慢性阻塞性肺病疗效显著。方中沉香纳气归肾，配合诸药合用，共奏补肺纳肾、降气化痰之功。

三、支气管炎

支气管炎是指气管、支气管黏膜及周围组织因细菌和病毒的反复感染形成的支气管的慢性非特异性炎症。支气管炎属于中医学"咳嗽""痰饮""喘症"等病证范畴，以咳嗽、咳痰为主要症状，有急性期和缓解期之分，多因脾肺肾三脏功能失调导致水湿内停，聚而生痰，又复感外邪，引动伏痰，导致肺失宣降、肺气上逆。沉香具有纳气平喘的作用，常用于支气管炎的治疗。

季汉源用自拟纳气定喘汤治疗慢性支气管炎并发阻塞性肺气肿21例。取紫河车、法半夏、炒白芥子、炒莱菔子、炒紫苏子各9g，淫羊藿、紫石英各15g，沉香4g，潞党参、生白术各10g，茯苓12g，炙甘草、陈皮各6g，水煎服，每日1剂。结果显示，显效8例，有效11例，无效2例，平均服药30剂。方中沉香纳气归原，配合诸药合用，温而不燥、补而不滞、行而不泻，共奏扶脾助运、降逆平喘之功。

潘君贤予沙丁胺醇雾化吸入联合沉香饮加减治疗慢性喘息性支气管炎急性发作20例。予沙丁胺醇雾化吸入，同时予沉香饮加减治疗（沉香、黄芩、赤芍、紫苏子各15g，木香5g，白术30g，炙甘草、桂枝、枳壳、法半夏、炙麻黄各10g），每日1剂，分2次服。结果显示，显效12例，有效7例，无效1例，总有效率为95.0%，提示沙丁胺醇雾化联合沉香饮加减治疗慢性喘息性支气管炎疗效显著。本方急性期能起宣肺平喘、清热化痰之功，缓解期可收温肾纳气、健脾理气、化痰止咳之效。

焦向阳等以自拟理肺膏穴位贴敷治疗急、慢性支气管炎200例，其中慢性支气管炎146例，急性支气管炎54例。取大戟、胆南星、清半夏各80g，炙麻黄、桔梗、地龙、黄芩各35g，款冬花、丁香、沉香、枇杷叶各27g，洋金花、肉桂、蛤蚧、冬虫夏草各15g，铅丹250g，芝麻油500g，熬制成黑膏药，每张约3g，贴敷于风门（双侧）、肺俞（双侧）、膻中穴，每6日换药1次，12日为1疗程。结果显示，痊愈114例，显效58例，好转25例，无效3例，总有效率为98.5%。方中沉香温肾助阳、降气和中、纳气平喘，配合诸药合用，共奏镇咳祛痰、解痉平喘、滋补肺肾之功。

秦书杰用中西医结合治疗慢性支气管炎50例，并用西药对照治疗50例，2组年龄、性别、病程、病情等方面差异无统计学意义。对照组予氨茶碱、必漱平等常规西药抗炎和对症治疗；治疗组加服中药汤剂，取桃仁、当归、赤芍、黄芪、白术、法半夏各10g，黄芩、陈皮、紫苏子各6g，沉香、生甘草各3g，水煎服，每日1剂，早晚分服；2组均1月为1疗程。结果显示，治疗组50例，治愈14例，好转32例，无效4例，总有效率为92.0%；对照组50例，治愈8例，好转 28 例，无效 14 例，总有效率为 72.0%；治疗组疗效优于对照组（$P < 0.05$），说明自拟汤药联合西药治疗慢性支气管炎疗效显著。中药汤剂方中沉香纳肾气，配合诸药合用，补益脾肺肾以绝生痰之源，活血化瘀以和气血，共奏活血化痰、降逆止咳之功。

四、支气管哮喘

支气管哮喘是由多种细胞（尤其是肥大细胞、嗜酸性粒细胞、T 淋巴细胞）参与的慢性气道炎症，可引起反复发作的喘息、气促、胸闷和咳嗽等症状，多于夜间和凌晨发生，气道对多种刺激因子反应性增高，形成因素多与自身免疫状态、遗传因素、疾病病变等相关。支气管哮喘属于中医学"哮证""喘证"范畴，急性期一般有外邪侵袭和痰浊内盛，间有情志所伤和饮食不和、劳作过甚或过敏引起；缓解期一般是脏腑不和或肺肾不足。沉香能温肾纳气、降气平喘，在支气管哮喘的治疗中应用颇广。

刘景章等用自拟参蛤丸治疗虚喘证，效果满意。取人参（红参）50g，蛤蚧（尾端完整）1 对，熟地黄 150g，山茱萸 100g，五味子 75g，沉香 15g，紫河车 1 具，共研末，炼蜜为丸，每丸约 15g，白水送服，成人每次 1 丸，每日 3 次。曾治疗实喘患者 1 例，予定喘汤 6 剂痊愈，因未及善后即停药，转为虚证，稍加活动即喘促不休、气短无续、全身倦软、精神疲惫，甚至汗出肢凉，诊见身形肥胖、面色虚浮，舌质胖淡，白苔少许，脉沉而弱，予参蛤丸，服药 1 剂而愈，未再复发。方中沉香纳气平喘，配合诸药合用，共奏纳气平喘、并补阴阳、补益气血之功。

兰雨田用沉香侧柏叶散治疗支气管哮喘 26 例，疗效满意。取沉香 4g，侧柏叶 10g（1 日量），研成细末，每日早晚兑冰糖适量开水吞服，3 天为 1 疗程。结果显示，治愈 3 例，显效 7 例，有效 15 例，无效 1 例，一般服药 2 个疗程，甚者服 3 个疗程。曾治哮喘 1 例，患哮喘 12 年有余，反复发作，诊见气短息促，呼多吸少，活动尤甚，吐泡沫痰，腰酸腿软，手足欠温，夜间尿多，舌淡苔白润，脉迟，服药 3 个疗程而愈，1 年后随访，未见复发。方中沉香有降气温中暖肾之功，重在纳气，使气逆者下降，配合诸药合用，共奏平喘降逆、润肺暖肾之功。梅有成在沉香侧柏叶散的基础上加用瓜蒌皮（清热化痰、润肠，可收上病下去之功）治疗支气管哮喘 40 例，有效率达 97.5%。

邢志超用复方乌梅合剂治疗支气管哮喘 44 例，其中合并肺气肿 19 例。取乌梅 5g，五味子、地龙、杏仁各 4g，炙麻黄、马兜铃 3g，加水煎煮 3 次，每次 40

分钟，过滤浓缩，将沉香2g另煎3次后加入浓缩液中，加适量白蜜搅匀，再加适量水和防腐剂，滤过灭菌，制成合剂。口服，每日3次，每次30mL，小儿酌减，10日为1疗程，连服3个疗程。结果显示，痊愈27例，显效9例，好转4例，无效4例，总有效率为90.9%。方中沉香温肾降气平喘，配合诸药合用，共奏敛肺纳气、降逆平喘之功。

张靖敏等发现运用中医熏吸法配合治疗哮喘，疗效较为满意。取雄黄2份捣为细粉，款冬花2份去梗揉绒，沉香1份切（削）成细丝，艾绒2份，将以上诸药卷成烟卷状，点燃1端，以吸气，1次吸1~5支，严重时不拘支数，以哮喘明显缓解为度。值得注意的是，此法不适合心源性哮喘的治疗，若病人惧怕烟气或对药味过敏，不可强求。方中沉香下气定喘，配合诸药合用，共奏祛痰止嗽平喘之功。药物点燃后，有效成分挥发，易被吸收，可促进黏痰排出，迅速解除呼吸道痉挛状态。

张华军等用香味定喘汤治疗支气管哮喘23例，并用孟鲁司特钠对照治疗23例，全部患者均为门诊病例，年龄15~68岁。对照组予孟鲁司特钠，每次8mg，每日1次，睡前口服；治疗组予香味定喘汤，取沉香、蛤蚧、半夏、炙麻黄、杏仁、薤白、黄芩各10g，五味子、茯苓、桑白皮各15g，紫苏子、党参、黄芪、丹参、瓜蒌仁、鱼腥草各20g，水煎至200mL，每日1剂，每日1次，2组均15天为1疗程。结果显示，对照组显效14例，有效4例，无效5例，总有效率为78.26%；治疗组显效19例，有效2例，无效2例，总有效率为91.30%；治疗组疗效优于对照组（$P < 0.05$），说明香味定喘汤治疗支气管哮喘效果显著。方中沉香暖肾纳气平喘，配合诸药合用，共奏宣肺化痰、降气平喘之功。

五、慢性肺源性心脏病

慢性肺源性心脏病简称肺心病，是指肺组织、肺动脉血管或胸廓的慢性病变引起肺组织结构和功能异常，产生肺血管阻力增加，肺动脉压力增加，使右心扩张、肥大，伴或不伴右心衰竭的心脏病。肺心病属于中医学"肺胀""喘证""心悸""水肿"等病证范畴，多为本虚（肺心肾亏虚）标实之证，气虚、痰阻、血瘀贯穿本病始终。沉香具有温中降气、纳气平喘的作用，可用于肺心病的治疗。

王果平等用自拟益肺纳肾汤治疗慢性肺心病20例，其中Ⅲ级心衰8例，Ⅱ级心衰12例。取黄芪24g，丹参20g，补骨脂12g，熟地黄12g，茯苓12g，沉香6g，随症加减，水煎服。结果显示，显效15例，有效4例，无效1例，总有效率为90.5%。方中沉香纳肾气，配合诸药合用，共奏益肺纳肾之功。

王亚宽等用沉蛤定喘汤联合西药治疗慢性肺源性心力衰竭肺肾气虚型 31 例，并用西药对照治疗 30 例，2 组患者的资料具有一般可比性。对照组给予多索茶碱片、硫酸沙丁胺醇气雾剂、羧甲司坦片进行常规平喘、化痰、扩展支气管等对症治疗；治疗组加服沉蛤定喘汤，取沉香 3g（后下），蛤蚧粉 3g（后下），红参 15g，茯苓 30g，知母 10g，贝母 15g，桑白皮 10g，炙甘草 10g，杏仁 12g，麦冬 15g，款冬花 15g，地龙 12g，当归 15g，川芎 10g，丹参 18g，水煎服，每日 1 剂，2 组均服药 1 月。结果显示，对照组痊愈 4 例，显效 9 例，有效 10 例，无效 7 例，有效率为 66.67%；治疗组痊愈 9 例，显效 12 例，有效 6 例，无效 4 例，有效率为 87.10%；治疗组疗效优于对照组（$P<0.05$），说明沉蛤定喘汤对慢性肺源性心力衰竭肺肾气虚型疗效确切。方中沉香温中降气、暖肾纳气，药理研究表明，沉香能对抗组胺、乙酰胆碱引起的痉挛性收缩，有止喘作用，配合诸药合用，共奏益肺纳肾、定喘止咳、活血通络之功。

姜宇宙用沉香蛤蚧汤联合常规西医疗法治疗慢性肺源性心脏病 40 例，并用西医疗法对照治疗 40 例，全部患者均为住院病例，2 组患者在年龄、性别、病程和一般情况方面具有可比性。对照组给予常规西医治疗；治疗组加服沉香蛤蚧汤，取沉香 20g，蛤蚧 5g，人参 10g，地龙 20g，补骨脂 30g，胡桃肉 30g，丹参 20g，黄芪 30g，肉桂 10g（后下），麻黄 20g，厚朴 20g，炙甘草 10g，水煎服，2 组均服药 10 天。结果显示，治疗组显效 28 例，有效 11 例，无效 1 例，总有效率为 97.5%；对照组显效 26 例，有效 10 例，无效 4 例，总有效率为 90.0%；2 组比较，差异有统计学意义（$P<0.05$），说明沉香蛤蚧汤对慢性肺心病肺肾气虚型的效果良好。方中沉香降气温中、暖肾纳气，配合诸药合用，共奏温脾补肾、宣肺化瘀定喘之功。

第三节　泌尿系统疾病

中医学认为，沉香有温中暖肾、助阳降气的作用，《本草纲目》载其治"小便气淋"，说明沉香在古代已用于泌尿系统疾病的治疗，目前沉香主要用于治疗结石、尿潴留、前列腺病、尿道综合征等疾病，效果良好。

一、结石

泌尿系统结石是指发生于泌尿系统的结石，又称尿石症，包括肾、输尿管、膀胱、尿道的结石。泌尿系统结石属于中医学"血淋""石淋"等病证范畴，以腰腹拘急、痛引脐中及阴囊、尿频尿急尿痛尿血、小便淋漓不尽为特征。病机的核心是结石阻滞不通，不通而痛涩，病理的实质是湿聚、热蕴、浊壅、气滞、血瘀、肾虚。治疗时应注重砂石的排出，并注意防范结石的复发。沉香有温中暖肾、助阳降气的作用，治疗泌尿系统结石效果显著。

张盛光用自拟凿石丸治疗输尿管结石 13 例，其中 11 例为 1 个结石，2 例为 2 个结石。取木贼草、川牛膝、云茯苓、海金砂、川泽泻、车前仁、川郁金、干地龙、炮鸡内金、桔梗各 3 钱，冬葵子 5 钱，沉香 7 分，甘草梢 2 钱，文火适当焙枯，合琥珀 7 分共研粉，火硝 2 钱化水撒绿豆大丸，滑石 3 钱为衣。每次 5 钱，每日 2 次，饭前 1 小时温开水送服，1 月为 1 疗程。结果显示，治愈 10 例，无效 3 例，有效率为 77%。方中沉香降气纳肾壮元阳，治小便气淋，配合诸药合用，共奏清热利尿、消石通淋之功。

郭洪波等用沉香散加减配合多饮水、运动治疗输尿管结石 68 例，并用多饮水、运动对照治疗 67 例，其中输尿管上段结石 46 例，中段 41 例，下段 48 例。对照组中速跑步或跳绳 20 分钟，饮水 300mL 左右，10 分钟后继续中速跑步或跳绳 20 分钟，合并感染者用抗生素治疗；治疗组加服沉香散，取沉香末（冲服）4g，石韦、白芍、王不留行、乌药各 15g，滑石、当归、橘皮各 10g，冬葵子、柴胡各 12g，甘草 5g，酒大黄 6g，随症加减，每日 1 剂，水煎至 300mL，顿服，2 组均 4 周为 1 疗程，连续治疗 2 个疗程。结果显示，治疗组 68 例，治愈 42 例，好转 23 例，无效 3 例，总有效率为 95.59%；对照组 67 例，治愈 18 例，好转 25 例，无效 24 例，总有效率为 64.18%；治疗组疗效优于对照组（$P < 0.05$），说明沉香散对输尿管结石有较好的疗效。方中沉香行气降逆，配合诸药合用，共奏理气暖肾、利水通淋、活血排石之功。同时辅以跑步、跳跃、多饮水，可促使结石下移，以利于排出体外。

杜梅妹用加味少腹逐瘀汤治疗肾绞痛 20 余例，效果良好。取玄胡、五灵脂、没药、川芎、当归、蒲黄、赤芍、乌药各 10g，沉香粉（冲服）、小茴香、干姜、官桂各 5g，水煎服，每日 1 剂，分 2 次服，疼痛剧烈者可加服 1 剂，呕吐者少量频服，或针灸止呕。曾治肾绞痛 1 例，患者左腰板硬剧痛，少腹拘急，呼叫翻滚，面白汗出，小溲涩痛，尿色黄混，苔薄黄，脉弦紧，西医诊断为左肾结石。予加味少腹逐瘀汤 2 剂而绞痛大减，继服 2 剂疼痛完全缓解，改用排石汤 40 余剂，排除米粒状结石 2 块，痊愈。随访 2 年，未复发。方中沉香理气止痛，配合诸药合用，共奏温经通脉、活血止痛之功。

王萍用自拟肾绞痛方治疗肾绞痛 20 例，多数病例有肾、输尿管结石及可疑结石阴影。取白芍、枳壳各 30g，黄芪 20g，川牛膝、王不留行各 15g，乌药、当归尾各 12g，甘草 10g，沉香 5g，随症加减，水煎至 400mL，每日 1 剂，必要时可配合穴位注射及针灸治疗。结果显示，疼痛完全缓解者 15 例，基本缓解者 3 例，无效 2 例，一般服药 1~2 剂绞痛立即缓解。

二、尿潴留

尿潴留是指膀胱内积有大量尿液而不能排出，可分为阻塞性与非阻塞性两类，阻塞性尿潴留多因前列腺增生、尿道狭窄、尿道结石等阻塞了膀胱颈或尿道导致，非阻塞性尿潴留则是由神经或肌源性因素如脑外伤、手术等引起排尿功能障碍引起。尿潴留属于中医学"癃闭"范畴，其中小便不畅、点滴而下、病势较缓者为癃，小便闭塞、点滴不下、病势较急者为闭，中医学认为是气机受阻、膀胱气化不利、水道不通导致。沉香具有行气止痛、降气温中、暖肾助阳的作用，可用于尿潴留的治疗。

郭玉花用沉香四磨汤加味治疗肛瘘术后癃闭 20 例，效果良好。取沉香、川楝子、甘草各 6g，乌药、槟榔各 12g，木香 9g，车前子、泽泻各 10g，灯心草 3 扎，水煎服，每日 1 剂。结果显示，服药 1 剂能自主导尿者 18 例，服药 3 剂可自主导尿者 2 例。曾治癃闭 1 例，患者痔疮手术后小便不通，小腹膨隆，胀痛难忍，抗生素及导尿治疗无效，予沉香四磨汤加味煎服，1 剂而愈。方中沉香行气止痛，配合诸药合用，共奏理气止痛、利尿通淋之功。

梅建锋用费伯雄既济汤治疗宫颈癌根治术后尿潴留 21 例，效果显著。取当归、陈皮各 10g，肉桂（后下）5g，沉香（分冲）1g，泽泻、川牛膝、瞿麦、车前子（包煎）、葵花子各 15g，生薏苡仁 30g，每日 1 剂，水煎至 200mL，早晚分服，14 天为 1 疗程，治疗 2 疗程。结果显示，痊愈 16 例，好转 5 例，总有效率为 100%。方中沉香降气温中、暖肾助阳，配合诸药合用，共奏理气行水之功。

范自修用自拟通尿汤治疗产后尿潴留 30 例，30 例患者均西医会诊、中药治疗无效，总产程均在 24 小时以内。予通尿汤，取黄芪、当归、车前仁、人参各 15g，升麻 12g，猪苓 9g，通草、附片各 6g，沉香 3g，随症加减，水煎服。结果显示，服药 1 剂后 2~4 小时即解小便者 18 例，5~10 小时解小便者 8 例，剩余 4 例服 2 剂能自解小便。

三、前列腺病

前列腺病是成年男性的常见疾病，通常指前列腺炎、前列腺痛、前列腺增生等，可表现出尿频、尿急、尿痛、排尿困难等。中医学认为，前列腺炎多属肝气郁结，因气机不调，湿热蕴结于下焦，日久瘀阻脉络，引发疼痛。前列腺痛属于中医学"气淋"范畴，多由肝郁气滞，久则血失流畅，脉络瘀阻；或气郁化火，气火郁于下焦，使膀胱气化不利导致。前列腺增生则属于中医学"癃闭"范畴，病位在膀胱，其病与三焦的气化及肝之疏泄有关。沉香能行气止痛，治疗前列腺病疗效较好。

李刚明用自拟疏理气机方治疗慢性前列腺炎 20 例。取沉香 9g，小茴香 4g，乌药、王不留行、菟丝子、党参、木通、泽泻各 10g，蒲公英、车前子各 15g，丹参 12g，北黄芪 20g，大便不通者加用大黄 8g，水煎服，每日 1 剂，饭前空腹服，日服 2 次，10 天为 1 疗程。结果显示，症状和体征基本消失 14 例，明显减轻或接近正常 3 例，好转 2 例，无效 1 例，一般于服药 3 ~ 10 剂后主要症状开始改善。

曾谦存用八正散合沉香散加味治疗前列腺增生 16 例，取得较好疗效。16 例患者临床上均有不同程度的尿频、尿急、排尿困难、尿点滴不利、短赤灼热及胁腹胀痛、大便不畅等症状，发病时间最短 3 月，最长 3 年。取木通、陈皮各 12g，车前子、萹蓄、瞿麦、滑石、石韦、冬葵子、王不留行各 24g，甘草梢、大黄各 6g，栀子、炒枳壳各 15g，当归、赤芍、白芍、香附各 18g，沉香 9g，每日 1 剂，加水 600mL 煎至 250mL，共煎 3 次，日服 3 次，每次 250mL。结果显示，治愈 9 例，好转 7 例，患者服药最少 21 剂，最多 45 剂。

谢作钢用沉香散加减治疗前列腺痛 30 例，效果满意。患者年龄 25 ~ 48 岁，平均 32.5 岁，病程 0.5 ~ 36 个月，平均 3.5 个月。取沉香（研末冲服）3g，甘草、陈皮各 6g，当归 10g，白芍、石韦、冬葵子、滑石、王不留行各 12g，随症加减。每日 1 剂，分 2 次煎服，15 日为 1 疗程。结果显示，治愈 17 例，有效 9 例，无效 4 例，总有效率为 86.7%。方中沉香理气止痛，配合诸药合用，共奏理气通淋、活血止痛之功。

王晖用桃红四物汤合沉香散联用黄酮哌酯治疗前列腺痛 60 例，并用黄酮哌酯对照治疗 60 例，全部患者均为门诊病例，2 组年龄、病程分布无明显差异。对照组予盐酸黄酮哌酯，每日 3 次，每次 0.2g；治疗组加服桃红四物汤合沉香散，取桃仁、红花、川芎、牛膝、橘皮、王不留行、石韦、冬葵子各 10g，生地黄 12g，赤芍、当归、滑石各 15g，沉香（研末冲服）2g，甘草 6g，随症加减，水煎服，每日 1 剂；疗程均为 1 月。结果显示，治疗组 60 例，治愈 8 例，显效 32 例，好转 16 例，无效 4 例，总有效率为 93.33%；对照组 60 例，痊愈 3 例，显效 15 例，好转 17 例，无效 25 例，总有效率为 58.33%；2 组比较，差异有统计学意义（$P < 0.05$），桃红四物汤合沉香散联用黄酮哌酯可显著提高治疗前列腺痛的临床疗效。

四、尿道综合征

尿道综合征是指有尿频、尿急、尿痛等症状，但膀胱和尿道并无明显器质性病变的一组非特异性症候群，多见于已婚的中青年女性。尿道综合征属于中医学"气淋"范畴，与肝脾关系密切，肝郁化火，郁于下焦；或肝木乘脾，脾失健运，湿浊内生，湿聚生热，侵袭膀胱，壅遏不宣均可导致本病。沉香能行气、降逆，可用于尿道综合征的治疗。

章念伟等用沉香散加味治疗尿道综合征 56 例，疗效满意。取沉香 4g，石韦、滑石（包煎）各 15g，当归、白芍、陈皮、冬葵子、浙贝母、苦参、柴胡、王不留行各 10g，百合、金钱草各 30g，甘草 5g，小腹胀满加乌药 10g，尿道涩痛加瞿麦 10g，水煎服，每日 1 剂，15 剂为 1 疗程。结果显示，显效 16 例，好转 35 例，无效 5 例，总有效率为 91%。沉香散加味合沉香散、当归贝母苦参丸、百合滑石散三方，沉香散活血理气、通淋止痛；当归贝母苦参丸半清半调、主小便难；百合滑石散清上利小便；柴胡疏肝解郁；金钱草清热利湿、通淋止痛。诸药合用，共奏疏肝理气、清上渗下、通淋止痛之功。

第四节　心脑血管类疾病

中医认为，沉香有理气解郁止痛的作用。近年的药理研究表明，沉香具有抗心肌缺血的作用，目前已将沉香用于心脑血管类疾病诸如冠心病、心律失常、风湿性心脏病、缺血性脑血管病、脑梗死性失语症等的治疗，取得较好的疗效。

一、冠心病

冠心病是指冠状动脉血管发生粥样硬化病变而引起的血管腔狭窄或阻塞，造成心肌缺血、缺氧或坏死而导致的心脏病，临床可分为隐匿型、心绞痛型、心肌梗死型、心力衰竭型、猝死型五个类型，以心绞痛型最为常见，以心肌梗死型、猝死型较为严重。冠心病属于中医学"胸痹"范畴，基本病机为本虚标实，本虚多为气虚，标实多为寒凝气滞、血瘀痰浊。沉香有行气止痛之功效，在治疗心脑血管疾病方面有一定的作用。

甘咏梅用藏药三十五味沉香丸治疗冠心病 60 例，其中陈旧性心梗 2 例，心绞痛 12 例，合并高血压 18 例，冠心病 1 例，糖尿病 3 例，高血脂 15 例，心律失常 2 例。患者进行常规西药吸氧等治疗，同时加服藏药三十五味沉香丸（沉香、檀香、肉豆蔻、麝香、诃子、红花、广木香、宽筋藤等），每日 2 次，每次 2 丸，2 月为 1 疗程，服药期间以前所用药物可继续服用，每 14 天随访 1 次。结果显示，胸闷、心悸、气短、头晕、失眠、心绞痛等症状及心肌缺血情况明显改善（总有效率分别为 88.3%、90%、86.7%、76.7%、77.8%、88%、80%），且无不良作用，说明三十五味沉香丸是治疗和预防冠心病的一种安全有效的药物。

卢中蕙等用自拟康复饮治疗冠心病 120 例，取得较好效果。取黄芪、党参、当归各 30g，丹参、何首乌、山楂、瓜蒌、石菖蒲、生地黄、云茯苓、炒白术、枸杞各 20g，灵芝、决明子、赤芍、薤白各 15g，半夏 12g，川芎、桃仁、泽泻各 10g，桂枝 9g，沉香 6g，水煎至 500mL，早晚分服，2 月为 1 疗程。结果显示，对症状、高血压、心电图、血三脂、血液学、微循环的总有效率分别为 96.6%、81.5%、76.6%、72.9%、69.6%、83.9%。康复饮标本兼顾，可健脾肾、化痰浊、祛瘀血、通血脉、振心阳、调和阴阳，故可改善冠状动脉供血以治疗冠心病。

王花用自拟活血脉胶囊治疗心绞痛 70 例，并用西药对照治疗 30 例，全部患者均来自门诊和住院病例，2 组患者性别、年龄及病程方面基本相似，具有可比性。治疗组予活血脉胶囊，取当归 15g，赤芍、川芎各 12g，红花、降香、沉香各 6g，红景天 10g 等，共研粉，制成胶囊，每粒生药 0.35g，辅以压穴（涌泉、内关、神门、足三里穴）治疗；对照组常规西药（消心痛、倍他乐克、肠溶阿司匹林）治疗；1 周后观察心绞痛临床症状及心电图的变化。结果显示，治疗组显效 58 例，改善 6 例，无效 6 例，心绞痛总有效率为 92%，心电图总有效率为 74%；对照组显效 12 例，改善 11 例，无效 7 例，心绞痛总有效率为 77%，心电图总有效率为 43%；治疗组疗效优于对照组（P<0.05），说明活血脉胶囊对心绞痛疗效显著。方中沉香理气止痛，配合诸药合用，共奏活血化瘀、理气止痛之功。辅以压穴以交通心肾，故能显著改善患者的临床症状。

何玉芳用蒙药沉香十七味丸治疗心绞痛 33 例，并用复方丹参片对照治疗 32

例，年龄在 38～67 岁，病程 1 年内者 15 例，1～5 年者 39 例，6～10 年者 11 例，11～25 年者 15 例。治疗组予沉香十七味丸（沉香、广枣、肉豆蔻、红花、紫檀香、桔梗、白檀香等），每日 2 次，每次 3g，赫依偏盛者加服沉香八味丸，血偏盛者加服三子汤；对照组予复方丹参片，每日 3 次，每次 3 片，2 组均 30 天为 1 疗程，治疗 2 疗程。结果显示，治疗组显效 22 例，有效 9 例，无效 2 例，总有效率为 93.9%；对照组显效 11 例，有效 12 例，无效 9 例，总有效率为 71.9；治疗组疗效优于对照组（$P < 0.05$），说明蒙药沉香十七味丸对心绞痛具有较好的疗效。方中沉香理气止痛，配合诸药合用，共奏行气止痛、调和气血、止咳祛痰之功。

二、其他

镁日斯用八味沉香口服液治疗室性心律失常 12 例，疗效较好。其中冠心病 11 例，扩张性心肌病 1 例；陈旧性心梗伴心律失常 4 例，心绞痛伴心律失常 7 例。患者停用抗心律失常药物 3 天后，予八味沉香口服液（沉香、诃子、肉豆蔻、木香、广枣、木棉花、石膏、白云香），每日 3 次，每次 10mL，20 天为 1 疗程。结果显示，治愈 1 例，显效 5 例，有效 5 例，无效 1 例，总有效率为 91%。药理研究表明，八味沉香口服液有扩张冠状动脉、改善心肌供血、抑制室性早搏的作用，对因冠状动脉硬化、狭窄、供血不足及心肌损伤所引发的室性心律失常有较好的疗效。

罗布用藏药三十五味沉香丸治疗风湿性心脏病 100 例，效果满意。患者口服三十五味沉香丸（沉香、香樟、丁香、紫檀香、诃子、广木香、木棉、石榴、安息香、麝香等），每日 2 次，每次 3～4 勺，每勺 0.15～0.2g。结果显示，显效 56 例，好转 41 例，无效 3 例，总有效率为 97%。

白长明等用蒙医药治疗缺血性脑血管病 42 例，并用右旋糖酐或维脑路通对照治疗 40 例，全部病例均经过临床和脑 CT 确诊。治疗组予蒙药活血散，取红花 30g，石膏 15g，牛黄 5g，肉豆蔻 20g，广枣、广木香、沉香各 25g，制成散剂，白开水冲服，每日 3 次，每次 3g，同时辅以放血治疗；对照组予右旋糖酐或维脑路通等西药常规治疗。结果显示，治疗组痊愈 17 例，显效 10 例，好转 12 例，无效 3 例，总有效率为 92.9%；对照组痊愈 6 例，显效 5 例，好转 17 例，无效 12 例，总有效率为 70%；治疗组疗效优于对照组，说明蒙药活血散对缺血性脑血管病有较好的疗效。

邱锡采等以温阳化痰法为主治疗脑梗死后失语 40 例，并用整体治疗法对照治疗 38 例，全部患者均为门诊病例，治疗组和对照组在性别、年龄、病程等方面差异无显著性（$P < 0.05$）。治疗组予苏丹解语汤加减，取麝香、冰片各 0.1g，苏合香 0.6g，水蛭粉 2.5g，丁香、沉香各 3g，白檀香、荜茇、诃子各 6g，制半夏、制南星各 9g，石菖蒲、茯苓、白术各 12g，地龙 15g，丹参 30g，蜈蚣 2 条，每日 1 剂，水煎 2 次，取汁 400mL，口服或鼻饲 200mL，每日 2 次；对照组予右旋糖酐注射液、胞二磷胆碱针、肠溶阿司匹林、肌醇烟酸酯片等药物进行整体治疗，2 组均 30 天为 1 疗程。结果显示，治疗组痊愈 10 例，显效 11 例，有效 14 例，无效 5 例，总有效率为 87.50%；对照组痊愈 3 例，显效 7 例，有效 11 例，无效 17 例，总有效率为 55.26%；治疗组疗效明显优于对照组（$P < 0.05$），说明苏丹解语汤对大脑前循环梗死性失语症有较好的疗效。

第五节　其他疾病

除了消化系统、呼吸系统、泌尿系统、心脑血管系统疾病外，沉香还用于诸如失眠、癫痫、痛经、胆石症、强直性脊柱炎、暴吐衄、宫寒不孕等疾病的治疗，均收到一定疗效。

一、失眠

丁瑛等用甲乙归藏汤（珍珠母、龙齿、生地黄、当归身、柏子仁、夜合花、柴胡、薄荷、白芍、夜交藤、沉香、红枣、丹参）治疗失眠及焦虑症，疗效卓著。曾治焦虑症 1 例，患者坐立不安，颤抖，出汗心悸，寐差易醒，多噩梦，舌质淡，舌尖红，少苔，脉弦细，予甲乙归藏汤（加生石决明 30g），连服 10 剂，睡眠好转，焦虑程度略有减轻，加五味子 5g 续服 11 剂，焦虑缓解，其余症状也都消失。方中沉香镇纳浮阳，配合诸药合用，共奏疏肝养血、镇心宁神之功，适用于肝郁血虚、心神不宁之失眠、焦虑。

梁正辉用礞石滚痰丸加减治疗失眠 1 例，患者心烦不寐 10 年余，加重 1 个月，彻夜难眠，头重目眩，心烦焦虑，口苦而黏，时有嗳气，胸胁胀满，大便秘结，舌红苔黄腻，脉滑数。辨证为痰热郁结扰心之失眠，予礞石滚痰丸加减，取青礞石、酸枣仁各 30g，天竺黄、玫瑰花各 15g，半夏、沉香各 9g，大黄、黄连各 6g，黄芩 10g，栀子、郁金各 12g，服药 7 剂，睡眠好转，诸症减轻；去半夏，加合欢皮 30g、柏子仁 12g，再服 7 剂，睡眠明显好转，诸症大减；在此方基础上加减巩固治疗 1 个月后，每日睡眠时间基本在 6 小时以上，余症悉除，改以健脾和胃方佐以养心安神之品善后，随访半年基本获愈。

二、癫痫

李梅玲等用平逆镇痫丸结合西药治疗癫痫 76 例，中医辨证分型，其中风痫 16 例，惊痫 12 例，痰痫 26 例，癫痫 22 例。予平逆镇痫丸（大黄、牵牛子、天麻、白僵蚕、天竺黄、白矾、黄连、桃仁、胆南星、红花、水蛭、全蝎、蜈蚣、细辛、沉香），每日 2 次，每次 5g，儿童减半，同时加服抗癫痫西药，发作控制后西药逐渐减量，3 月后只服平逆镇痫丸。结果显示，发作完全控制者 9 例，发作频率减少 75% 以上者 35 例，减少 51%～75% 者 20 例，减少 26%～50% 者 10 例，减少 25% 以下者 2 例，总有效率为 84.21%。方中沉香降逆气，配合诸药合用，共奏平逆气机、清热通腑、活血化瘀之功。

三、痛经

王香存用自拟沉香芍药五物散治疗痛经 53 例，其中原发性痛经 36 例，继发性痛经 17 例。取沉香、琥珀、三七、白芍各 30g，甘草 20g，共研粉，装入胶囊，每粒 0.5g，于经前 5 天开始服药，温开水送服，每日 3 次，每次 4 粒，至经期第 2 天停服，此为 1 疗程；1 疗程未愈者，可按上法再服。结果显示，治愈 37 例，好转 14 例，无效 2 例。一般 2～3 个疗程内痊愈，若病愈，应续服 1 疗程。方中沉香行气止痛、温胃止呕，同时有疏通和温散的作用，配合诸药合用，共奏行气温中、活血化瘀、益气养血、通络止痛之功，可用于各种痛经，但以气滞血瘀型、寒凝血瘀型为佳。

四、胆石症

马鸣礼用金砂化石散治疗胆石症，收效甚好。取海蛤粉、鸡内金、山楂、槟榔片、香附、大黄、穿山甲各 60g，海金沙、元胡、郁金、硼砂各 40g，沉香、水蛭各 30g，共研末，过 80 目筛，白开水送服，每日 3 次，每次 6g。曾治胆石症 1 例，患者 2 年来右胁下窜痛，腹胀，食欲欠佳，时有恶心，便溏，近来右胁下窜痛加剧，脉弦细，苔薄白，B 超提示胆囊内有结石，予金砂化石散，服药 1 月，窜痛消失，腹胀除，食欲增，气色转佳，结石缩小，继服半月，结石消失，痊愈。方中沉香解郁降气，配合诸药合用，共奏疏肝解郁、消积化滞之功。

五、强直性脊柱炎

吴峰等用益肾通督解毒汤治疗强直性脊柱炎 64 例，疗效较好。取狼狗骨（先煎）、鹿角片（先煎）各 20g，龟甲（先煎）、白花蛇舌草、土茯苓各 30g，杜仲、怀牛膝、虎杖、地龙各 15g，水蛭、细辛各 10g，淫羊藿、沉香各 12g，随症加减，每日 1 剂，水煎至 200mL，早晚分服，2 月为 1 疗程，共治疗 3 疗程。结果显示，显效 23 例，好转 34 例，无效 7 例，总有效率为 89.06%。方中沉香温肾纳气、行气止痛，配合诸药合用，共奏益肾通督强筋、通络除弊解毒之功。

六、暴吐衄

曹蔼如用赭沉泻心汤治疗暴吐衄 12 例，其中咯血 7 例，鼻衄 5 例，患者出血量在 200～1000mL。取代赭石 20～30g，沉香 4～6g，大黄 15～20g，黄连 6～8g，黄芩 10～15g，随症加减，水煎服或研末开水冲服。本方由泻心汤加沉香、代赭石而成，方中沉香降逆下气，配合诸药合用，共奏平肝降逆、清心泻火之功。

七、宫寒不孕

迟玉叶等用自拟补肾暖宫丸治疗肾虚宫寒不孕症 58 例，疗效满意。58 例患者均为女性，无器质性病变，配偶外生殖系统及精液均正常，婚后同居时间 1～12 年。取沉香、川乌、细辛、紫蔻、甘草各 12g，共研粉，炼蜜为丸，每丸 6g，月经来潮 1 天开始服药，每日 1 丸，10 天为 1 疗程，服 1 疗程，下次月经期续服，连服 3～4 疗程，服药期间禁止行房。结果显示，怀孕或已生子女者 48 例，临床症状消失、月经及妇科检查正常但半年内未受孕者 7 例，无效 3 例。

>>> **参考文献**

[1] 汪科元，梅全喜. 沉香的临床应用近况 [J]. 时珍国医国药，2007，18（4）：987－988

[2] 刘洁，李艳艳，闫永彬. 安痛三仁汤治疗小儿慢性胃炎浅析 [J]. 中医临床研究，2013，5（1）：57

[3] 吴鸿，高水波，王振涛. 古方今用四磨汤验案 4 则 [J]. 中国中医药现代远程教育，2012，10（11）：93－94

[4] 张汝开，彭永政. 胃痛宁汤的制备及临床应用 [J]. 中国医院药学杂志，1998，18（11）：41

[5] 陈斌，李陈泉. 自拟补脾益气活血止痛方治疗慢性胃炎368例疗效分析 [J]. 中外医学研究，2011，9（22）：71－72

[6] 厉兰娜，戴蕾，朱惠芳，等. 沉香化气胶囊治疗功能性消化不良的临床观察 [A]. 浙江省中医药学会脾胃病专业委员会 浙江省中医药学会脾胃病专业委员会2005年年会暨继续教育会议论文汇编 [C]. 浙江省中医药学会脾胃病专业委员会，2005：3

[7] 吕琪新. 沉香化气丸加多潘立酮治疗功能性消化不良餐后不适综合征37例 [J]. 中国中西医结合消化杂志，2012，20（11）：517－518

[8] 张炜宁，李家邦，张崇泉. 四磨汤加减治疗功能性消化不良35例临床观察 [J]. 湖南中医学院学报，2001，21（4）：52－53

[9] 惠德生. 四磨汤配合马来酸曲美布汀治疗功能性消化不良46例 [J]. 陕西中医，2013，34（9）：1129－1131

[10] 蔡振寨，曹曙光，王建嶂，等. 沉香化气胶囊对便秘型肠易激综合征肠道气体的治疗作用 [J]. 海峡药学，2010，22（3）：99－100

[11] 刘慧莉. 六磨汤治疗便秘型肠易激综合征随机平行对照研究 [J]. 实用中医内科杂志，2013，27（4）：57－58

[12] 刘福文. 西沙必利加沉香化气丸治疗便秘型肠易激综合征 [J]. 浙江中西医结合杂志，2005，15（3）：36－37

[13] 邹志红，王小军，廖慧. 胃疡片治疗幽门螺杆菌相关性消化性溃疡的临床研究 [J]. 新中医，2010，42（4）：51－52

[14] 曹立成，王淑英. 乌贝散治疗消化性溃疡120例 [J]. 陕西中医，2002，23（7）：615－616

[15] 莫平. 自拟加味沉香散治疗消化性溃疡65例疗效观察 [J]. 云南中医中药杂志，2009，30（6）：39－40

[16] 晏学才. 疏肝和胃汤治疗消化性溃疡32例 [J]. 中国中西医结合消化杂志，2012，20（2）：82－83

[17] 刘华. 沉蜜饮治疗老年肠梗阻 [J]. 山东中医学院学报，1979，3（2）：71

[18] 耿平. 沉香化滞丸治疗粘连性肠梗阻的体会 [J]. 现代中西医结合杂志，

1996, 5 (3): 78 - 79

[19] 侯俊明. 排气汤治疗肠梗阻临床体会 [J]. 陕西中医学院学报, 1991, 14 (4): 23 - 28

[20] 马用江, 赵影影, 庞长绪. 中西医结合治疗胆汁反流性胃炎的临床分析 [J]. 中国中西医结合脾胃杂志, 2000, 8 (5): 300 - 301

[21] 吴靖祺. 中西医结合治疗胆汁反流性胃炎68例临床研究 [J]. 吉林医学, 2010, 31 (14): 1965 - 1966

[22] 杨春, 张玉生. 自拟沉香汤治疗反流性食管炎128例 [J]. 中国社区医师 (医学专业), 2010, 12 (10): 183

[23] 梁馨予, 董宁, 张金, 等. 沉香降气散加味方治疗反流性食管炎64例临床观察 [J]. 内蒙古中医药, 2014, 33 (22): 45 - 46

[24] 杨富志. 益气散结消水汤治疗肝硬变腹水临床研究 [J]. 中医学报, 2012, 27 (8): 1016 - 1018

[25] 雷陵. 中药敷脐为主治疗肝硬化腹水41例 [J]. 中西医结合肝病杂志, 1994, 4 (2): 41

[26] 王悦阳. 猪苓导水汤治疗早期肝硬化腹水 [J]. 中国乡村医药, 2003, 10 (10): 9 - 10

[27] 钟桂香. 沉香粉吸入治疗呃逆的临床观察 [J]. 护理学杂志, 2001, 16 (8): 497

[28] 黄晶晶, 黄鸿娜, 毛德文. 沉香粉治疗肝癌介入术后顽固性呃逆临床观察 [J]. 辽宁中医药大学学报, 2011, 13 (2): 147 - 148

[29] 刘兰花, 蒋学美. 针药结合治疗气滞型呃逆68例 [J]. 新中医, 2009, 41 (11): 77

[30] 慕廷民. 自拟止呃汤治疗中风性呃逆 [J]. 陕西中医函授, 1991, 11 (1): 17

[31] 李华铭, 傅志泉. 奥美拉唑联合沉香化气胶囊治疗非糜烂性反流病60例 [J]. 中国中西医结合消化杂志, 2012, 20 (4): 177 - 178

[32] 李剑, 光明. 探讨藏药十九味沉香散对轻症急性胰腺炎的疗效观察 [J]. 中国民族医药杂志, 2014, 20 (3): 13 - 14

[33] 毛丽华, 肖天保. 经方活用治疗慢传输型便秘的疗效观察 [J]. 亚太传统医药, 2011, 7 (9): 101 - 102

[34] 许健. 四磨饮治愈顽固嗳气二例 [J]. 四川中医, 1987, 6 (6): 12

[35] 甘同杰. 槐沉急香糖治疗咽部异感症34例 [J]. 中国民间疗法, 1995, 3 (2): 22

[36] 李正文. 半夏沉香旋覆代赭汤治疗咽异感症2600例疗效观察 [J]. 西北药学杂志, 2010, 25 (6): 453 - 454

[37] 夏斌. 梅核参常滚痰汤治梅核气60例 [J]. 陕西中医, 1989, 10 (9): 414

[38] 刘小虹, 房莉萍, 魏立平, 等. 加减皱肺汤对慢性阻塞性肺疾病稳定期患者生存质量影响的临床研究 [J]. 新中医, 2005, 37 (1): 30 - 31

[39] 沈其霖. 金水交泰汤加减治疗慢阻肺78例 [J]. 四川中医, 2006, 24 (3): 70 - 71

[40] 魏亚东, 鱼涛, 张选国, 等. 平喘固金汤配合西药治疗慢性阻塞性肺疾病稳定期48例 [J]. 陕西中医, 2014, 35 (8): 940 - 942

[41] 胡瑞霞, 胡瑞华, 秦淑芳. 中西医结合治疗Ⅲ - Ⅳ级慢性阻塞性肺疾病临床研究 [J]. 中医学报, 2013, 28 (10): 1464 - 1465

[42] 季汉源. 纳气定喘汤治疗21例慢支并发阻塞性肺气肿临床疗效观察 [J]. 江苏中医杂志, 1982, 27 (2): 57

[43] 潘君贤. 沙丁胺醇雾化吸入联合沉香饮加减治疗慢性喘息性支气管炎急性发作的疗效观察 [J]. 中医临床研究, 2012, 4 (20): 23 - 24

[44] 焦向阳, 焦保璇, 焦保峰. 理肺膏穴位贴敷治疗急、慢性支气管炎200例 [J]. 四川中医, 1994, 13 (7): 26 - 27

[45] 秦书杰. 中西医结合治疗慢性支气管炎50例临床分析 [J]. 中国实用医药, 2009, 4 (12): 155 - 156

[46] 刘景章, 刘志媛. 参蛤丸治疗虚喘证 [J]. 内蒙古中医药, 1985, 4 (3): 35

[47] 兰雨田. 沉香侧柏叶散治疗支气管哮喘 [J]. 陕西中医函授, 1985, 5 (4): 31 - 32

[48] 邢志超. 复方乌梅合剂治疗支气管哮喘44例 [J]. 陕西中医函授, 1992, 12 (3): 35 - 36

[49] 张靖敏, 宋建国. 哮喘熏吸疗法 [J]. 云南中医杂志, 1984, 5 (3): 57

[50] 张华军, 马伟丽. 香味定喘汤治疗支气管哮喘随机平行对照研究 [J]. 实

用中医内科杂志, 2014, 28 (10): 59-61

[51] 王果平, 张秀丽, 王建娜. 益肺纳肾汤治疗慢性肺心病 20 例 [J]. 四川中医, 2007, 25 (5): 62

[52] 王亚宽, 罗清菊, 徐晓雯, 等. 沉蛤定喘汤联合西药治疗慢性肺源性心力衰竭肺肾气虚型 31 例 [J]. 中医研究, 2014, 27 (2): 23-25

[53] 姜宇宙, 吴维平. 沉香蛤蚧汤治疗慢性肺源性心脏病的临床观察 [J]. 中国医药导报, 2009, 6 (24): 71-72

[54] 张盛光, 言庚孚. "凿石丸" 治疗输尿管结石 13 例 [J]. 中医杂志, 1965, 15 (7): 33-34

[55] 郭洪波, 罗玉梅, 陈朝霞, 等. 沉香散加减治疗输尿管结石 68 例 [J]. 中国中医急症, 2007, 16 (10): 1270-1271

[56] 杜梅妹. 加味少腹逐瘀汤治疗肾绞痛 [J]. 四川中医, 1985, 4 (7): 36

[57] 王萍. "肾绞痛方" 治疗肾绞痛 20 例小结 [J]. 江西中医药, 1986, 36 (1): 18

[58] 郭玉花. 沉香四磨汤加味治疗肛瘘术后癃闭 [J]. 湖北中医杂志, 2000, 22 (12): 9

[59] 梅建锋. 费伯雄既济汤治疗宫颈癌根治术后尿潴留 21 例临床观察 [J]. 实用中医内科杂志, 2013, 27 (7): 30-31

[60] 范自修. 通尿汤治疗产后尿潴留 30 例 [J]. 湖北中医杂志, 1989, 11 (1): 42

[61] 李刚明. "疏理气机方" 治疗慢性前列腺炎 20 例疗效观察 [A]. 中华中医药学会. 中华中医药学会学术年会——创新优秀论文集 [C]. 中华中医药学会, 2002: 1

[62] 曾谦存. 八正散合沉香散加味治疗前列腺肥大 16 例 [J]. 云南中医中药杂志, 1998, 19 (S1): 31-32

[63] 谢作钢. 沉香散加减治疗前列腺痛 30 例 [J]. 浙江中医杂志, 1999, 44 (1): 17

[64] 王晖. 中西医结合治疗前列腺痛的疗效观察 [J]. 中国医学创新, 2010, 7 (9): 94-95

[65] 章念伟, 聂跃华. 沉香散加味治疗尿道综合征 56 例临床观察 [J]. 江西中医学院学报, 2001, 13 (4): 145

［66］甘咏梅．藏药三十五味沉香丸治疗冠心病临床疗效观察［J］．中国民族医药杂志，2007，13（8）：24

［67］卢中蕙，丁宁．康复饮治疗冠心病120例临床观察［J］．青岛医药卫生，1999，31（4）：299

［68］王花，关生柏．活血脉胶囊治疗心绞痛70例［J］．陕西中医，2008，29（2）：142 143

［69］何玉芳．蒙药沉香十七味丸治疗心绞痛疗效观察［J］．中国民族医药杂志，2013，19（1）：4

［70］镁日斯．八味沉香口服液治疗室早的临床观察［J］．中国民族医药杂志，1996，2（S1）：12

［71］罗布．藏药三十五味沉香丸治疗风湿性心脏病100例观察［J］．青海医药杂志，2006，36（9）：46

［72］白长明，石淑惠．蒙医药治疗缺血性脑血管病临床观察［J］．中国民族医药杂志，1999，5（S1）：20－21

［73］邱锡采，程惠玲，邱承伟，等．温阳化痰法为主治疗脑梗死后失语40例［J］．陕西中医，2005，26（11）：1161－1163

［74］丁瑛．甲乙归藏汤治疗失眠焦虑症［J］．浙江中医杂志，1995，40（10）：446

［75］梁正辉．礞石滚痰丸加减治疗失眠验案一则［J］．中国民间疗法，2013，21（4）：41

［76］李梅玲，陈志兴，郑小军．中西医结合治疗癫痫76例［J］．陕西中医，2002，23（8）：709－710

［77］王香存．自拟沉香芍药五物散治疗痛经53例［J］．河南中医药学刊，1999，14（6）：54

［78］马鸣礼．金砂化石散治疗胆石症［J］．吉林中医药，1990，12（3）：8

［79］吴峰，徐志强，叶志军．益肾通督解毒汤治疗强直性脊柱炎64例［J］．新中医，2005，37（11）：74－75

［80］曹蔼如．赭沉泻心汤治疗暴吐衄［J］．陕西中医，1983，4（5）：27－29

［81］迟玉叶，丛树琴．"补肾暖宫丸"治疗肾虚宫寒不孕58例［J］．四川中医，1996，14（5）：38

第七章　沉香的研究及产业发展现状

　　香山因盛产沉香而得名，古代的香山远离大陆，汉代属番禺辖地，唐代始设兵镇守，为香山镇，地属东莞县。据《香山县志》载："香山县，汉番禺县地，晋以后为东官郡地，唐为东莞县地，宋绍兴二十二年分置香山县，属广州，元属广州路，明属广州府。"可见香山县是于南宋绍兴二十二年（公元 1152 年）建置，立县前的香山原是东莞县属下的香山岛。关于香山的命名曾有不同说法，明代嘉靖年间编的《香山县志》对香山的取名说法所做的注释是最为可信的："旧《志》云：以地宜香木得名，今按县地产香木绝少，岂以香炉山之故欤。"可知香山得名于隋唐时代之前，是因产沉香而得名的。

　　香山自古产沉香，且质量上乘，因香山属东莞所辖，故所产之香被称为莞香，是瑞香科植物白木香的树脂凝聚在木质的部分。古代东莞县地域广大，今之香港、深圳、宝安、中山及东莞市本土都属古代东莞县范围，东莞县属下的区域（以香山为主）盛产莞香，因而，这些地区在唐宋以前已出现了与香有关的一系列地名，如香山、香山场、香洲、香港、香港仔、香埠头、香港围等。有资料介绍，隋唐以前，以香山为中心的沿海地带就是沉香的著名产地，每年有大批沉香进贡朝廷。可见，早在一千多年前中山所产的沉香就是"道地药材"了。当时有专门的人从事沉香种植、养护和采收，称"香农"。每年香农把采收后的沉香交到政府专门设立的收购地点"香山场"。收集好的沉香都运到"香洲"等候装船，再运送到伶仃洋对岸的港口集散，此地称"香港"至今。具体运香上船的地方称香埠头，船户避风居住的地方称香港围。这些冠以"香"名的地名都印证了当年沉香种植采收、装船运送以及进贡朝廷、出口国外的说法。

　　由于沉香名贵而被列入贡品后，官府的无节制采挖、盗贼的猖狂盗采，致使白木香树遭到毁灭性破坏，到明清时代沉香已近绝产。近年来，随着国内外沉香热潮的兴起，中山、东莞等地在沉香资源保护、种植、结香、药用研究、产品开发、文化与产业发展等方面做了大量工作。

第一节 野生资源

一、中山的地理生态环境

中山市位于广东省中南部，地处珠江出海口。地理坐标东经113°9′2″至113°46′，北纬22°11′12″至22°46′35″。市境面积1800km²，东与深圳市、香港隔海相望；东南与珠海市接壤，毗邻澳门，石岐至澳门60km；西面和西南面与江门市区、新会区和珠海市斗门区相邻；北面和西北面与广州市南沙区和佛山市顺德区相接；马鞍和大茅等海岛分布在市境东西的珠江口沿岸。

中山市地形南北狭长，东西短窄。地形配置分北部平原区、中部山地区和南部平原区。平原和滩涂占全境土地面积的68%，山地占25%，河流占7%，最高峰为五桂山主峰，海拔531.5m。

中山市处于北回归线以南，热带北缘，光照充足，热量丰富，气候温暖，四季宜种，历年平均温度为21.8℃。年际间平均温度变化不大。全年最热为7月，日均温度28.4℃；最冷为1月，日均温度13.2℃。全年无霜期长，霜日少，霜日年平均只有3.5天。受海洋气流调节，冬季气候变化缓和。相对湿度多年平均为83%；年内变化，5月至6月大，12月至1月小。蒸发量多年平均为1448.1mm，有记录最大值是1971年为1605.1mm，最小值是1965年为1279.9mm。

中山市河网密度是中国较大的地区之一。各水道和河涌承纳了西、北江来水，每年4月开始涨水，10月逐渐下降，汛期达半年以上。东北部是北江水系的洪奇沥水道；中部是东海水道，下分支鸡鸦水道和小榄水道，汇合注入横门水道；西部为西江干流，在磨刀门出海。还有黄圃水道、黄沙沥等互相沟通，形成了纵横交错的河网地带。全市共有支流289条，全长977.1km。主要水道有鸡鸦水道北接容桂水道、小榄水道、横门水道，黄沙沥西接鸡鸦水道、黄圃水道、石岐河、北台溪等。

中山市主要土壤类型为赤红壤、水稻土、基水地、滨海盐渍沼泽土和滨海塘土。其中赤红壤是在南亚热带高温多雨季风气候条件下形成的土壤，面积近60万亩；水稻土广泛分布于市境内平原、低丘宽谷中，面积近93万亩；基水地主要分布在市境西北部,面积达 13 万亩;滨海盐渍沼泽土主要分布于沿海潮间带的海涂土壤,主要在东部横门口外和南部磨刀门口附近,面积 10 多万亩;滨海塘土主要分布于南朗及翠亨村滨海岸地,面积 1000 多亩。

二、中山沉香的历史

中山古称香山,所产的香虽属莞香系列,但据考证认为古代莞香的主产地就在香山。宋代以前,方圆 200 多平方公里的五桂山还属半岛,土壤为酸性土,雨量丰沛,气候适宜,当时岛上生长着茂盛的土沉香(*Aquilaria sinensis* ,又称白木香,下同),专门有人进行沉香生产,形成以采伐沉香为主业的香农。宋代《本草衍义》载:"沉香木,岭南诸郡悉有之,旁海诸州尤多。交干连枝,冈岭相接,千里不绝。"中山正属于"岭南诸郡,旁海诸州"的中心位置,古香山区域下的五桂山、凤凰山、黄杨山,以至澳门的自然生态林,至今还有土沉香的踪迹。

沉香是瑞香科沉香属或拟沉香属植物树体受伤后分泌出来的油脂成分和木质成分的固态凝聚物。土沉香是我国生产名贵芳香类药材沉香的主要资源植物,也是国产沉香的正品来源。土沉香所形成的沉香为《中国药典》所收载,具有行气止痛、温中止呕、纳气平喘等功效,是目前国内紧缺的中药材。

古人从天然土沉香树树体受伤后结沉香的原理得到启发,人为地伤害白木香树,如刀砍、锯损、钻洞、刀凿(开香门)、火烧皮让树伤口处分泌出含有愈伤组织细胞代谢成分的树脂(油脂),在大自然的催化下,慢慢聚结成倍半萜芳香族化合物和色酮类化合物。古人为了促使伤口快结香、多结香,传统的促香方法是用含真菌的泥土涂抹伤口,因此,又有"土沉香"之说。由此可见,"土沉香"的叫法是古人对白木香树进行人工结香的开始。

在唐代,莞香已被列为每年必须向朝廷进贡的贡品,至宋代以后,随着莞香的出名,达官贵人特别是朝廷的需求量日益增加,加大了对沉香的征收,导致土沉香的过度采伐,加之盗贼猖狂盗采,最终导致香农无以为计而毁林。由于香木以老为贵,不是朝夕之间能栽种有收成的,一旦荒废,无人补种,后来沉香竟因此绝种,不再生产了。自清代以来,野生土沉香资源逐渐枯竭,特别是 20 世纪 90 年代以来,人们对沉香需求的迅猛上升等原因,导致其野生资源几乎被破坏殆尽。1998 年土沉香被列入《濒危野生动植物种国际公约》(CITES)附录Ⅱ,1999 年被列为国家二级保护植物,2000 年列入《世界自然保护联盟受威胁植物红色名录》。

三、中山沉香的资源状况

中山的沉香资源虽然受到毁灭性的打击，但至今在中山的五桂山区域仍遗留有不少的野生土沉香，据 20 世纪 70 年代广东省林业科学研究所调查显示，在三乡、南朗、五桂山不时可以发现树龄大的野生土沉香；2007 年 3 月由梅全喜组织的沉香资源调查组带领中山电视台采风组考察了五桂山镇的梅坪、桂南、逍遥谷和三乡镇的乌石、三合等村部分野生土沉香，粗的须 2 人才能合抱，细的只有拇指大的幼苗皆是野生长成；中山市林业局从 2005 年起至 2008 年，经过三年时间对中山市风水林进行了调查，发现在全市 75 个风水林中保存有土沉香的就有 37 个，村民们守护风水林的良好传统，让本土土沉香的原生物种得到了保留。

2011 年，梅全喜等对中山沉香野生资源进行了较为详细的调查，认为当时中山全市土沉香大树的总数估计在 400 株。根据他们调查，自然生的土沉香主要分布在中山市南半部湿润、肥沃的低矮山地，尤其是五桂山、三乡、南朗等镇区各保护小区中，其中又以五桂山桂南、三乡三合村和乌石村分布最为丰富。调查结果如下。

（1）五桂山镇五桂山：五桂山是中山野生土沉香最多最聚集也是植株保持最完好的地方，在桂南村村后山林里植株完好、胸径 15cm 以上、高达 10 多米的土沉香大树有 20 棵，其中一棵百年土沉香胸径达 25cm，高达 27m，虽已取香多次，但长势很好。在五桂山某坑边有密集生长的 200 棵到 300 棵较粗的土沉香，高达 10m 以上。在后林比较深入的地方，零零散散地分布着许许多多的沉香小树，但由于过于零散难以查实实际数量，根据设计的样方调查估计有上万株。

（2）南朗镇翠亨村：土沉香生长环境属村前屋后的风水林，植被茂密，较阴湿。其中较大的土沉香胸径也有 20cm，最大的一棵胸径有 22cm，高达十几米，生势良好，其他胸径 10cm 以上的土沉香有 40 株且植株完好，其他还有一些零零散散的小树，但数量不多。

（3）三乡镇三合村、乌石村及外圹墩村：土沉香生长环境属于较为完整的村后林，植被茂密，属典型的南亚热带常绿阔叶林。在三合村村中一民居旁边找到了中山目前最大的 1 棵土沉香，接近根部的主干 2 个成人都不能完全合抱，1 米之上分为 2 个分支，每个支干 1 个成人不能合抱。

（4）南区梅坪大街后山：这里也有分布野生沉香资源，有 2 棵较大，其中 1

棵是老沉香，胸径达30cm，一些较小，胸径只有几厘米。

为进一步摸清中山市野生沉香资源状况，2011年至2012年，中山市野生动植物保护办公室与电子科技大学中山学院联合对中山市现存的野生沉香资源进行了一次系统的科学的调查，本次调查以中山学院陈彦博士为主导，以实地调查（样线法与样方法）为主、遥感建模统计为辅的方式展开，调查样区内（五桂山生态保护区内次生林和中山市68处风水林）统计野生土沉香数量，结果如下：

（1）五桂山生态保护区野生土沉香的核心分布区内根据不同的坡向与地形划分8个样区，8个样区内共划分85个小样方（20m×20m）。调查统计所得，核心区域内的野生土沉香的分布密度为4.65株/样方（400m²），根据核心分布区域的面积统计得出野生土沉香约有39820株。

（2）土沉香主要分布在山脊和山沟区域，零星分布在山顶，平地区域也较少见。此外，野生土沉香的分布与坡向未见有明显的相关性。

（3）调查所得野生土沉香植株胸径主要在11～20cm的，占52.4%；其次是胸径小于10cm的，占29.5%；随着胸径增大，数量减少，胸径31～40cm的植株仅有3.9%，超过41cm的植株占1.5%。

（4）踏查中山市内11个镇区68片风水林土沉香分布情况，结果显示，8个镇区（南朗、三乡、五桂山、火炬开发区、南区、神湾、坦洲和东区）有土沉香分布，68个风水林中，土沉香出现频度为54.4%。风水林中土沉香分布数量最多的是火炬开发区，大量分布于珊洲村和大环村；其次是三乡镇，镇内的11个风水林中9个有土沉香分布，集中分布在罗三妹山；风水林数量最多的是南朗镇，但记录到的土沉香仅有23株，有14片风水林有土沉香分布，属于典型的零星分散区域。

无论哪类调查都发现这些现存的野生土沉香生存状况堪忧，目前野生沉香大树越来越少，而保存完整的更加少见。梅全喜等于2007年及2011年考察了以五桂山镇和三乡镇为主的部分村的野生土沉香，发现野生沉香大树大都被偷采，树身被历年无序采割，树身被砍削，状如狗牙，大树岌岌可危，惨不忍睹。据一位药农介绍，20世纪80年代在中山月环村发现的胸径约为60cm的巨大土沉香，可谓"王者"，但近年再访已经不见踪影；在五桂山某坑边有密集生长的200棵到300棵较粗的土沉香，高达10m以上，几年前已遭人偷香，也被砍的惨不忍睹。在他们调查的3个主要地方中，三乡的沉香大树受破坏程度最严重。调查范围内胸径达10cm以上的66棵较粗的土沉香中，植株保存完好的有43棵，破坏轻微的有 3 棵，而破坏严重的有 20 棵，植株遭受破坏的占总数的 34.8%；南区梅坪大街后山也有分布野生沉香资源，其中一棵胸径达 30cm，梅全喜等第 1 次去的时候，那棵大树长得还不错，第 2 次再去看的时候它已惨遭砍伐。

中山市林业部门对野生沉香的普查结果也验证了这一现象，野生沉香大树已被盗采者采挖得"伤痕累累"。2011 年至 2012 年，中山市野生动植物保护办公室与电子科技大学中山学院联合对中山市现存的野生沉香资源的调查结果表明，中山市次生林中野生土沉香的破坏严重，记录的植株中仅有 54.2% 生长完好，尚未受到破坏，其余植株受到不同程度的破坏，如被砍断主干的占 1.4%，大量心材被挖走的占 22.6%，还有 21.4% 被钻孔、剥皮、砍伤或者少量（面积小于 200cm^2）被挖去树干。

四、中山沉香资源的保护

中山历史上的沉香资源曾十分丰富，但后来由于人为的、长期的毁灭性采伐，主要是盗采盗伐，致使野生土沉香越来越少，据中山市林业局相关负责人介绍，以往发现的大棵野生土沉香，现在多已遭破坏甚至被砍伐，现存的大树越来越少。加强对野生土沉香的保护，刻不容缓。中山民间一直对此很重视，主要体现在对风水林保护上，风水林是华南地区风水学说的体现之一，有着守护乡村的象征意义，因此得到了当地村民的很好保护，中山现有的 75 个风水林中确定有野生土沉香的就有 37 个。2011 年年底，中山获"中国沉香之乡"称谓，对野生土沉香的保护起到了积极的促进作用；2012 年 6 月，中山沉香协会成立，以"拯救濒危白木香，催生沉香新产业"为协会工作宗旨，在保护野生土沉香方面做了大量的宣传及其他卓有成效的工作；2012 年 5 月，中山市公开评选"市树"，土沉香的选票最高，也说明了广大市民对土沉香的认同。

近年来，中山市政府对野生土沉香资源采取了多项措施加强对其的保护。一是森林公安加大了对盗采盗伐土沉香的打击力度。据市林业局提供的资料表明，2003 年 1 月至 2015 年 6 月底，中山市森林公安分局共破获非法采伐、毁坏土沉香案 13 宗，抓获作案人员 34 人，收缴土沉香木块及其制品价值约 20 万元，有力地保护了中山市野生土沉香资源。二是中山市长江库区水源林市级自然保护区的成立（2003 年 3 月）与五桂山生态保护区的成立（2005 年 2 月），为中山市动植物物种特别是野生土沉香的保护起到了非常重要的作用。三是 2011 年中山市林业局通过对全市野生沉香资源数量清查时发现，中山市野生土沉香集中分布在五桂山桂南一带约300hm²的范围（以石井坑为主），野生土沉香数量近4万株，而据全国土沉香野生资源普查了解到，全国野生土沉香存量8万株，中山存量4万株，占50%。据此可认为，中山五桂山石井坑是目前我国野生土沉香保存最多的区域。为此，五桂山政府从2012年开始设立10个专职护林员负责对此进行保护，同时有人大代表建议设立五桂山石井坑土沉香自然保护区，中山市林业局也从2012年开始积极推进该项工作。四是专门进行野生土沉香资源的调查研究，基本摸清了其分布情况与破坏情况，为下一步的保护行动提供依据。五是大力推动沉香产业发展，特别是发展沉香人工种植，以此来提高沉香产量，从而起到保护土沉香野生资源的作用。

第二节　种植现状

一、中山沉香的种植现状

土沉香的分布具有一定的区域局限性，主要分布于广东、广西、云南、福建、台湾、香港等省区，一般生于海拔400m以下，在海南可上达1000m。分布区位于北回归线附近及其以南，属高温多雨、湿润的热带和南亚热带季风气候，年平均温19~25℃，1月平均温13~20℃，7月平均温约28℃以上，极端最低温偶可-1.8℃，年降水量1600~2400mm，相对湿度80%~88%。喜土层厚、腐殖质多的湿润而疏松的砖红壤或山地黄壤。多生于山地雨林或半常绿季雨林中，为弱阳性树种，幼时尚耐荫蔽。在广东省主要分布在广东东部、中部及西南部，具体是广州、中山、珠海、惠州、东莞、茂名、阳江、湛江、汕头、肇庆、云浮等地。

土沉香在中山生长的历史相当悠久，曾常见于中山各地，虽然如今中山市内的土沉香因过度伐木采香而变得十分稀缺，但是在五桂山山区、三乡、南朗等镇区各保护小区和乡村后面的风水林中还是有一些存活下来的大树古树。早在一千多年前，中山就有专门的人从事沉香种植、养护和采收，称"香农"。关于沉香的采收、加工的历史记载很多，但人工种植的历史资料却很少，《东莞县志》云："种香之法，每地一亩种三百株，种欲其疏，疏则使其头得以盘踞开拓……"中山本土尚未见到详细记载，而土沉香真正较大规模的种植是在近十多年，主要采用种子繁殖的方法。

中山市林业科学研究所育苗基地从 2002 年开始进行土沉香苗木的培育工作，通过在本地自采树种、繁育，经过不断攻关，至 2006 年上半年繁育出 1.5 万多株健壮土沉香苗并将其移种全市多个山头。此后，由于需求的不断增大，市林科所育苗基地不断加大培育的数量，至 2015 年上半年，已达 50 万株左右，主要用于中山市的林相改造、义务植树及支持广大种植户所需。中山市林科所培育的土沉香苗木优质健壮，在全省育苗基地中享有盛名。其相关成果《中山市土沉香植物资源保育研究》获中山市 2006 年科技进步二等奖。而在 2006 年 12 月 14 日，《中山日报》刊载了李汉超、梅全喜"搜寻香山之'香'，恢复传统南药——关于建设沉香种植基地构想"的文章，引起了公众的关注，掀起了土沉香的种植高潮。至 2011 年，中山区域土沉香保有量达 50 万株；2011 年 12 月，中山获中国野生植物保护协会授予的"中国沉香之乡"称号；2012 年 5 月，中山市公开评选"市树"，土沉香的选票最高；2012 年 6 月，中山沉香协会成立，以"拯救濒危白木香，催生沉香新产业"为协会工作宗旨。由此，包括土沉香种植在内的沉香产业得到了全面的推进。据报道，截至 2015 年 6 月底，中山市境内人工栽植的土沉香达 400 多万株。

二、中山沉香的种植技术

中山市林业科学研究所参考相关资料、结合自身实践总结的土沉香繁育与栽培技术主要包括以下几方面：

1. 繁育技术

（1）采种与调制：土沉香 5 月开花，6~7 月果实成熟，花黄绿色，芳香，被柔毛，花萼浅钟状，蒴果木质，长 2~3cm，外面覆盖黄色短柔毛，成熟时裂成两片扁平的果壳。选择 10~15 年或以上的土沉香健壮母树，采种期为 6~7 月，待果瓣微开裂，种子黑褐色，即应及时采种。果实采收后放置于通风凉爽处，不能日晒，经 2~3 天，果壳开裂，种子便很快脱出，部分未脱出的可用手工剥出，出种率 20%，种子千粒重 110g，发芽率 72%，种子富含油分，一般常温下 40 天，种子大部分失去发芽力，宜即采即播。种子用 5~10℃低温贮藏，可维持 3~4 个月。

（2）选种及种子处理：选用籽粒饱满、没有残缺或畸形、没有病虫害的种子。播种前用 0.2% 的敌克松液浸种 30 分钟，再用清水清洗种子。

（3）播种育苗：选沙质壤土的播种地，播种床土粒应充分细碎平整，将处理过的种子均匀撒播在播种床上，每平方米播种量为 0.4 ~ 0.5kg，播种后覆土（火烧土拌河沙 6 : 4）约 1cm，并以 0.1% 的敌克松液淋洒，消毒并使床面湿润，用遮光网搭棚遮阴，播后 6 ~ 12 天发芽，发芽后 3 天萌发 2 片真叶，发芽后 7 天萌发 3 片到 4 片真叶，高约 4cm，此时芽苗即应移植上营养袋，并做好遮阴和浇水工作。营养袋采用黑色塑料薄膜容器，规格为宽 13cm × 高 14cm；营养土的配制比例为，营养土 = 黄心土 90% + 火烧土 6% + 泥炭土 3% + 磷肥 1%，磷肥要过筛，各成分须充分拌匀，将营养土装入营养袋，经雨水淋透或浇透 10 天后，即可接受芽苗移植。

（4）壮苗培育：幼苗期须保证淋水，使营养土保持湿润，做好遮阴工作，以防止灼伤幼苗和保持水分，每 20 天施 0.1% 氮水肥 1 次；次年 4 月，苗高达 30cm，苗木叶片郁闭，为扩展苗木生长空间，应及时将袋苗摆疏，密度为原来的 1/2，继续做好淋水、施肥、除草等管理工作；至第 3 年 3 月，苗高达 60cm，地径达 0.9cm，符合 I 级苗标准。

2. 栽培技术

（1）选地：土沉香属粗放管理型的植物，选择疏松、肥沃、湿润微酸性的地块，北回归线以南的地区均可种植。可通过适当的耕作与栽培措施维持和提高土壤肥力，主要采用自然生草法栽培，定期割除杂草并就地覆盖，控制杂草生长高度。土壤环境保护措施，一是禁止使用对土壤环境造成污染和有害的化学制剂，二是不使用含重金属和城市垃圾、医院污水及工业废渣等有害物质，三是及时回收田间废弃物，保持基地清洁。

（2）种植规则：依据种植目的及实际情况而定。一般来说，可选择株行距 2m × 3m，每 667m² 栽植 110 株；打穴规则 60cm × 60cm × 50cm。也有人认为每 667m² 栽植 300 株为宜。

（3）施肥与回土方法：打穴后 20 天左右再施肥、回土。每株施发酵腐熟的鸡粪约 1.5kg、挪威复合肥 0.1kg、磷肥 0.5kg，与泥土充分拌匀。

（4）苗木选择：选用 1 ~ 2 年生粗壮营养袋苗，苗高 40cm 以上。

（5）种植季节与种植方法：宜在 3 ~ 4 月雨天或雨后阴天时种植。如浇灌系统完善则可全年种植。种植时要拆袋（或剪掉营养袋底部薄膜）后种植，保持营养袋泥团不散，种植后扶直，压实苗木，淋足定根水。

（6）抚育管理：围绕植株铲草松土 1m × 1m，先铲草后松土，松土深 10cm，不能损伤植株枝叶。肥料在离植株 20 ~ 30cm 的上方或左右方挖一小坑施放，施肥后覆盖。种后第一年抚育一次,第二年抚育两次,第三年抚育一次,每次施复合肥 0.1kg,条件允许也可追施农家肥。沉香是以主干结香的树种,所以主要促进主干的生长,有利结香,一定要适时修剪,把下部的分枝、病虫枝、过密枝逐步剪去即可。

三、沉香种植中病虫害防治技术

沉香种植栽培过程中,病虫害是影响其成活率的一个主要因素,因此,必须重视对病虫害的防治。沉香种植栽培过程中常见的病虫害防治技术如下。

(1)细苗枯萎病。幼苗枯萎病发生于苗床,幼苗枯萎死亡。老苗床、排水不良、种植密集易发病。防治方法:种植前消毒苗床、合理密植;发病初期及时拔除病株并使用 70% 敌克松 1000~1500 倍液、50% 多菌灵 800 倍液淋土壤 2~3 次,每次间隔 7~10 天。

(2)炭疽病。炭疽病危害叶片,初为褐色小点,后扩展呈圆形、椭圆形至不规则形斑,有些病斑呈轮纹状,严重时叶片脱落。阴雨潮湿、露水大时有利于病害的发生。防治方法:发病初期喷 80% 炭疽福美 600~700 倍液、75% 百菌清 400~600 倍液 2~3 次,每次间隔 7~10 天。

(3)立枯病。该病害发生严重时引起土沉香幼苗叶片腐烂、脱落、整株枯死。防治方法:发病初期拔除病株并用 70% 敌克松 1000~1200 倍液或 50% 多菌灵 800 倍液淋土壤 2~3 次,每次间隔 7~10 天。

(4)天牛。幼虫从茎干、枝条或茎基部、树头蛀入,咬食木质部,受害严重时树干枯死。防治方法:人工捕杀卵块或幼虫;发现蛀孔时,用注射器注入 80% 敌敌畏 800~1000 倍液,再用黄泥封口。

(5)金龟子。金龟子虫常在抽梢和开花期危害幼芽、嫩梢、花果。这也是白木香主要虫害。防治方法:人工捕杀或喷 80% 敌敌畏 1000 倍液防治。

(6)卷叶虫。每年夏秋期间多发生。幼虫吐丝将叶卷起并蛀食叶肉。防治方法:发现卷叶时人工摘除,集中烧毁或深埋;可在虫害卷叶前或卵初孵化期用 25% 杀虫脒稀释 500 倍液或用 80% 敌敌畏乳油 800~1000 倍液进行喷洒,每 5~7 天一次,连续 2~3 次即可。

(7)土沉香的重要害虫为黄野螟(*Heortia vitessoides* Moore)。该害虫以幼虫咬食叶片,被害株率一般达 30%,严重发生时全部植株被害。单株虫数从几百头到一千多头。在食物不足的情况下,树干及枝条的皮层也会被吃掉,致使土沉香生长不良，影响结香和产量。防治方法：栽培的土沉香林可于冬季在土沉香冠下浅翻土，清除枯枝落叶和杂草烧毁，消灭越冬蛹；亦可利用黄野螟化蛹和幼虫受惊扰坠地的习性，在各代化蛹盛期和幼虫期，组织人力挖蛹和用竹竿拨动被害株枝条，待幼虫坠地后用脚踩死。也可反复使用50%敌敌畏乳油，或90%结晶敌百虫，或50%马拉硫磷1000倍液喷洒树冠及林下地面，幼虫死亡率均达95%以上。近年来，中山市林业有害生物防治检疫站采用森得保成品粉剂来防治，效果显著，该粉剂是由阿维菌素＋苏云金杆菌（Bt）及特殊植物中间剂经科学方法复配而成的纯生物广谱杀虫剂。

第三节　结香研究

通常认为，土沉香受伤（如虫蛀、雷劈、台风击断、人工砍伐、自身的疾病等）之后，会产生树脂物质来自我愈伤，以保护修复自身；或导致一些外部物质介入土沉香的新陈代谢过程，导致沉香树心发生了非正常的酶转化，从而产生了树脂，这种树脂就是沉香。土沉香受到伤害就可能结香，得到了广泛认同。自然条件下，健康生长的土沉香是不会结香的，也是一种普遍的看法，不过从理论上说，任何生物都有生老病死，特别在自然界中，植物或多或少总会受到伤害，如果按受伤害就会结香的说法，只要达到一定树龄的土沉香，就可能有香，这也是土沉香被偷盗的重要原因。

一、沉香结香的历史

人们对沉香的结香认识由来已久，按常理，什么时候发现了沉香这东西什么时候就有对结香的研究，我国古籍中多有关于结香的记载，有"因蠹隙而结者""因木朽而结者"和"乃刀斧伐仆膏脉结聚者"的说法；在广东沉香产区，还流传着"一年砍面，二年烂面，三年落面，四年红面"的歌谣。沉香结香最早记载始于唐代，如《通典》云："……土人断之，积以岁年朽烂。而心节独在，置水中则沉……"指的是"因木朽而结者"。宋代《本草衍义》曰："……山民入山，见香木之曲干斜枝，必以刀斫成坎，经年得雨水所渍，遂结香……"指的是"乃刀斧伐仆膏脉结聚者"。《证类本草》载："《杨文公谈苑》……沉、栈皆二品。曰熟结、生结。熟结者，树自枯烂而得之。生结者，伐仆之久烂脱而剔取……"指的是"因木朽而结者"与"乃刀斧伐仆膏脉结聚者"两种结香。宋末元初有文献记载沉香的成因是："……香木枝柯窍露者，木立死而本存者，气性皆温，为大蚁所穴，蚁食石蜜，归而遗于香中，岁久渐渍，木受蜜气，结而坚润，则香成……"这指的是"因蠹隙而结者"。明代《本草纲目》载："……（沉香）其品凡四：曰熟结，乃膏脉凝结自朽出者；曰生结，乃刀斧伐仆，膏脉结聚者；曰脱落，乃因水朽而结者；曰虫漏，乃因蠹隙而结者……"多了虫漏与脱落的说法。明代以后记载的人工结香的方法增多，如《崖州志》载："上人烙红铁而烁之……"提到火烙法。《东莞县志》云："种香之法，每地一亩种三百株，种欲其疏，疏则使其头得以盘踞开拓。凡种四五年，则伐其正干，正干者白木香也…… 又越三四年，乃凿香头，初凿曰开香门，凿数行如马牙。凿后用黄沙土封盖，使之复生…… 富者十余年始开香门，贫者七八年即开，开后年年可凿……"提到开香门法等。

根据明末清初著名文学家屈大均在记述莞香的文章中记载道，莞香的制作流程主要包括采香、理香、拣香、窨香等步骤。采香：每年选择农历小雪正日采香，因为"凿香贵以时"，农历十月香胎气足，精华内敛，木质尽化，香气最为纯正，这时大范围凿下含香油的木块，形成莞香原材料。理香：在采集好莞香原料后，使用传统工具，剔除原材料杂质及无结香的木质部分，留下有油质部分即成为莞香，加工后的莞香多呈不规则块状、片状和盔状，木质表面多凹凸不平。拣香：以古法名目按形、质、色、味、蕴的不同，分拣各种不同质地等级的名目品种。窨香：将分拣出来的莞香贮藏在罐中，使其自然熟化，褪除木本杂味，令香气圆润、醇厚。

现代业内人士主要将国产沉香分为天然沉香和人工沉香两大类：天然沉香是指采集自野外天然树木、非人工为求产量而致伤或加以其他手段令土沉香所结的沉香，一般形成时间较长，量较少；人工沉香是指为求产量而人工致伤或加以其他手段令土沉香（不论天然或种植树木）所结的沉香。由此可简单以沉香形成原因分类为天然结香与人工结香。以明代《本草纲目》所说的四种较有代表性，第一类是"熟结"，这种沉香是土沉香内自然形成的沉香油脂；第二类称为"脱落"，这种沉香是土沉香枯死后才形成的沉香油脂；第三类称为"生结"，这种沉香是土沉香经人工凿刻出来的伤口周围凝聚而形成的沉香油脂；第四类称为"虫漏"，这种沉香是一种寄生于土沉香的昆虫在树表面造成伤口后，树脂凝聚于伤口周围形成的沉香油脂。其中"熟结""脱落""虫漏"为天然结香方法，"生结"为人工结香方法。

二、沉香的人工结香方法

山林中的土沉香"有香者百无一二"。这说明天然结香的很少，再加上沉香资源的不断减少，沉香出现了供不应求的局面，导致其价格不断飙升，天然沉香已远远不能满足市场需要。因此，20世纪70年代开始，人们开始探索快速、高效的人工结香技术。现常用的人工结香方法主要分为三大类：物理法、化学法和生物法，此外还衍生出综合法。

1. 物理结香。主要是模仿天然结香的机械损伤，以凿、锯、刀等工具在树干合适部位进行人为损伤，在土沉香树干制造创面，诱导土沉香结香，这是最古老的促香方法。在这个过程中，可使用刀砍法、凿洞法、分边法、撕皮法、平锯法、斜锯法、深埋法、虫咬法、混合法9种技艺，根据产香名目品质不同，可使用单一或多种组合方法。下面介绍几种常用方法：

（1）砍伤法。选8~10年或以上的树，在距地面1.5~2m处顺砍数刀，刀距30~40cm，伤口深约3~4cm。经过一段时间，伤口附近的木质部就会分泌树脂，数年后逐渐变成黑褐色，便生成沉香。取沉香时造成的新伤口，仍可继续结香。

（2）半断干法。在离树干基部1~2m以上的树干上锯一伤口，深度为树干粗1/3至1/2；或沿同一方向不同高度，锯几个伤口，伤口间距为30~40cm，伤口宽为3~4cm，呈"匸"状。久之则能自行结香。经数年后便可在伤口处取香，取香后的香门仍能继续结香，一直取香至树头、根部。

（3）断枝法。选择有一定粗细的树枝，砍断，在伤口上就会开始分泌树脂，逐渐变棕黑色，久之便可产生沉香。

（4）打钉法。用铁钉打入土沉香干1/3至1/2深度，钉子与钉子之间的横向距离为1~2cm，纵向距离为10~15cm，然后将铁钉留在树干内让其生锈腐蚀树干，久之亦可产生沉香。

（5）凿洞法。在距地面1~3m树干上沿同一方向不同高度凿数个深3~5cm，宽和高均为3~4cm的方形洞，或直径1~3cm，深3~6cm的圆形小洞，亦叫开香门，然后用泥团封闭，小洞附近的木质部逐渐分泌树脂，数年后可生成沉香。也可全面打洞，但必须砍去部分枝条，以防树被风刮倒。这种方法取香后还可继续结香，如果结合物理化学处理或人工接菌，结香将又快又好。而土沉香地上部分植株砍伐取香后，还可在根部凿洞，刺激根部结香。

（6）火烙法。该方法是用烧红的铁钻头在一定粗度的土沉香干上钻孔，烫死、烫伤钻孔周围的植物细胞，以激活土沉香自身的防御反应，以诱导产生沉香。3~12 月待树干结香后，割取钻孔周围形成的棕黑色沉香木。这种方法所结的沉香在较长的某一时期还是药用沉香的主要来源。

有人认为使用物理结香法处理后，次年对土沉香可通过再次修剪、斩除旁枝梢叶，同时保留 4~5 条根系、斩除其他多余根系，以此来弱化其生长能力，从而加快结香速度，可形成油脂含量更高、品质更佳的沉香香源。

2. 化学结香。化学法是用刺激性或腐蚀性的化学试剂作用于土沉香树干，使其白木腐烂并形成树脂。根据沉香产区的香农经验得知，用甲酸、硫酸和乙烯利处理土沉香伤口，可刺激伤口使其提早结香，但具体方法和试剂用量有待进一步研究。Blanchette 等成功地筛选出对土沉香木质部活细胞有伤害作用的化学物质：氯化钠、亚硫酸氢钠、氯化亚铁、氯化铁、甲酸、甲壳素、酵母提取物、纤维二糖、水杨酸以及铁粉。其中亚硫酸氢钠、酵母提取物以及铁粉以 1∶1∶3 比例混合能取得更好的结香效果。

3. 生物结香。又称人工接菌结香法。该法是用培养好的结香菌作用于土沉香树干上，来诱导结香。据资料显示，自 20 世纪 30 年代，国外就开展了大量接菌结香的研究。而在国内也有不少报道，如 1976 年，广东省植物研究所发现将黄绿墨耳菌（Melanotus flavolivens）接种到土沉香树干上，可加速结香。冯乃宪通过对结香处变色程度及燃烧气味进行比较，发现采用内生菌蒂腐色二孢菌株（Diplodia natelensis）单菌结香和红褐肉座菌（Hypocrea jecorina）、里氏木霉（Trichoderma reesei）、康氏木霉（Trichoderma reesei）3 株木霉属内生真菌混菌结香效果相对较理想。林峰等通过 GC－MS 比较了接菌法结香半年及 1 年的沉香挥发油组分，证明接菌法 1 年结香的沉香质量较好。魏建和等通过研究证明，可可毛色二孢菌能够天然寄生白木香，并能诱导沉香产生，据此实验室成功制备了沉香真菌诱导剂，该结香方法已获得了国家发明专利授权（ZL200910241212.8）。

4. 综合结香法。在各种物理法上再进行人工接菌效果显著。如对 10 年生以上大树采用半断干法，伤口可大；对 5 年到 6 年生小树用凿洞法，伤口宜小。在树干的同侧，取逆风方向，自上而下，每隔 40~50cm 处，用锯、凿等工具按垂直树干的方向开一香门，深度约为树干粗的 1/3，口宽约 1~2cm，随即将结香菌种塞满香门，用塑料薄膜包扎封口，防止杂菌污染和昆虫、蚂蚁为害。几年后即可采收沉香。也有人用接菌结香与化学结香相结合。如王磊等将 pH 值为 1.5~3

的甲酸或乙酸溶液或两者的混合液注入土沉香的木质部，进一步与真菌如 Botryo-sphaeria rhodina、Hypocrea jecorina、Fusarium sp. 等分别或混合注入，诱导土沉香产生沉香，一般 6 个到 24 个月可收获沉香。

在化学法与生物法方面，按结香液的载体来分又有涂抹、滴注、喷洒等方法。而近年来的实践证明，通体结香的输液法无疑是所有结香方法中最有效的方法。该法由魏建和等人发明，并获得了国家发明专利授权（ZL201010104119.5），它利用植物的蒸腾作用，将配好的结香液输送到土沉香的茎干、枝条、根部等器官，突破性地促使整株树体结香，从而实现高效、高产、高质、稳定生产沉香的理想目标，也让产业化生产沉香成为现实。中山市林业科学研究所与中山市国林沉香科学研究所从 2012 年 6 月至 2014 年 6 月进行中山市科技项目《白木香通体结香技术熟化与推广》。本项目在通体结香技术的基础上，采用诱导剂对白木香不同品种、胸径、地域，以及不同的输液时间、输液方式等进行实验研究，理论联系实践，总结出一套可靠的白木香通体结香技术熟化与推广方法，明确指出了在哪些品种、多大胸径、哪些时间、采用哪种输液方式对白木香通体结香更为有利，从而使得沉香优质高产。

此外，也有人发明了其他操作方法，如蓝均炽、李汉超发明的"一种板式沉香的生产方法"（专利号：201210078048.5）、"偏心灌注法在沉香属植物上生产沉香的方法及香腺激活剂"（专利号：201210174337.5）、实用新型专利"一种树木用的输液器"（专利号：ZL201220042759.2），徐景辉发明的"高压注射法白木香树生产沉香的方法"（专利号：201110423979.x）。另据报道称，中山市沉香综合技术研究所的"沉香香腺激活剂"已研制成功，初步测算认为胸径为 10cm 的土沉香，可产香 800～1000g，且香型稳定，有原中山野生沉香的香味，不含农药残留和重金属。

总的说来，结香的操作方法已不是问题，关键在于结香液（又称诱导剂、促香剂、激活剂等）的配制，即促进或诱导结香的菌种及其比例、化学物质的组成或两者的配比。目前配方多种多样，但都在寻找或试验能快速生产出无毒无害无残留且高质、高产的沉香结香液。

第四节　研究现状

土沉香及沉香利用价值大、用途广，人们对它们的研究也从未中断过，现开发了不少产品，已在医药、食品、养生保健、文化、收藏等方面得到广泛应用，但它还有许多的开发利用空间有待我们的共同努力。下面就沉香某些方面的研究现状做些肤浅的说明。

一、植物形态研究现状

从分类学角度说，中国分布的野生沉香只有两种，土沉香 *Aquilaria sinensis* (Lour.) Spreng 与云南沉香 *Aquilaria yunnanensis* S. C. Huang。云南沉香为小乔木，结香效果差，基本无人以产香为目的进行栽种。广东省只有土沉香（白木香）一种，但在长期的考察实践中发现，中山市五桂山及岭南地区野生的土沉香有大中小叶之分，由此出产的沉香质量、产量也有所区别。据观察，小叶型土沉香所产沉香药材质量好，但产量较低且生长较慢；大叶型土沉香生长速度快且产量大，但所产沉香质量相对较差；而中叶最次。由此甚至有人提出要分出中山地道沉香种类。

从传统的植物分类学角度上说，我们认为区分大中小叶土沉香并无实质意义。赵翾等通过采集广东、广西、海南及云南 4 省 9 个居群的 174 个白木香样品，对叶长、叶宽、叶长宽比等 10 个形态形状进行方差、相关和聚类分析，发现土沉香种在表型方面存在差异，而且居群内的变异是土沉香表型变异的主要部分，居群内的多样性程度大于居群间。同时发现在各种地理因子中，海拔对沉香形状的影响较大，其次是年均气温和年降雨量。刘军民对不同居群土沉香叶上下表皮及花粉进行了扫描电镜观察，发现不同居群花粉粒特征并无明显区别，认为沉香形态上的区别可能是由于长期所处生态环境的不同而形成的生态类型。黄久香等基于 ISSR 的 UPGMA 聚类分析结果表明，在广东电白土沉香两代居群中大叶类群与小叶类群存在明显的分化，且大叶类群间的分化大于小叶类群，但形态学性状的差异尚未达到统计学上的显著性，因此，其叶片大小形态尚不能作为划分土沉香种下单位的依据。

但大中小叶树种体现了较高的遗传多样性（如在叶上下表皮特征及指纹图谱方面区别较为明显），生产实践也证明了土沉香的形态会对结香产生一定影响，因而对大中小叶沉香的研究仍具有实质意义，为今后的遗传育种和优良品种的选育提供了科学依据。

二、种质资源研究

土沉香经过长期的自然选择与人工选择，其植株外部形态会出现明显分化，形成不同种质，这又将对其生长及结香具一定的影响。目前各地沉香种植已产业化，但相关种质资源方面的研究工作却相对滞后，主要体现在：①野生种质混乱，缺乏系统的搜集、整理与鉴定研究；②家种后的种质遗传不稳定，没有进行系统地生物学特性、农艺性状的比较和驯化筛选；③缺乏对优良种质的种苗选育的研究。上述问题是导致沉香苗木生长不一致、抗逆性低、结香质量下降等的主因，也是实现沉香药材生产规范化、规模化与产业化的重要障碍。因此，土沉香种质资源评价研究及优良品种的选育将是国产沉香产业化生产的首要任务，而收集和保存土沉香种质资源是其中重要的基础工作，目前有两家单位在进行该项工作：一是广东省林业科学研究院，该院在广东省林业厅的支持下，于2009～2010年收集和保存土沉香资源，共收集和保存广东、海南、广西、福建和云南5省（区）14个种源，家系种子110份，培育苗木38500株，并在四会市大南山林场营建种源/家系试验林50亩，造林成活率85%以上，现保存林生长良好；二是中国药用植物研究所海南分所在实施"国家基本药物所需中药材种质资源库建设"项目，其中包括了土沉香，通过对海南、广东、广西及云南等地的沉香种质资源进行广泛收集，利用液氮超低温的方法保存（理论上可保存种子活力达70年），目前已收集沉香种质资源近3000份。这些工作均对野生土沉香的种质基因保存具有十分重要的现实意义。

三、生态学习性研究

土沉香在年均温19～25℃，1月均温13～20℃，7月均温28℃以上，年降雨量1500～2400mm，相对湿度80%～88%的环境下，生长发育良好，极端最低温偶可达-1.8℃，冬季短暂的低温霜冻也能适应。在比较湿润的环境下，土沉香高、粗生长较快，而在干旱瘦瘠的坡上长势较差，但结香的质量好。土沉香为弱阳性树种，其幼苗、幼龄期比较耐荫，不耐曝晒，在日照较短的高山环境，或在山腰密林中均适宜生长，但荫蔽也不能过大，一般以40%～50%为宜。

欧芷阳等通过研究得出土沉香幼苗在一层遮阳网下（遮阳度75%）生长较好，移植土沉香幼苗时营养袋苗在成活率方面要高于沙床苗。原慧芳等通过相同遮光条件下不同种源地土沉香幼苗的光合特性与生长速率分析研究发现，所选4个种源在相同遮光条件下的各项光合参数以及叶绿素含量、相对生长速率均有一定的差异。

生态学习性研究对沉香的种植具有一定的指导作用。

四、种子质量与保存、苗木培育、种植及病虫害防治研究

1. 种子质量与保存。沉香种子种苗质量是影响沉香生产发展的源头，近年来对沉香种子质量分级标准研究，主要是测定净度、千粒重、含水量、生活力、发芽率等传统指标，但沉香种子质量标准及检验规程尚待研究与制订；而沉香种苗质量标准则在《广东省主要阔叶树种苗木质量分级》（2005 年 6 月 14 日开始实施）中有规定：1 年生的播种容器苗地径达到 0.7cm 或以上、苗高达到 50cm 或以上、色泽正常健壮的为 I 级苗。在沉香种子保存方面，研究显示，种子寿命与沉香种子的含水量、温度有关，不宜采用干沙与湿沙贮藏。随着含水量的降低，发芽率明显下降，但含水量高的种子容易发霉，不利于长期贮藏。低温则有利于含水量适中的沉香种子的储存。同时研究了沉香种子的超低温保存，结果表明，将含水量为 7.35% 的沉香种子置于液态氮中保存为一种安全有效的长期保存方法。

2. 苗木培育。以种子繁殖为主，关键技术已突破，并无障碍，该方法操作方便、快速、经济实惠，目前被广泛采用，但存在问题明显，正如前面所述。因而有人进行扦插、组培试验，期望通过确认的优良植株繁殖出大批遗传稳定的苗木，以获取最大的效益。如梁居红等通过扦插试验，初步掌握了沉香无性系繁育的规律。组织培养可以用当年生嫩枝的叶片、幼芽茎段、成熟胚的胚轴、子叶进行愈伤组织诱导、快繁。用 MS + BA 0.2mg · L^{-1} 培养基比较适合芽的诱导培养；连续在 1/2MS + BA 0.1mg · L^{-1} 培养基中培养的丛生芽，增殖率高，且玻璃芽率低；间接生根法培养生根效果较好，其中以在 1/2MS + NAA 5.0mg · L^{-1} 上培养 2 天后移至 1/2MS 上培养的试管苗生根率最高；试管苗移植于椰壳基质中，成活率可达 73.2%。何旭君等用土沉香种子苗优株枝段作为外植体，认为不定芽诱导培养基为 1/2MS + 6BA 0.2mg · L^{-1} + NAA 0.01mg · L^{-1}；芽的继代增殖培养基为 2/3MS + 6BA 0.2mg · L^{-1} + LH 2mg · L^{-1}；生根培养基为 1/3MS + NAA 0.2mg · L^{-1}；移栽基质以泥炭土：河沙（2：1）较好。组培快繁技术将有利于这种珍稀濒危植物的保护和利用。为扩大我国天然造香植物资源基础，云南版纳地区目前已引进种植越南蜜香树（Aquilaria agallocha）并规模化发展，该树结香时间的树龄为 7 ~ 8 年。

3. 种植。目前主要是对规范化种植及产业化基地建设方面的研究。资源的日趋枯竭、药材质量的不稳定等问题都极大地影响了以沉香药材为主要原料的中

成药的生产与发展，为了确保沉香药材资源的可持续发展与利用，广东君元药业有限公司从 2005 年开始在电白县观珠镇建立了 5000 亩沉香规范化种植研究基地，开展了沉香种质资源鉴定、生物学特性、种植技术以及药材质量评价等方面的研究（该项目已获国家星火计划立项和科技部经费资助），并在此基础上制订了沉香药材规范化生产标准操作规程（SOP），该标准操作规程内容包括总则、产地自然条件、品种、育苗、栽植与田间管理、病虫草害防治、采收现加工、质量标准及监测、包装、贮藏及运输、人员和设备、文件管理等，是沉香药材生产和质量管理的具体操作方法。中山市国林沉香科学研究所也致力于药用沉香 GAP 基地建设，并于 2015 年 1 月获得了由中国中药协会种植养殖专业委员会颁发的"优质道地药材示范基地（沉香）"称号，这将对中山市药用沉香产业的发展起到积极作用。

4. 病虫害防治。对土沉香病虫害的防治坚持贯彻保护环境、维护生态平衡的环保方针及预防为主、综合防治的原则，采取农业综合防治、生物防治与化学防治相结合的方法，目前研究成果较多、效果显著。其中较突出的是对黄野螟的防治，它是土沉香的重要虫害，以食叶为害，大发生时常在 2~3 天内把叶片吃光，变成秃梢，严重影响树体生长与结香。陈志云等对黄野螟生物学特征进行研究，为该病虫害防治提供基础，同时进行黄野螟防治药物筛选，认为由于黄野螟生长速度快，防治时已接近高龄期，从抗药性和环境保护方面综合考量，在林间大规模防治时应选用甲维盐、阿维菌素等生物杀虫剂，以减少化学药物的负面影响。李嘉杰等则通过研究阿维菌素与苏云金杆菌复配对，发现 2∶8 和 1∶9 两种配比杀灭黄野螟效果较好。中山市国林沉香研究所则在研发一种全新药剂防治黄野螟，且不影响正常结香、无农残、安全高效。

五、沉香叶、花、果、木材综合利用方面的研究

目前对沉香叶的研究较多，其他部位如花、果、根、树干等的研究少。其中对叶的研究主要在其有效化学成分的分析与提取，对其进行药效学研究，以寻找与沉香药材功效的相似之处，同时开发沉香叶茶或与其他植物搭配制成保健食品。研究表明，沉香叶含有挥发油、黄酮及其苷类、酚类、还原糖、多糖、氨基酸等化学成分，具有多种生理活性。梅全喜率领他的研究团队对沉香叶的药效学进行了较为全面的研究，沉香叶醇提取物对炎症早期的毛细血管扩张、通透性亢进、渗出和水肿等表现有抑制作用，表现出明显的抗炎作用；沉香叶有镇痛作

用，低、中剂量的沉香叶与沉香药材发挥镇痛作用方面的效果相当；沉香叶具有明显的平喘作用，可能相当于沉香药材或者略优于沉香药材的平喘效果；沉香叶还有降血糖作用、安神助睡眠作用和促进肠蠕动作用等。建议可对沉香叶进行进一步的开发利用，特别是临床药用研究，因其资源丰富、价廉易得，且效果好，具有广阔的开发及应用前景。梅全喜教授及其团队与广东君元药业有限公司合作开展了"沉香叶的综合开发利用研究"课题，取得显著成效，该成果获得中山市科技进步一等奖。

有研究认为，沉香花含多种香料成分，可开发成香精使用；市面上已见到沉香花茶，据称可减肥，效果如何，有待研究证明。对沉香果实的研究，一般认为它可作为油料、食品、饲料和其他工业用途的原料，目前也只是处于分析与试验阶段，未见到有规模生产经营的报道。对沉香木材（含根、茎）的研究还停留在以前，并无实质性进展，以木屑为基质培植菇类或花卉，或许是一个研究及利用方向。

需要注意的是，中国预防医科院病毒所曾毅院士等人于1992年在《病毒学报》上发表一篇名为"诱导 Epstein – Barr 病毒早期抗原表达的中草药和植物的筛选"的研究论文，该论文指出，他们从1693种中草药中共检出18个科中的52种植物提取物含有促癌物质。这些促癌物质中所含有的"Epstein – Barr 病毒早期抗原诱导物"，在特定环境下可以诱导 EB 病毒对淋巴细胞的转化，并能促进由肿瘤病毒或化学致癌物质引起的肿瘤生长，这52种植物就包括土沉香。该论文有关内容于2012年7月在中山媒体上被披露，引起广泛关注，最终还导致中山市市树评选活动搁置，至今尚无定论。虽然曾毅院士的研究成果只是实验室结论，实践中暂未有证据显示土沉香分布地区是鼻咽癌高发区、广大从事沉香产业者也暂未发现得鼻咽癌的机会比其他人高，土沉香所谓的"毒性"程度如何，我们认为有必要进行进一步深入的研究。

六、沉香形成机理研究

一般认为沉香的形成是由于树干损伤后被真菌侵入寄生，在菌体内酶的作用下，使木薄壁细胞贮存的淀粉发生一系列变化，形成香脂，经多年沉积而得。但沉香的形成机理尚未完全清晰，目前研究焦点集中于以下3点：病理学、创伤/病理学与非病理学。

国外很早就有关于沉香形成机理的研究，一般研究认为其与真菌的侵染有关，如 Bose 认为沉香形成与曲霉（Aspergillus sp.）、可可球二孢菌（Botryodiplo-dia theobromae）、Cladosporum sp.、Ebicoccum granulatum、镰刀菌（Fusarium sp.）、毛霉（Mucor sp.）、青霉（Penicillium sp.）、Rhizoplius sp.、Sphamopus sp.、Tolura sp.、木霉（Trichoderma sp.）等有关。总体来说，20 世纪初至 21 世纪，国外研究人员对近 20 种菌进行了接菌结香研究，所有研究结果均表明，接菌结香法能够诱导沉香属植物在接菌处产生沉香，但结香面积小且产量低，并不能满足规模化生产沉香的需求。在国内也有不少类似报道，近年在土沉香的活体植物、离体根、愈伤组织以及悬浮培养细胞中进行了一系列关于沉香的产生和生物合成途径的研究，结果表明，在健康白木香树上接种黄绿墨耳真菌（Melanotus flavolivens）培养液，1 个月后即可检测到苄基丙酮和沉香色酮类等树脂类成分，而未感染真菌的木材组织中无苄基丙酮成分，说明黄绿墨耳真菌可促使沉香形成。魏建和等通过研究证明，可可毛色二孢菌能够天然寄生于白木香，并能诱导沉香产生，据此实验室成功制备了沉香真菌诱导剂，该结香方法已获得了国家发明专利授权（ZL200910241212.8）。

有些研究认为创伤是沉香形成的主要原因，而真菌侵染是次要作用。Dass 研究发现，马来沉香（A. malaccensis）总是在有创伤时才能形成沉香，而健康树体没有沉香形成。Rahman 与 Basak 从 A. malaccensis 木块分离真菌，并将真菌接种，结果表明沉香形成是由开放性伤口引起，并非由特定活性真菌而产生。美国明尼苏达大学的 Blanchette 等的研究证实，所有对沉香属植物木质部的伤害均能够使其产生沉香类物质，而且对活细胞的伤害强度越大所形成沉香木的面积越大。如果只是钻孔，则只在创伤边缘周围形成沉香木，如果在钻孔中加入能够杀死一些树体细胞的化学物质，则能够在更大面积上形成树脂。Blanchette 还成功筛选到了对木质部活细胞起伤害作用的化学物质，如氯化钠、亚硫酸氢钠、氯化亚铁等。这些物质能够显著增加沉香木树脂的形成量。

现在也有研究者认为，激发子能诱导土沉香产生悬浮细胞结香。激发子是指那些能够激发生物积累次生代谢产物的生物因子或非生物因子。曾有报道将激发子 MeJA 和黄绿墨耳真菌提取物用于土沉香成香机制研究中。在无菌条件下，Michiho 等将 MeJA 加入土沉香悬浮细胞中，诱导产生了 α - 愈创木烯（α - guaiene）、α - 蛇麻烯（α - humulene）和 δ - 愈创木烯（δ - guaiene）。愈创木烯类化合物是在 MeJA 诱导后期产生的，它可能是沉香螺醇（agarospirol）、枯树醇（kusunol）和 β - 沉香萜呋喃（β - agarofuran）的前体化合物。Qi 等和何梦玲等以土沉香香根悬浮培养细胞为材料，黄绿墨耳真菌提取物为真菌激发子，首次在组织培养物中成功诱导产生了 2－（2－苯乙基）色酮化合物，而未经诱导的悬浮培养细胞中均不能检测到色酮类化合物。研究结果表明，色酮类化合物是土沉香细胞在逆境状态下重新合成的次生代谢产物。

生物受到外界侵染，都会自动产生防御机制。沉香形成也可能是对创伤的防卫性反应。Nobuchi 与 Siriatanadilok 认为沉香木创伤后的沉香形成过程中，有两个明显的生理变化阶段：第一阶段是树体受伤后，其薄壁组织细胞内淀粉减少直至消失；第二阶段是在淀粉粒消失后，会有显著的液胞化现象，并出现褐色小滴状物。在液胞化的过程中，发现空胞转化成为耐高渗透压状态，与沉香形成有密切的关系，在此过程中未发现任何真菌或菌丝。因此有待进一步研究真菌和创伤在沉香形成过程中的作用。

至于其他关于结香技术、沉香化学成分、药用价值、药理作用、临床应用等方面的研究现状，本书在其他章节有详细论述，这里不再重复。

第五节　莞香文化产业发展现状

莞香，常用名土沉香，别名白木香、女儿香，是国内唯一以地方命名的树种。在我国种植莞香树的区域统称为莞香系，莞香系沉香属于世界沉香谱系中三大系之一，为国家二级保护植物和特有珍贵药用植物，被誉为"植物中的钻石"，价值不菲。

在莞香生产贸易中形成的莞香文化，历史延绵上千年，内涵丰富。据史料记载，东莞早在唐代就开始种植莞香，至明清时期，莞香闻名全国，其中又以寮步的香市最为著名，称为"广东四大市"之一。东莞的莞香在当时不仅转运到苏杭、京师等全国各大城市，成为上贡佳品（至今故宫博物院还存有关于东莞进贡莞香的历史记载），更是销往东南亚乃至西亚等地区。香港名字的由来也跟莞香有关。可以说，莞香近千年的种植加工与开放贸易传统，已成为东莞乃至岭南文化传统的一部分，具有独特个性的地域文化基因，更是中国传统香道文化中的精髓。在当今全球化背景下，莞香无疑是本土性与世界性辩证统一的极佳载体，是东莞难得的具有区域影响力的一张历史文化名片。

一、东莞复兴和繁荣莞香文化产业的机遇

莞香文化作为沉香文化的重要组成部分，而东莞又是莞香文化的发源地，理应抓住机遇，顺势而为，迎接挑战，加快推动莞香文化复兴，建立莞香文化产业链，打造"中国香都"。

1. 东莞具有发展莞香文化产业的"天时"

莞香文化具有 1600 多年的历史根基，在莞香生产贸易中积淀形成的莞香文化内涵深厚。莞香文化所承载的历史，是一部早期东莞人积极开展经济贸易交流活动的开拓史，是东莞人敢为天下先、诚信奉献、包容创新的精神象征。一方面，东莞寮步是莞香贸易的集散地，是莞香文化的重要载体；另一方面，莞香作为中国传统香文化的代表性香品，具有突出个性特征的地域文化基因，是东莞具有影响力的一张历史文化名片。可以说，莞香是东莞最具区域影响力的历史文化遗产。依托深厚的文化积淀发展莞香产业，无疑具备其他地区无法比拟的文化优势。

2. 东莞具有发展莞香文化产业的"地利"

从区位条件上看，东莞市位于广东省中南部，珠江口东岸，北接广州，南连深圳，交通便利，经济繁荣，消费能力强。此外，东莞属亚热带气候，生态条件优良，适宜大面积推广种植莞香树，且种植成本较低。出土的莞香香气甜蜜清幽，不烈不燥，且发香时间长。东莞素有"世界工厂"之称，是全国加工贸易转型升级的试点示范城市。雄厚的制造业基础、发达的物流业、整体实力不断提升的科技研发能力，有利于东莞突破土地资源紧张、艺术市场欠缺的限制，聚焦莞香及其衍生产品深加工业、文化休闲旅游、莞香交易与研发等方面发展，于莞香种植、艺术收藏外另谋发展优势，实现产业转型升级。加之近年来，东莞市委市政府以复兴莞香文化为使命，打造了一系列莞香文化品牌，如寮步镇建成国内首座沉香文化博物馆，打造中国沉香交易第一街——牙香街，连续十年举办全国首个沉香专业博览会——香博会；莞香制作技艺、"寮步香市"入选第四批国家非物质文化遗产名录；莞香花确定为东莞城市形象标志；黄欧、汤锦华先后入选莞香非遗传承人等。初步形成了较为齐全的沉香产业链，如东莞莞香产业主要集中地寮步镇，全镇现有沉香生产经营企业及商户 60 多家，年产值超 7 亿元。其中牙香街年销售额达 8000 万元，领域覆盖研发、生产、加工、批发及零售等范畴。加工贸易的根基、文化的宣传推动与初具产业规模，是东莞打造东方香都的重要原动力。

3. 东莞具有发展莞香文化产业的"人和"

莞香树实用低调，其香味妙至柔通三界、溢四海，莞香八方而汇至东莞，彰显了东莞"海纳百川、厚德务实"的城市精神。而莞香树经雷电袭击、虫蚀蚁蛀甚至人为折损后方能结出真香，其经历磨难后浴火重生的形象，恰是当下处于结构调整阵痛期东莞人披荆斩棘、砥砺奋发精神面貌的最佳写照。因而莞香文化能为东莞重塑城市形象提供宝贵的文化资源和精神资源。同时"人和"的有利因素还有：①政府重视莞香文化产业。2015 年市政府出台《莞香文化产业发展实施方案》，下决心推动莞香文化产业纵深发展，形成千亿莞香产业集群，重塑"莞香祖源，沉香圣地"，打造"东方香都"，助推东莞产业结构优化升级，提升东莞城市形象。②民间企业积极性高。在莞香热潮的影响下，大量民间资本注入莞香文化产业。以寮步为例，寮步镇包括牙香街共引进和培育了广东香城集团有限公司、广东青州文化有限公司、东莞晶桦沉香科技有限公司、台湾好香馆、香佬李、君林莞香、致远香居等近百家实力香企、精品香铺，占据东莞市 228 家香企、香铺的半壁江山，经营范围覆盖种植、生产加工、研发等各个环节。还有一批龙头企业进驻东莞，包括天锐实业有限公司、广东莞香生物科技有限公司、天成香料股份有限公司和波顿香料有限公司等，为东莞莞香文化产业的发展奠定坚实的基础。

二、东莞莞香文化产业发展的现状

近年来东莞市的沉香协会、企业等在发展莞香文化产业方面做了大量工作，也取得了显著成绩，主要表现在以下几个方面。

1. 推动莞香产研贸发展，开发莞香产品

东莞的沉香协会、企业等分别与中国医学科学院药用植物研究所、广州中医药大学等高校及研究机构合作，进行沉香种植、通体结香技术研究及产业化推广，开发产品包括手串、香粉及精油等，开发沉香护肤品品牌。联合南方文交所、波顿香精香料集团，积极筹建广东省香料香精交易中心，以线上电子交易与线下实体贸易相结合的模式，打造国家级香料香精交易综合体；以更为成熟的市场化运作方式，连续主办中国（东莞）沉香文化艺术博览会，推动莞香贸易繁荣发展。

2. 大力发展莞香文化休闲旅游产业，延伸产业链

东莞市沉香协会会长单位香城集团规划投资 1 亿元建设世界沉香（莞香）博览园项目，打造一个集沉香文化休闲、养生及旅游于一体的主题文化旅游基地，

内置沉香树种活体博物馆、沉香产品展示区、世界沉香产业科普馆、香草时花、农博园、休闲农庄和农家乐等系列休闲文化项目，现已建成香博园雏形，每年吸引数万游客前来参观游玩体验。

3. 参与"一带一路"建设，力促莞香文化走向世界

以发展莞香文化为参与"一带一路"建设的重要抓手，加强行业的国际交流与合作，重启"海上丝绸之路"，增创开放型经济发展新优势。受老挝前副总理宋沙瓦·凌沙瓦邀请，曾组团赴老挝开展沉香产业的民间交流与合作。赴南非参加《濒危野生动植物种国际贸易公约》（CITES 公约）第十七届缔约方大会，出席参与关于沉香人工培植的国际研讨。此外，还与新加坡、马来西亚、老挝等地开展合作，推动莞香走向东南亚国家市场。近两年，东莞"走出去"战略升级，加强了与巴西、阿根廷、迪拜、伊朗等南美、中东新兴市场国家的经贸合作。而上述外贸版图恰是全球香料市场需求强劲的地区，莞香产业无疑能成为开辟新兴市场的有力抓手。加之东莞电子商务、休闲旅游业等新业态方兴未艾，莞香产业与电商模式、流行的养生休闲产业联姻，有助进一步丰富新业态，激发东莞经济增长新活力。

4. 着力推广莞香文化教育宣传，弘扬本土文化

莞香生产企业创办了中国沉香网、沉香文化交流论坛，开通了香讯文化公众号，打造国内最大沉香资讯传播交流平台。今年 6 月份，东莞沉香协会参拍的《沉香珍品：莞香》大型纪录片在全国 20 多家地方电视台与 Discovery 探索亚太等频道栏目中播出。此外，协会还与东莞社科联合作，开展"东莞人文学堂"进校园活动，分别在东莞理工学院、广东医科大学等四所高校举行莞香主题讲座，并将继续走进"市民讲堂"，向公众传播香文化知识。协会在香博会期间还举办"21 世纪海上丝绸之路——首届国际（东莞）沉香文化与产业发展高峰论坛"，聚集专家和业界人士开展沉香文化研讨活动，积极筹建莞香文化学院，为行业发展培育专业人才。

5. 莞香文化"八个一"工程助推东方香都建设

按照"文化＋产业＋旅游"融合发展思路，结合目前市场投资意愿，建立企业主导、政府扶持的市场化运作模式，以莞香文化"八个一"工程为抓手，巩固东莞在中国沉香行业的龙头地位，打造东方香都，进一步扩大国际影响力。

莞香文化"八个一"工程包括一条牙香街、一场香博会、一座沉香博物馆、一个沉香加工贸易平台、一个莞香产业园、一个香博园、一所香学院、一个莞香文化旅游区。目前牙香街、沉香博物馆、香博园、莞香（香市）文化旅游区已建成，香博会也已连续不断举办了十届，为东莞莞香文化产业发展打响了头炮，需加强后续的配套完善与运营；莞香文化旅游区即香市文化旅游区荣获国家4A级旅游区。接下来，沉香加工贸易平台、莞香产业园、香学院将作为未来两年东莞发展莞香文化产业的重头戏来抓。

（1）加快筹建沉香加工贸易平台。引入科研机构和质检中心，筹建公共研发中心和质检中心，为开展沉香技术攻关与产品研发、文化与产业标准制定和质量检测服务，打造中国最专业的沉香拍卖市场；设立产品订购贸易区，提供企业产品展示、交易、现场接单服务；设立沉香进出口综合服务平台，为沉香产品的批发、进出口和佣金代理提供相关的技术咨询服务及配套服务。

（2）重点打造莞香产业园。打造集研发、展销、制造、体验和综合服务等功能于一体的莞香产业园。着力与高校、研发机构合作，开展莞香药食两用方面的研发，开发莞香系列产品。

（3）依托种植基地打造香博园。建成国内首家莞香文化博览园，汇聚世界香树名品展览，设置香道表演及品香、采香观光等，打造精品科普基地。

（4）扶持民间力量举办香学院。建立莞香文化传播与交流的平台，开设香文化体验式课程，为香文化爱好者和从业者提供长期渐进式学习与培训，培养莞香制作技艺后继人才，不断扩大传承队伍。

（5）整合资源建成莞香文化旅游区。加强统筹寮步现有的牙香街、香博馆、香慧寺、香博园、西溪古村等莞香文化项目，以"寮步香市"为依托，引进香薰、清吧、茶馆、瑜伽等休闲服务业，打造一个以香为主题的休闲旅游区，开通沉香旅游线路，建成集观光、旅游、养生为一体的莞香小镇。

中华文化博大精深，源远流长，五千年的华夏历史留下了不少文化精神，香文化便是其中不可或缺的重要部分，莞香文化是东莞市具有区域影响力的本土文化品牌之一。相信莞香文化产业也一定会借东莞市政府出台的《莞香文化产业发展实施方案》和确立的建设"东方香都"、打造千亿莞香产业集群发展战略的东风做大做强，成为东莞乃至广东省的一张文化名片！

第六节　莞香综合产业发展现状

古代东莞地域广大，今之东莞、香港、深圳、中山、珠海、澳门、惠东部分地区都属古代东莞郡范围。古代东莞郡属下的区域（以香山为主）盛产莞香，因而，这些地区在唐宋以前已出现与香有关的一系列地名，如香山、香山场、香洲、香港、香港仔、香埠头、香港围等。有资料介绍，隋唐以前，东莞就是沉香的著名产地，每年有大批"莞香"进贡朝廷。宋代时，广东各地已普遍种植，尤以莞邑为甚。当时国家昌盛，社会稳定，人民富裕，香自朝廷贡品演化为商品、药品之后，名声远播，引发了消费者的钟爱和海内外市场的热切关注。明清时期，寮步香市与广州花市、罗浮药市、廉州珠市并称"广东四大市"。莞香成为东莞特别是寮步的一大名产，是当时东莞的重要经济支柱。那时的莞香经由寮步香市销往国内各地，还远销南洋、阿拉伯等国家和地区。寮步具有600多年历史的牙香街，是当年寮步古代十三行中集中销售莞香的一条街道，全长500多米，兴旺一时。坐落于寮步的中国沉香博物馆清楚介绍了这条街道的前世今生，那时候牙香街是各种沉香原料、香制品的销售集散地，也成就了寮步香市之名。

旧时莞邑人主要将莞香树用作香木。莞香树干晒干后，劈成小片，焚香时，把香木放入香炉，点燃莞香木后会散发出淡淡的清香。据说这种清香能清新空气，有杀菌作用，因此莞香在民间还有驱秽避邪的说法。莞香很受人们的欢迎，尤其是逢年过节，人们都会前往香市采购香木回去焚香，作为民间礼俗祭拜之需。到了中华人民共和国成立后，尤其是"文革时期"，由于受"破四旧"的影响，使用香木的传统被禁止，但在乡下还有农户人家使用。直至现在，也还有庙宇或某些村户老人保持着焚香木的习惯，最明显的例证就是如今东莞寮步的香市仍存在。

莞香的用途还体现在它的药用价值，其是非常名贵的中药沉香。据说一些极品沉香每公斤价值近百万元。莞香树在受虫蛀后，或者人工在树根部或树干划出伤口，树干因受伤后被真菌侵入寄生，在菌体内酶的作用下，木薄壁细胞贮存的淀粉产生一系列变化，最后，混合油脂（树脂）成分和木质成分的固态凝聚物形成香脂，经过多年的沉积，有特别香气，故名"沉香"。中医学认为沉香性微香，味辛、苦，具有降气、调中、暖肾、止痛之功效。日本专家研究认为，沉香能有效抑制癌细胞的生长。与其他地区出产的沉香相比，莞香最大的特点是有清甜味，上炉熏香后会散发出浓郁的果仁香味，香气甜蜜清幽，芬芳宜人，且发香时间长。有关对莞香有机物检测的研究表明，莞香有147个有机分子对应其特殊功用，其中有60多个无法人工合成，所以莞香是珍贵的药物原材料。近年来，它的生物学保护方法、结香机理、药物成分和药用价值的研究已成为国内外的热点研究课题。

莞香木自古以来就是非常名贵的木料，亦是工艺品最上乘的原材料，真正的沉香木可以随着时间的流逝越来越香，色泽会随时间的推移而越来越深，油脂线也会越来越多。据传明、清两代，宫廷皇室皆崇尚用莞香木制成各类文房器物，工艺精细，与犀角制作相同。因此在拍卖市场上一旦有沉香木制作的大件物品出现，往往会有令人惊讶的表现。比如 2007 年福建莆田展出的一张用了 3 吨沉香木、雕上了 55 条活灵活现青龙的宫廷龙床，市场上叫价达 5 亿元。此外，其树叶还可研制成茶叶，如东莞的莞香树叶制作成的茶，细品则口感细腻、味甘气香，可谓上佳茶饮。

由于莞香市场的需求量大，经过多年的过度采伐，使得东莞地区的莞香树越来越稀少，虽然砍伐后留下的树根还可再生长，但莞香树生长期很慢，一般要十几二十年才能长成，成片成群的野生莞香树更是少见。近年来，为推动莞香产业的发展，东莞市政府提供了强有力的扶持，支持莞香种植、加工、生产，引导布局莞香产业发展，形成千亿莞香产业集群的目标。从镇街层面，寮步、大岭山、清溪、东城等镇街也将沉香产业列入特色产业，配套制定了一系列政策措施，对于推动沉香产业化发展发挥了重要的引导和推动作用。

此外，基于莞香文化与产业的巨大发展潜力，民间投资踊跃。社会资本尤其是本土民间资本在政府的引导下，陆续加注莞香产业的投资，在寮步、大岭山、清溪、东城等镇街纷纷成立了多家莞香种植园、种植基地、沉香研究所或以沉香经营为主的公司企业和商铺。据 2016 年统计数据显示，东莞市共种植莞香树约 1.6 万亩，数量超过 90 万株，产业规模近 15 亿，已初步形成收购、加工、交易一条龙的产业链。以沉香交易市场牙香街为例，从一期扩充到二期，年销售额达 8000 万元，从事沉香行业的企业也从 50 多家增至 200 多家。同时，也将以东城—大岭山—寮步为中心，发展莞香产品精加工和深加工。其中核心区主要发挥东莞制造优势，开展有机结香的原生态莞香产品（盘香、线香、香片、香粉、香料等）制造，联合医药企业在松山湖高新区、石龙镇布局莞香生物医药产业集群，以优质莞香为主要原材料进行深加工，研发和生产沉香大规模药用、沉香精油等深加工产品。

在莞香种植方面，水源、土壤及自然环境都能决定沉香产品的良莠。东莞区域内的四个皇家香林中，目前仅百花洞的生态环境保护良好，未受到任何污染，继续发展莞香的种植。另外，除了大岭山百花洞的莞香种植基地外，清溪、凤岗、樟木头和东莞植物园等地也在不断扩大莞香种植面积。根据东莞对莞香产业发展的新规划,将依托东莞的地理环境和产业发展基础,鼓励支持各镇街发展莞香种植产业,计划用 5 年时间重点在东莞全市中部片区、西南片区、东部片区种植 4 万亩莞香树,打造一批现代化生态种植基地。

经过这些年的发展,东莞沉香产业分布也越来越广泛,主要覆盖以下这些行业(表 7-1)。

表 7-1 东莞市沉香产业分布情况简表

产业	国际	东莞
第一产业	育苗、种植、保护等	育苗、种植、保护等
第二产业	药品、食品、化妆品、保健品、医疗用品、工艺品、日化品、烟、酒、茶、造纸、家居用品等	药品、食品、化妆品、保健品、工艺品、日化品、茶、造纸、家居用品等
第三产业	技术服务、金融服务、人才培训、文化交流、知识科普、发展咨询、生态旅游等	"互联网+"、技术服务、行业标准、金融服务、人才培训、文化交流与研究、本土文化普及传承、知识科普、发展咨询、生态旅游等

为更好地引导莞香产业发展,在政府部门的牵头组织下,一群有志之士在 2011 年 9 月 28 日创立了东莞市沉香协会(以下简称"协会")。协会是由致力于沉香文化产业发展的领导、专家、学者、企业家、爱好者等自愿组成的专业性、地方性、非营利性的社会团体。协会秉承"传承、融和、创新、共赢"的办会宗旨,团结全体会员及从事沉香文化的同仁,通过开展沉香产业发展的研讨、交流、推广等活动,积极探索将沉香文化与沉香产业有机融合的可行性方法,提高沉香利用的技术和水平,扩大沉香的实践应用范畴,达到振兴和发展繁荣沉香产业的目的。协会不断与各地行业协会加强交流与合作,共谋沉香发展之路;积极参与市政府制定沉香产业发展的实施方案,助推东莞沉香产业的快速发展。

为推动沉香产业的规范化、市场化发展,2015 至 2017 年间,协会积极参与国家林业部门"沉香标准"的制定工作,成为林业行业"沉香标准"制定主要起草单位之一,借助"香博会"大平台向业内外大力推广"沉香标准",受到国家林业总局高度评价。2018 年,协会与政府签订五年合作协议,首次主办香博会,并牵头成立中国(华南)沉香协会联盟、召开全国沉香协会首届会长联席会议,与中国林业科学研究院木材工业研究所联合成立沉香检测(东莞)受理站。为适应市场环境变化与沉香行业发展需求，协会不断夯实自身实力，规范内部管理，优化会员服务，充分利用自身的号召力和影响力，推进沉香检测（东莞）受理站服务工作与国家林业行业标准 LY/T 2904－2017《沉香》的落地实施。此外，协会还积极参与《沉香质量分级》和《沉香提取物》林业行业标准的制定工作，以及《沉香》食药物质可行性研究工作，各地也相继发布实施沉香团体标准、地方标准，如《地理标志产品 莞香》《广东省食品安全地方标准 白木香叶》已发布实施，《广东省食品安全地方标准 结香白木香木》已立项编制等。这对促进我国沉香产业的健康有序发展，完善沉香产业的质量管理与监督起到了有效的推动作用。

多年来，莞香产业的持续发展带动了周边省市及东南亚各国的沉香贸易，特别是中国（东莞）国际沉香文化产业博览会这一大平台，连通了中国与东南亚各产香国的整个沉香产业链，香农、香商、香企专家、行业研究机构以及广大民众在这个大平台上互通有无，一个个封闭的沉香小圈子被打开、贯通，逐渐形成全球化的商贸模式，这些商贸规模的不断扩大又反过来促进莞香产业的发展。

在莞香文化产业发展过程中，东莞始终坚持"文化＋产业＋旅游"三线并进，坚持走市场化之路。企业要"唱主角"，政策要注重引导，鼓励适度竞争，构建起集种植、深加工、贸易、旅游、科研、医药、养生、文化于一体的全产业链，开辟沉香行业新蓝海，惠及广大民众！

当前，我国正在实施"一带一路"国家战略，这给沉香产业的发展带来了重要的商机。沉香曾经是古代"海上丝绸之路"对外贸易物品中最为特殊的一个品种，因为古代"海上丝绸之路"出口的是丝绸、瓷器、茶叶，进口的是象牙、犀角、玛瑙、香料（麝香、丁香、乳香、没药等），唯独只有沉香是既有进口，又有出口。原产于印度、印尼、马来西亚、越南、柬埔寨等国家的进口沉香通过"海上丝绸之路"进入到国内，而另一方面主产于东莞、中山等地的国产沉香（莞香）又通过"海上丝绸之路"从广州、香港等地出口到世界上的其他国家。事实上，在近年来沉香热潮的推动下，中山、东莞及茂名的一些沉香科技型企业已与东南亚各国建立了良好的沉香合作机制，他们在沉香种植、结香、沉香产品研发及综合利用等方面均取得大量重要的成果。为此，我们建议广东应借助国家实施"一带一路"重要战略的东风，大力发展沉香产业，立足沉香资源优势，弘扬沉香传统文化，积极推动广东沉香产业与东南亚国家沉香产业的合作与开发以及交流与贸易，再现"21世纪海上丝绸之路"的辉煌，以此助推"一带一路"国家战略的实施。

参考文献

[1] 李红念，梅全喜，吴惠妃，等. 沉香的资源、栽培与鉴别研究进展 [J].
亚太传统医药，2011，7（2）：134－136

[2] 李红念，梅全喜，林焕泽. 沉香叶与沉香药材镇痛作用的对比研究 [J].
时珍国医国药，2012，23（8）：1958－1959

[3] 李红念，梅全喜，林焕泽，等. 沉香的化学成分、药理作用和临床应用研究
进展 [J]. 中国药房，2011，22（35）：3349－3350

[4] 林焕泽，李红念，梅全喜，等. 沉香叶的研究进展 [J]. 今日药学，2011，
21（9）：547－549

[5] 梅全喜，李汉超，汪科元. 南药中山沉香的产地考证与发展构想 [J]. 时
珍国医国药，2007，18（8）：2049－2051

[6] 梅全喜，李汉超，汪科元，等. 南药沉香的药用历史与产地考证 [J]. 今
日药学，2011，21（1）：3－5

[7] 梅全喜，林焕泽，李红念. 沉香的药用历史、品种、产地研究应用浅述
[J]. 中国中医药现代远程教育，2013，11（8）：85－88

[8] 梅全喜，汪科元，林焕泽，等. 沉香的结香、采收与鉴别方法 [J]. 中医
中药，2013，11（12）：268－269

[9] 梅全喜，吴惠妃，梁食，等. 中山沉香资源调查与开发利用建议 [J]. 今
日药学，2011，21（08）：487－490

[10] 吴惠妃，梅全喜，李庆国，等. 白木香种子挥发油化学成分及抗氧化性研
究 [J]. 中药材，2013，36（9）：1463－1466

[11] 吴秀荣，李红念，梅全喜，等. 沉香叶与沉香药材平喘作用的对比研究
[J]. 今日药学，2013，23（06）：346－347

[12] 白芳. 莞香对岭南社会经济的影响 [J]. 深圳大学学报，2008，25（4）：
132－135

[13] 陈志云，李东文，王玲，等. 土沉香黄野螟生物学特征研究 [J]. 中国植
保导刊，2011，（11）：10－14

[14] 陈志云，王玲，李东文，等. 黄野螟防治药剂筛选试验 [J]. 林业技术开

发，2012，26（1）：117－119

[15] 戴好富，梅文莉，吴娇. 一种沉香香水及其制备方法 [P]. 中国专利：200710121128.3，2008－02－27

[16] 弓宝，黄立标，冯锦东. 考察不同发酵时间对沉香精油提取率的影响 [J]. 香料香精化妆品，2011，（6）：17－18

[17] 国家药典委员会. 中华人民共和国药典·2015 年版 [S]. 北京：中国医药科技出版社，2015

[18] 何梦玲，戚树源，胡兰娟. 白木香悬浮培养细胞中 2－（2－苯乙基）色酮化合物的诱导形成 [J]. 广西植物，2007，27（4）：627－632

[19] 何旭君，蔡乙东，陈永镇，等. 土沉香组织培养快速繁殖技术研究 [J]. 林业建设，2006，（4）：10－12

[20] 黄崇才. 白木香 *Aquilaria sinensis*（Lour.）Gilg 种质形态学与细胞学研究 [D]. 广州：广州中医药大学，2009

[21] 黄久香，刘宪宽，叶永昌，等. 东莞与邻近地区土沉香居群的叶形态和遗传多样性分析 [J]. 广东农业科学，2014，（3）：153－158

[22] 黄俊卿，魏建和，张争，等. 沉香结香方法的历史记载、现代研究及通体结香技术 [J]. 中国中药杂志，2013，38（3）：302－306

[23] 黄永芳，庄雪影. 华南乡土树种育苗技术 [M]. 北京：中国林业出版社，2007

[24] 赖有生. 中山研发沉香防虫新技术 [N]. 中山日报：2015－7－6（A2）

[25] 李汉超. 拯救土沉香催生新产业 [N]. 中山日报，2012－06－30（A8）

[26] 李嘉杰，李东文，郑礼飞，等. 阿维菌素与苏云金杆菌复配比对黄野螟增效作用研究 [J]. 山东林业科技，2011，（5）：52－53

[27] 李锦开，李振纪. 中国木本药材与广东特产药材 [M]. 北京：中国医药科技出版社，1994：11

[28] 丽艳，罗丽萍，杨柏云，等. 白木香种子油脂肪酸组成分析 [J]. 安徽农业科学，2008，36（6）：2207－2208

[29] 林芳花，江顺，叶海宇，等. 我国沉香相关专利的现状分析 [J]. 广州化工，2009，37（9）：36－38

[30] 林焕泽，吴秀荣，陈建华，等. 白木香叶代泡茶的质量标准研究 [J]. 中国医药导报 2013，10（29）：105－107

[31] 刘军民. 沉香（白木香）药材规范化种植（GAP）研究 ［D］. 广州：广州中医药大学，2005

[32] 刘俊，梅文莉，崔海滨. 白木香种子挥发油的化学成分及抗菌活性研究 ［J］. 中药材，2008，31（3）：340 – 341

[33] 刘倩. 中山市成功繁育国家二级保护野生树种土沉香 ［N］. 中山日报，2006 – 04 – 11

[34] 梅文莉，林峰，戴好富. 白木香花和果实挥发油成分的 GC – MS 分析 ［J］. 热带亚热带植物学报，2009，17（3）：305 – 308

[35] 欧芷阳，杨小波，方其江. 白木香在不同生产条件下的种植比较研究初探 ［J］. 中国农村小康科技，2006，（8）：47 – 50

[36] 杨德兰，梅文莉，杨锦玲，等. GC – MS 分析 4 种奇楠沉香中致香的倍半萜和 2 –（2 – 苯乙基）色酮类成分 ［J］. 热带作物学报，2014，35（6）：1235 – 1243

[37] 汪科元，王守东. 众香国里话沉香 ［M］. 北京：人民卫生出版社，2010

[38] 汪科元. 沉香茶及其制作 ［P］. 中国专利：200710029195.2，2008 – 01 – 02

[39] 王剑，金兆元. 沉香肾茶袋泡茶及其制备工艺 ［P］. 中国专利：200710065657.6，2007 – 08 – 08

[40] 邬璟，钱大玮，段金廒，等. 白木香种子营养成分的分析与评价 ［J］. 热带作物学报，2012，33（1）：11 – 14

[41] 香山一树. 为香山沉香正名. 中山日报 ［N］. 2015 – 06 – 09（A5）

[42] 刑定伦. 崖州志 ［M］. 广州：广东人民出版社，2011：74 – 78

[43] 徐强兴，吴妃华，周立赖. 土沉香的组培快繁技术研究 ［J］. 广东农业科学，2006，（8）：44 – 46

[44] 严小青，惠富平. 古代岭南地区土沉香的生产及其社会影响 ［J］. 史学月刊，2008，（4）：122 – 124

[45] 杨锦玲. 沉香油研究进展 ［J］. 香料香精化妆品，2014（6）：59 – 63

[46] 叶觉迈修著，隙伯陶纂修. 东莞县志. 台北：成文出版社，民国十年：398 – 402

[47] 原慧芳，田耀华，魏丽萍，等. 白木香在不同生产条件下的种植比较研究初探 ［J］. 中国农村小康科技，2006（8）：47 – 50

[48] 张承良. 论莞香的文化价值及其当代实现 ［J］. 岭南文史，2010，（2）：

52 – 56

[49] 赵翾，赵树进. 白木香群体的表型多样性分析 [J]. 华南理工大学学报，2007，35（4）: 117 – 122

[50] 郑克敏. 戒毒中药济泰片中木香及沉香的活性组分分离纯化研究 [D]. 上海: 华东理工大学，2010

[51] 中国科学院华南植物研究所. 广东植物志 [M]. 广州: 广东科技出版社，1998

[52] 朱报著，潘文，张卫华，等. 粤琼土沉香种源/家系种子变异和早期生长分析 [J]. 广东农业科学，2014，（23）: 20 – 25

[53] Blanchette R A, Heuveling V B H. Cultivated agarwood. EU : WO02094002, 2001 – 11 – 28

[54] Bose S R. Enzymes of wood – rotting fungi [J]. Ergeb Enzymforsch, 1939, 8: 267 – 276

[55] Bose S R. The Nature of agar formation [J]. Sci Cult, 1934, 4 (2): 89 – 91

[56] DassD K. The agar industry in Pakistan [J]. J For, 1963, 13 (2): 194 – 197

[57] Gibson IA S. The role of fungi in the originofoleoresin deposits (Agaru) in the wood of Aquillaria agallocha (Roxb.) [J]. Bano Biggyn Patrika, 1977, 6 (1): 16 – 26

[58] NASIMA Akter, ANANTA Z Neelim. Agarwood plantation at BRAC tea estate: introduction, environmental factors and financial analysis. Bangladesh: BRAC Research, 2008

[59] Nobuchi T, Somkid S. Preliminary observation of Aquliaria crassna wood associated with the formation of aloeswood bult [J]. Kyoto Univ Forests, 1991, 63: 226 – 235

[60] Qi S Y, He M L, Lin L D, et al. Production of 2 – (2 – phenyl – ethyl) chromones in cell suspension cultures of Aquilaria sinensis [J]. Plant Cell T is Org Cult , 2005, 11: 217 – 221

[61] Rahman M A, Basak A C. Agar production in agar trees by artificial inoculation and wounding [J]. Bano Bigan Patrika, 1980, 9 (1/2): 97 – 98

第八章　沉香的品牌建设及综合利用研究

沉香的应用范围越来越广泛，除了医药用途之外，已被广泛应用于香道、香料、化工、宗教、收藏、化妆品、保健用品、保健酒、茶代用品等各个方面。沉香原材料的品质已越来越受到重视，在强调品质的今天，沉香的品牌建设尤为重要。广东种植沉香的各地都在重视这方面的工作，积极开展生产种植基地、地理标志商标、道地产地之乡、非物质文化遗产代表性项目及生态原产地产品保护等品牌建设工作，取得了显著成绩。

第一节　沉香的品牌建设

沉香的品牌建设主要体现在打造规范的种植生产基地、申报非物质文化遗产代表性项目、地理标志商标及生态原产地产品保护等，这些工作做得比较好的有东莞、中山和茂名三地。

一、打造沉香品牌生产示范基地

广东是沉香药材的主产地，自然环境条件好，适合于沉香的种植，且沉香的种植历史悠久、群众基础好、累积经验丰富等。据《广东省岭南中药材保护条例》记载，广东的道地药材沉香在广东的主产地有东莞、中山、茂名、惠州、揭阳等地，其中尤以东莞、中山和茂名三地沉香的种植工作做得最好，种植面积大、结香技术丰富多样，沉香产品开发与贸易也做得非常好。早在宋代，岭南地区就已是沉香的道地产区，但其后历代的采伐过度，到了近代，沉香的资源已接近枯竭。中华人民共和国成立之后，国家重视中药材的种植开发，沉香种植一度有所恢复，特别是改革开放之后，广东各地都十分重视沉香的种植、加工等产业发展，尤其是东莞、中山和茂名等地在发展沉香种植、结香、生产加工及品牌打造方面做了大量工作，也取得了显著成绩。

莞香，是以东莞地方命名的沉香珍品，是东莞享誉千年的地方物产，在莞历史悠久，东汉时期已有种植。据清代雍正八年周天成修撰的《东莞县志·周志》中记载："莞诸物俱不异他邑，惟香奇特。"沉香以"产广东东莞县金桔岭，金钗岭者品质最良"，莞香天赋香气淡雅宜人，且药用价值极高，以致其稀有珍贵。据《唐六典》记载，早在唐代莞香已成为皇家贡品，被列入制度；而在宋代，品香与斗茶、插花、挂画并称"四艺"，是上流社会怡情养性的"四般闲事"之一。历经唐、宋、元、明代前期，一直深藏宫中人未识，至明朝嘉靖年间才逐渐放开民间使用和贸易，得以名扬四海。清末史学家陈伯陶《东莞县志》中记载："莞香至明代始重于世。"

在明朝，东莞已逐步形成莞香收购、加工、交易一条龙的完整产业链，成化年间，大岭山镇大沙村的墟市便是莞香的主要交易市场，后当数寮步镇的牙香街最为繁盛，是为"香市"，与广州的"花市"、廉州的"珠市"、罗浮的"药市"并称广东"四大名市"，是四市中最具特色的一个。清代屈大均《广东新语》中亦记载莞香盛时远销至北方的情形："当莞香盛时，岁售逾数万金，苏松一带，每岁中秋夕，以黄熟彻旦焚烧，号为熏月，莞香之积阊门者，一夕而尽，故莞人多以香起家。"可见当时莞香贸易极其繁荣。

莞香种植业从清朝雍正年间开始衰落，但并未完全绝迹，在中华人民共和国成立前还是东莞农民的一项重要收入来源。中华人民共和国成立后的二三十年间，由于莞香是生产香料的主要原料，且价格不菲，再次招来灾难，遭到滥砍滥伐，曾经满山的莞香树所剩无几，尤其在二十世纪六七十年代，香农迫于生计大量毁林改种成长快、效益快的经济农作物。由于人为破坏，加上莞香自身生长缓慢、生产时间跨度长，导致莞香的数量锐减，濒临灭绝。

新世纪伊始，东莞市开始了一系列保护莞香的措施，对原有的莞香林给予保护并扩大种植规模，鼓励群众种植莞香树。2001年，东莞市植物园在其建立的珍稀植物园内特设一个莞香园，成功育苗4000多株，对莞香进行了专题研究。2003年，将莞香列入东莞市第一批古树名木予以保护——50株位于大岭山森林公园内的莞香树作为种群之一，供游人观赏。大岭山镇将计划在辖区内一带开辟山地10000亩种植莞香，打造一个以莞香种植、生产、开发、利用于一体的莞香生产性生态保护区。而寮步镇政府则大力复苏香市文化，修缮了旧时的牙香街、香市码头，新建了香市影视城，每年还举办香市文化旅游节，致力打造莞香文化工程，2007年开始在佛灵湖规划种植万亩莞香林，2010年依托香市历史成功举办了全国首届中国（东莞）沉香文化博览会。各具特色的莞香文化推广使莞香再次名扬海内外。

2014年，"莞香制作技艺"成功入选国家级非物质文化遗产代表性项目名录，项目保护单位尚正堂开展莞香生态种植工作，建立占地面积3000多亩的种植基地，这是获得国家认证的有机莞香生产基地，种植莞香树达6万多棵，还有野生老莞香树3000多棵，树龄百年莞香母树300多棵。在东莞，类似这样的沉香公司众多，他们都在大力发展有机莞香生态种植，传承和发展莞香制作技艺和产品开发，发展莞香文化产业，发展莞香产品对外贸易，打造沉香地理标志产品，为把莞香打造成为国内外知名品牌而努力。

自古以来就以盛产沉香而闻名的中山市，也在积极推动沉香资源保护及沉香的种植、结香、加工、香药研究、产品开发、综合利用、贸易等工作。如今中山沉香的种植、结香研究居全国领先地位，在沉香事业发展上取得了突飞猛进的成绩：一是全力保护古沉香树：据了解，目前全国的古沉香树仅存八万多棵，中山就占了四万多棵。二是广种沉香树：目前已达到四百多万棵。三是创新结香技术：中山有多家研究机构及企业专门从事沉香结香的研究与推广应用工作，已经获得重大突破，所种沉香树五年就可以结香。四是培育市场：中山目前已经建立多个合作体，成立了数十家沉香种植、生产、加工、研发及销售贸易公司，建有沉香网上交易平台、沉香博览园、沉香收藏馆、沉香博物馆，每年还举办中国（中山）沉香文化产业博览会、中山沉香论坛。此外，中山的企业还参与了新版《中国药典》沉香质量标准的制定，在结香技术、精油提炼等技术方面获得多个国家专利。其民间的沉香收藏在全国范围内也颇具地位。中山市政府对沉香产业发展十分重视，中山的沉香文化氛围和产业技术已突显出来。2011年底，中山市获得"中国沉香之乡"称号。

茂名则是种植沉香面积最大的地级市，茂名市电白区1997年开始建立沉香种植基地——沉香山白木香（沉香）规范化GAP种植研究示范基地，二十年来基地累计种植沉香总规模达3万亩以上，现沉香山基地已被国家科技部列入"国家级星火计划""国家科技攻关计划项目"，并获得国家发改委与食品药品监督管理局、科技部、工信部、农业部、林业部等十二部委的高度重视，并立项扶持，由国家财政部直拨专项资金建设。其是现代农林业的省、市龙头企业，国家十二部委授牌为《中国青少年儿童食品安全科技示范基地》，是广东省政府林业局、中医药管理局与旅游局授予的首批中医药旅游养生基地。沉香山原生态万亩沉香林已成为中国沉香森林公园，其沉香山沉香已是行业内的知名品牌了。

2016 年，广沉香被遴选为广东省立法保护的岭南中药材第一批 8 个品种之一，无疑为沉香的发展创造了新的生机和活力。借势打造沉香品牌生产示范基地，既可促进沉香种植产业的良性发展，又可为当地农民增收创汇。推动沉香传统栽培技术、生物结香技术的快速发展和应用，为获得持续高产的沉香药材资源提供了可能性。

二、注册沉香地理标志商标及申报非物质文化遗产代表性项目

地理标志商标品牌的培育运用，对兴农富农、精准扶贫可以起到良好的助力。因此以岭南中药材商标品牌培育、建设为重点来引导沉香的中药材生产者、行业协会依法申请地理标志商标注册保护，扩大沉香商标品牌影响范围，提高其社会认知度，可以促进沉香的品牌化经营，为医药市场、香道、化妆品、收藏行业提供来源可控、品质可期的优质原料，从而带动整个沉香产业的繁荣发展。这方面工作做的最早的就是茂名电白沉香山（集团）公司，他们早在 21 世纪初就成立广东沉香山沉香发展公司，注册了"沉香山"商标，并用我国著名书法家启功先生的亲笔题字作为商标图案，目前这个商标已成为广东省内最著名的沉香地理标志商标。2013 年，茂名电白被林业部中国经济林协会授予"中国沉香之乡"，沉香山集团所在的观珠镇被建设为国内仅有的几个沉香小镇之一。

中山市对沉香的种植开发要比茂名晚，但他们一开始就重视地理标志品牌的申报和宣传工作，2011 年中山市经过多方努力，积极申报，通过评审被中国野生植物保护协会授予"中国沉香之乡"称号。此后中山在沉香种植、结香、加工、生产、研发及贸易等方面做了大量工作，一度势头盖过东莞和茂名。2015年开始，中山市五桂山镇着手创建沉香小镇，五桂山是中山最大的山脉，这里有原生态森林，中山沉香以五桂山为主要产地，中山野生的土沉香有 4 万多株，绝大部分都是在五桂山地区，约占全国野生土沉香存量的 50%。土沉香的生产与制作技艺是诞生在中山市五桂山的一门独特传统技艺，目前已成功申报为市级非物质文化遗产代表性项目。五桂山还于近日获得国家知识产权局颁发的"香山香"第 20 类商标注册证，"香山香"从此成为"官宣"的区域地理标志商标品牌，此举对于推动五桂山沉香特色小镇建设，并带动中山沉香全产业链发展都具有重要的意义。

白木香（沉香）树又称莞香树，是中国唯一一个以地方命名的香树，是中国国家地理标志产品，所以东莞对沉香品牌建设更是十分重视。近年来在东莞不仅逐步形成种植、收购、加工、交易一条龙的完整产业链，而且出现众多莞香的主要交易市场，其中尤以寮步镇牙香街最为繁盛，东莞投资建设并逐步恢复了当时广东著名的香市"寮步香市"，使寮步成为今天闻名天下的香市沉香小镇。东莞不仅申报了中国地理标志产品，还将莞香制作技艺申报并成功入选国家级非物质文化遗产代表性项目名录，他们还申报成功生态原产地产品，其沉香产品将获得生态原产地产品的保护。这些都是他们在地理标志商标和品牌建设方面取得的显著成绩。

第二节　沉香综合利用研究进展

经过这些年的努力与发展，沉香在种植、结香、加工、研发、应用、收藏及贸易等方面均取得了显著成绩，但沉香产业的未来发展和沉香的综合利用都有值得深入的地方，特别是沉香的应用，在以下几个方面是有广阔前景的。

一、药用

沉香是著名的地道南药，历来受到重视，其功效与作用在中医典籍里的记述甚多，作为药物记载最早见于梁代陶弘景的《名医别录》，其曰："沉香、薰陆香、鸡舌香、藿香、詹糖香、枫香并微温。悉治风水毒肿，去恶气。"唐朝李珣《海药本草》称："沉香，味苦，温，无毒。主心腹痛，霍乱，中恶邪，鬼疰，清人神，并宜酒煮服之；诸疮肿宜入膏用。"对沉香功能主治记载最详细的要算五代时期吴越的《日华子本草》，该书载："沉香，味辛，热，无毒。调中，补五脏，益精，壮阳，暖腰膝，去邪气，止转筋吐泻冷气，破癥癖，冷风麻痹，骨节不任，湿风皮肤痒，心腹痛气痢。"明代《本草纲目》中其主治症除了前人所载外，亦谓之能"治上热下寒，气逆喘急，大肠虚闭，小便气淋，男子精冷"。

又据《药典》记载，沉香味辛、苦，性微温。功能行气止痛，温中止呕，纳气平喘。用于胸腹胀闷疼痛，胃寒呕吐呃逆，肾虚气逆喘急。另据《中国基本中成药》和《药典》收载，常用药中含有沉香的成药有沉香化滞丸、沉香化气丸、沉香舒气丸、八味沉香散、十五味沉香丸等近五十种。现代研究表明，沉香的药理作用主要有解痉、止喘、镇静、镇痛、降压、抗菌；临床应用方面，主要有行气止痛、降逆调中、交通心肾、温肾纳气、温肾暖精、壮阳除痹等，此外还有抗心律失常和抗心肌缺血作用。最新研究发现，沉香还有明显的抗癌作用。另外，据郑克敏研究，以沉香药材作为处方之一的"济泰片"，在中药戒毒方面有其特殊的优势，在解决毒品成瘾的问题上发挥着越来越重要的作用。

在历代医家的医案记载中，沉香与其他药物的配伍应用广泛，治疗范围扩展到多种疾病。现代研究也表明，沉香在治疗消化系统疾病、呼吸系统疾病、心脑血管疾病、神经系统疾病，以及外科、妇科、儿科、五官科和皮肤科疾病等方面都有显著疗效，在抗肿瘤、抗风湿病以及美容等方面也有较好的作用。

二、沉香香料用品的开发应用

沉香自古就是寺庙、宫廷和贵族家庭用香的主要材料。沉香有抗菌、镇静、解痉、镇痛、平喘、降压等药理作用，用其制作熏香有抑菌、清新空气、提神等作用，可防止传染病的流行，甚至对呼吸道疾病、心脏病及心绞痛等有很好的缓解、治疗作用。在沉香的致香成分中，相对分子质量小、沸点低的成分挥发相对较快，香气浓烈；而相对分子质量较大或极性较高的成分挥发较慢，香气持久。部分倍半萜类化合物在常温下即可慢慢挥发，沉香油未加热时发出的香味应是倍半萜的混合味道，而 2－(2－苯乙基) 色酮类成分沸点相对较高，在加热时会产生芳香性的裂解产物如苯甲醛和对甲氧基苯甲醛等，与沉香中的其他挥发性成分如倍半萜等共同形成了持久的令人愉悦的香味。沉香的香味可使人感觉到全身舒畅，经脉柔顺，气机调和。沉香香料的开发可考虑采用以下方式：①用沉香为原料制作成卧香、线香、环香、小盘香等燃香类产品；②可提取沉香的精油制作成香水、空气清新剂、按摩用香油、洗浴用香波、香皂等；③可以选用沉香为主药，配以其他香料药物制作沉香香囊用于佩戴或悬挂；④还可制作成电热沉香熏香片、沉香蜡烛等，中山蜡烛厂将沉香的香精溶于蜡中制成沉香蜡烛，行销于海外，颇受欢迎。

三、沉香油的开发应用

沉香油是指从沉香中提取的具有香气的低极性或挥发性的油状物质。通俗地讲，沉香油是沉香中原有致香成分提炼浓缩之后得到的精华。它不是某种单一的物质，而是许多不同化学物质的混合物。由于天然沉香的不可再生性，提炼后的沉香油就更显得稀有和珍贵。据弓宝等研究，沉香在加水自然发酵 24 小时后，沉香油的提取率最高。通过水蒸气蒸馏法从沉香中提取的油状物称为沉香精油，素有"液体黄金"之称。据《人民日报》网络版报道，蒸馏收集来的沉香油每公斤高达五千到一万美元。

沉香油是高浓缩的植物精华，具有很多功效，如调和理气、护肾养肝、安眠抗郁、平脂祛痘、减压放松等。据记载，19世纪中期，欧洲地区已将沉香油用于制造高级香水，1999年沉香油已经被用于肥皂和洗发水用高档香精。根据沉香精油的性质和作用，可配置成不同用途的化妆品，形成系列化妆品，包括纯沉香油、提神香水、高级香水、驱虫香水、风油精、沉香水洗面奶等。此外，沉香油与沉香精油的用途还有以下几方面。①闻香：将少量精油涂抹于手背或手帕上，放在鼻子处平缓深吸入，或者盖在鼻子处，闭目深呼吸，即可舒缓紧张情绪，愉悦身心。②熏香：将沉香油加入熏炉上，用热力使沉香油散发，可净化空气，减少病菌传播；芬芳气息，刺激嗅觉神经，使人身心舒缓，有独特的养生效果。③浸浴：将沉香油稀释于水溶性媒体，如全脂奶或者苹果醋中，放入充满温水的浴缸中浸泡，可消除疲劳，松弛肌肉及舒缓身心压力，提高睡眠质量。④按摩：将沉香精油稀释于基础油里按摩身体，可以松弛肌肉紧张，改善血液循环，消除疲劳，实现身心平衡健康。⑤其他用途：目前，部分沉香爱好者有内服沉香油的现象。沉香油的成分复杂，其安全性尚未经毒性（长毒、急毒）试验证明，服用存在风险，有可能引起过敏或中毒反应，在未有试验结果证明其安全性之前，不建议人们服用。

四、宗教上的应用

沉香之于宗教涵括佛教、道教、基督教、伊斯兰教、天主教，是世界五大宗教共同认同的稀世珍宝。在世界各种宗教仪式中，都需要信徒们平静思想、感于神明，沉香挥发油及其中的一些倍半萜成分具有中枢神经系统活性，正是沉香的这种神奇作用，迎合了宗教的需求。中国古人祭天有一个重要的仪式，即在灵台上焚香，藉一缕缕清香之烟，与上苍对晤，这种香味就多为沉香烧成。在佛教中，沉香的地位很高，被推崇为唯一能通"三界"的圣洁香料，佛教用其供奉礼佛；沉香是"浴佛"的主要香料之一，沉香木雕刻的念珠、佛像等是珍贵的佛具，沉香制作的熏香不仅用于礼佛，还是参禅打坐的上等香品；对于沉香末、片，一般用于参禅静坐或诵经法会熏坛、洒净、燃烧，较高级者则使用于饮香，或制作成佛珠佩挂于身上、手腕，于念经时拨动佛珠，沉香受体温加热，散发香气以定神安灵。道教认为可通"三界"的香为沉香、檀香、降真香，而以沉香为最，它是道教供神之上品制煞宝物，在降魔驱邪的仪式中燃烧沉香；沉香在道家养生中，还是修持中悟入圣道必备的珍品。沉香、没药、乳香是天主教与基督教的圣品三宝，《圣经》称土沉香为"耶和华之树"。伊斯兰教常在重要庆典中应用沉香香薰仪式，并以沉香油为往生者擦拭身体；在例行的清真寺礼拜和每年的麦加朝圣中，以沉香为主要内容的薰香仪式，将伊斯兰教徒对先知穆罕默德的敬仰和虔诚推上了至高无上的境界。

五、收藏

沉香是珍稀资源，自古就价溢黄金，宋代海南沉香高峰时达"一片万钱"，到明代则有"一寸沉一寸金"的说法，到现代沉香价格更加昂贵。特别是沉水级的优质沉香更是千金难觅。据统计，2007年全年沉香产量不足20kg，而到2008年则不足10kg。产量的急剧下降导致价格飞涨，目前，国内市场上的上好沉香特级品达3万多元/千克，最高的达20万元/千克。沉香是如此珍贵难得之宝，其浑然天成的漫妙风姿，奇形异状、千奇百怪，各具不同风味，而且好的沉木已不易获得，故为人们所珍藏、观赏，更视为供养、镇宅的宝物。从流传下来的作品看，沉香木雕多以明代和清代中前期为主，用此木制成笔筒、笔插、笔搁、如意、瓶等，工艺精细。技法以圆雕、浮雕等为主，有些器物表面的纹饰则使用拼接镶黏的手段制成。沉香木雕具有极高的经济、人文历史、收藏价值。据报道，北京保利2012年春拍上，一件"沉香雕仙山楼阁嵌西洋镜座屏"以520万元起拍，场内买家竞争激烈，最终以2070万元的高价成交，打破了中国沉香艺术品拍卖纪录。这件作品既非奇楠，也不是顶级沉香，被市场追捧的原因在于其艺术、历史价值和人文背景。同年7月22日，在中贸圣佳拍卖会上，一件清康熙沉香木雕四臂观音像估价90万元至100万元，最终以远远高于估价的253万元成交。

目前收藏沉香的人士很多，不少沉香收藏家都有为数不少的沉香藏品，像中山市沉香收藏家黄越强先生，他不仅在中山沉香收藏界里颇有名气，在全国沉香收藏界也是屈指可数的人物，他的收藏室里挂着八个大字"顺应自然，敬畏天地"，数百件沉香藏品让人看得眼花缭乱。每一片沉香，都用定做的透明盒子装着，条状的、圆状的、山状的……各式各样，千奇百怪，大如锅盖，小似甲片。"一树结八物，沉香树的树根、树头、树身、树枝、树皮等结出的香都不一样。"

黄越强对自己的藏品如数家珍，他收藏的藏品中有红土、树芯、清桂香、角沉、包头、吊口、虫漏、脱落等。黄越强常常讲："香文化的精髓是纳气安神、坐思开悟、精心励志、除污去垢，求得身体的舒畅和精神的安宁，这才是收藏沉香的真谛。"他收藏沉香只是希望从中感知香文化的深奥，而不是单纯投资。为了得到一块好沉香，他经常四处奔波，很多时候去到香农的山里精挑细选，和别的藏家软磨硬泡。黄越强说，他收藏沉香的出发点首先是它的药用价值，其次才是沉香的艺术观赏性。因家里开药店，从小就接触药材的黄越强对药性也是非常熟悉的。以前的中山家庭，每当孩子有头痛脑热等小病时，家里老人会抓一把庙里的炉灰冲水给孩子喝。他认为，这种做法现在看是荒谬，但在古代沉香盛行的时候，是确有疗效的，因为孩子服下的是沉香灰。此外，东莞市尚正堂老板黄欧先生、茂名市沉香山的汪科元先生、广州市沉香协会的周天明会长、东莞沉香协会的尹丰田会长等都是鼎鼎有名的沉香收藏鉴赏家。

六、其他方面的应用

沉香还广泛应用于化妆品、保健用品、保健酒、茶代用品等方面。有人对沉香相关专利进行研究发现，沉香在化妆品应用方面专利申请数量为 36 项，保健品方面专利申请数为 34 项，保健酒方面专利申请数为 28 项，茶代用品方面专利申请数为 20 项，香烟方面应用专利申请数为 9 项，天然调料方面的专利申请数为 6 项，杀虫混剂的专利申请数为 5 项，害虫驱避剂的专利申请数为 4 项。

广东相关沉香企业在沉香产品研发方面也做了大量工作，取得显著成绩。有的企业参与《中国药典》（2015 年版）沉香药材标准修订工作，有的企业研发出沉香袋泡茶、沉香酒、沉香洗发水、沉香洗面奶、沉香枕等多种产品，其中沉香枕还获得了专利。有的企业研发出沉香茶、沉香礼品、沉香饰品、熏香产品、香具等五大类产品，建立了华南地区较具规模的沉香体验馆，成立至今已有近数万人次体验沉香文化，成为文人雅士聚集之地。有企业打造了中国首家专业沉香网上交易平台"香当当"，消费者除可上线购买真品沉香外，还能从其中获取沉香文化的功效和背景知识，在线咨询沉香鉴赏专家鉴别沉香产品真伪等。有企业已研制出符合《中国药典》标准的药用沉香、沉香酒、沉香蜜、沉香线香、沉香茶及超微沉香粉、沉香香料、沉香精油等沉香系列保健、日用品等产品；特别是研发出经广东省药监局审批的医疗器材——热敷贴"隔物灸（用沉香白木粉为主制成）"，对颈、肩、腰、腿、风湿痛及类风湿病有治疗作用，并申请了多项专利，深受广大患者的欢迎。也有企业专门开发出沉香产品——礼佛祭祀香、养生保健香、空气卫生香等三大系列以及香粉、香料、薰香油、沉香精油、沉香茶、车载沉香薰香炉、家用薰香炉和专业薰香品鉴炉等系列沉香产品。还有的企业研制生产沉香工艺品、沉香木雕、沉香根雕、沉香线香、沉香手串等产品。这些沉香产品远销国内各地及东南亚地区，深受广大消费者欢迎。

相信在不久的将来，沉香应用将会更加广泛，沉香事业也会更进一步兴旺发达，沉香产业将会为社会经济发展做出突出的贡献，沉香这个名贵药材、千古香料一定会为人类健康事业和社会经济发展做出更大的贡献。

》》》参考文献

[1] 戴好富，梅文莉，吴娇. 一种沉香香水及其制备方法：中国，200710121128.3 [P]. 2008 - 02 - 27.

[2] 林芳花，江顺，叶海宇，等. 我国沉香相关专利的现状分析 [J]. 广州化工，2009，37（9）：36 - 38.

[3] 林焕泽，吴秀荣，陈建华，等. 白木香叶代泡茶的质量标准研究 [J]. 中国医药导报，2013，10（29）：105 - 107.

[4] 张承良. 论莞香的文化价值及其当代实现 [J]. 岭南文史，2010，（2）：52 - 56.

[5] 郑克敏. 戒毒中药济泰片中木香及沉香的活性组分分离纯化研究 [D]. 上海：华东理工大学，2010.